U0266641

谨以此书献给

原湖南长沙市长郡中学的梁涤清老师与匡宁我老师

——我深切怀念的父亲和母亲

The Origin of Happiness

Biological Mechanism and Enlightenment

幸福感的由来

生物学机制与启示

梁宋平　编著

科 学 出 版 社

北 京

内 容 简 介

人类对幸福的感受与追求，是漫长进化过程赋予人类的本能。本书从达尔文生物进化论、生物化学与分子生物学及大脑神经生物学角度，对人类愉悦感和幸福感的生物学基础与机制的问题进行了讨论，对这一领域近年的科学研究进展进行了综述和分析，讨论了相关的基因与蛋白质，侧重分析了产生欲望的多巴胺奖赏系统、产生愉悦感的内源性阿片肽系统、产生情感依恋的催产素系统，以及调节积极情绪的血清素系统等。对重要的结论提供了文献报道的实验依据。本书还讨论了动物也具有的愉悦感和人类独有的幸福感的相关脑科学机制研究在近年发现的一些重要线索。在上述综述和分析的基础上，对我们每一个普通人感受与追求幸福的理念，以及人的社会性本能与幸福感的相关性进行了思考和讨论。

本书适合于分子生物学、神经生物学、心理学、教育学等相关领域的本科生与研究生，以及想要追寻幸福的根源、对幸福感生物学机制感兴趣的广普大众。

图书在版编目（CIP）数据

幸福感的由来：生物学机制与启示 / 梁宋平编著. —北京：科学出版社，2022.2

ISBN 978-7-03-070322-4

Ⅰ. ①幸… Ⅱ. ①梁… Ⅲ. ①幸福-神经生理学-研究 Ⅳ. ①R338

中国版本图书馆 CIP 数据核字（2021）第 223189 号

责任编辑：罗 静 薛 丽 / 责任校对：严 娜
责任印制：赵 博 / 封面设计：无极书装

科 学 出 版 社 出版
北京东黄城根北街 16 号
邮政编码：100717
http://www.sciencep.com
北京中科印刷有限公司印刷
科学出版社发行 各地新华书店经销
*

2022 年 2 月第 一 版 开本：720×1000 1/16
2024 年 3 月第三次印刷 印张：17 1/4
字数：350 000
定价：88.00 元
（如有印装质量问题，我社负责调换）

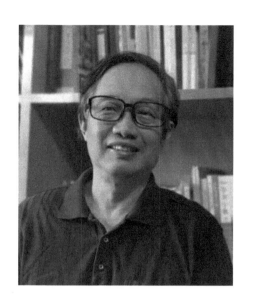

作 者 简 介

梁宋平 1970年毕业于北京大学生物学系，1983年获北京大学生物化学硕士学位，1986年获北京大学生物化学博士学位，1990年在美国波士顿大学蛋白质化学研究室完成博士后研究工作。1994年赴英国诺丁汉大学神经生物学研究室访问进修。1992年任湖南师范大学生物学系教授，1995年被聘为北京大学生命科学学院兼职教授和博士生导师，1999年出任湖南师范大学生命科学学院首任院长。曾担任中国生物化学与分子生物学学会常务理事、中国生物化学与分子生物学学会蛋白质专业委员会副主任、国际毒素学会（IST）亚太分会主席、湖南省生物化学与分子生物学学会理事长。曾担任国家重点基础研究发展计划（973计划）项目首席科学家。被评为国家有突出贡献中青年专家。曾被湖南师范大学本科生评为最受欢迎教师之一，被教育部授予全国模范教师称号。现为《生命科学研究》杂志主编。

序

读完梁宋平教授的《幸福感的由来》，我的第一感觉是，这是一本用达尔文进化学说诠释现代生命科学进展的近年不多见的佳作。我曾在我们翻译的《物种起源》（北京大学出版社出版）的译后记提到："达尔文的进化学说是公认的生命科学的核心与灵魂。"《幸福感的由来》一书则是体现这一理念的极好范例。

达尔文进化学说贯穿该书始终，达尔文的三部重要著作《物种起源》《人类和动物的表情》及《人类的由来》在书中多处引用。在我与梁宋平教授的交流中，他也提到达尔文的进化学说是指引他撰写这本书的灯塔。恰如他书中所言："达尔文的进化学说关联到生物体的所有问题，离开遗传物质的变异与自然选择的进化过程，生物世界的一切问题都难以理解，生物体的所有功能都是在进化中形成的，人类的愉悦感与幸福感也不例外。"

读完此书，我的理解是，书名《幸福感的由来》中的"由来"二字，作者意在表明人类的愉悦感和幸福感，这一人类复杂而奇妙的本能来自生物进化，来自达尔文发现的遗传变异法则与物竞天择的进化机制。深入一点说，来自进化产生的人类大脑及其多个相关的神经回路，更深的层次则是来自进化产生的众多相关基因与蛋白质功能的集合。书中深入讨论了与人类愉悦感与幸福感相关的包括多巴胺奖赏系统在内的多个神经回路，以及动物也具备的愉悦感与人类独有的幸福感的神经生物学基础，达尔文进化学说则始终贯穿其中。书中的这段话给我印象深刻："人类的幸福感，出身寒微，源自很早的生命体为生存而产生的反馈激励机制，神奇的进化力经历亿万年将其锻造成今天人类的这种神圣的感觉，并且成为创造人类文明的推动力和源泉。"

梁宋平教授与我都是达尔文虔诚的崇拜者，这也是为什么在万里之外的一个地方，分别在不同的时间（他于 1995 年，我于 1998 年）留下了我们两个中国人的足迹和身影，这个地方就是进化论圣地——英国肯特郡的达尔文故居党豪思（Down House）。

关于该书中有关幸福感的生物化学以及神经生物学的内容，由于不属于我的研究领域，不宜作深入评论。但在阅读过程中，感觉作者写作有理有据，引用文献充分，且写作通俗易懂、文笔生动，是一本学术性和科普性均为上乘的作品，也让我学到了不少新的知识。该书的第十一章与第十二章，即便是没有专业生物学知识背景的人也很容易理解，且很有启示性。

我与梁宋平教授本科学习期间同在北京大学近 5 年，那时他在生物学系动物生理专业，我在地质地理系古生物学专业，当时即使有过见面却并不曾交流。我们第一次相识是在 2009 年国庆期间，在新中国成立 60 周年庆典天安门观礼团住处，我们一见如故，一起回忆北大往事。不久后，我在《中国科学报》上读到他的一篇文章《"珍惜自己，善待他人"的生物学依据》，读后眼前一亮，他将一个富有哲理性的问题，用现代生物学知识诠释得明白易懂、令人信服，且对人生理念很有启示性。我当即给他发了一封电子邮件，写道："读到学兄在《中国科学报》上的文章，受益匪浅。文如其人，衷心祝贺。"那篇文章的主要思想他也写入了这本《幸福感的由来》。

该书既是一本可读性极强的科学书籍，也是一本能给人们生活理念带来启迪的哲理书籍，催人积极向上，理解幸福真谛，提升人生价值，故而我向读者鼎力推荐。我相信，如同我本人的感受，您读完此书，定有诸多收获，心旷神怡。

舒德干

中国科学院院士

西北大学早期生命研究所所长

2021 年 5 月 20 日

自　序

"幸福"一词是我们接触最多的词语之一。

也许是因为很多年前亲历过饥饿与贫困，"幸福"二字在我头脑中最初的概念是解决温饱，过上富裕的日子。然而，今天回忆起来，我早年感受过的且让我至今难忘的幸福一幕，却似乎与温饱和富裕并无关联。

那是我少年时代一个冬天的往事。

20 世纪 60 年代初的三年困难时期，我们家住在长沙市长郡中学教师宿舍，那是木板为墙的简陋平房。记得有一天傍晚时分，窗外下着小雪，室内室外一样寒冷。因为停电，家里点着一盏煤油灯，昏暗的灯光下我和妹妹们围着一盆小小的炭火取暖，这时，母亲在屋外走廊清洗完餐具走进来，坐到我们身旁，她面带微笑深情地注视着我们兄妹，依次握一会我们的手，亲切地问我们冷不冷，一种温馨幸福的感觉涌入我心间，我感受到一份得到母亲关爱与呵护的幸福。而且，我从母亲的眼神中，也感觉到她看到自己的 6 个儿女团团而坐时，作为一位母亲的幸福。那一幕，特别是那闪烁的煤油灯光中母亲慈祥的面容，深深地刻印在我的脑海里，至今难忘，犹如昨日。然而，那时的我们，常常为饥饿所困，家境离富裕更是十分遥远。

待到上中学时，读到法国作家大仲马的小说《基督山伯爵》，作者在书中的一句话一直萦回在我脑间："世界上无所谓幸福，也无所谓不幸，只有一种境况与另一种境况相比较，如此而已。"更使我对究竟什么是幸福产生了好奇，它似乎有一种神秘感。

从那以后，我常关注书籍和杂志上讨论有关幸福和幸福感的问题。

后来我到北京大学生物学系读本科，进入生命科学领域，直到攻读生物化学的硕士与博士学位，出国做博士后，以及后来从事蛋白质与天然活性多肽领域的研究，在此期间虽然经常关注我感兴趣的有关幸福的书籍和文章，但似乎从未找到幸福的明确定义，对于究竟什么是幸福的概念，总感到有一层迷雾。然而，这些年获得的生命科学知识，特别是有关达尔文进化论、基因和蛋白质的功能以及大脑神经生物学的知识告诉我，至少以下这一点是合乎生物学逻辑的，即人类对愉悦和幸福的感受——这种复杂的、奇妙的，甚至似乎神圣的感觉，是亿万年进化过程赋予人类的一种本能，如同我们人类的其他本能，如疼痛感、危险感、视觉、听觉以及语言功能一样，是一种进化中形成的，有利于人类生存适应、在自然选择中胜出的本能，是与人的某些基因和蛋白质功能相关的，也是与大脑的神经元核团结构及某些神经元回路相关的，是可以被科学研究的。

　　幸福与幸福感的概念有所不同，幸福感或者说对愉悦和幸福的感受能力，是与生物科学相关的，是有其生物学基础与机制的，是有其生物进化上的由来的，很可能源自最早的低等动物为促进生存能力而产生的反馈激励机制，并伴随动物神经系统与大脑的进化而发展形成的。实际上，对人类而言，与本书主题"幸福感的由来"关联的一个重要概念是，每个人感受幸福的能力源自数亿年漫长进化过程中逐渐形成的人类大脑，每个人追求幸福的行为也发自大脑，可以说大脑的神经生物学活动决定了我们人生的愉悦与幸福。本书则试图梳理动物与人类神经系统的进化发展过程，特别是有关大脑是如何让我们感受和追求幸福这一领域目前研究发现的一些科学线索。其目的一则是满足自己长期以来对这一问题的好奇，二则这种梳理或许能给对此问题感兴趣者带来一点启发。

　　世界上每一个人都是唯一的，如同我们的指纹一样互不相同。我在本书中也将讨论到，世界上每个人，包括今天生活着的，以及古代的和未来的每一个人，所感受到的幸福也是各有不同，甚至千差万别的，是随时空境遇不同而异的。但每个人产生愉悦感和幸福感的生物学基础，包括相关的生物化学与神经生物学基础，如与愉悦和幸福感相关的基因与蛋白质的种类和表达量，大脑中相关脑区的基本结构是相对恒定的，在人与人之间并无十分显著的差别。对这一问题如何理解，从中可以带来何种启示，这也是本书所关注的。

　　另外，一个长期萦回在我脑间的问题是，人们常常将幸福与快乐并提，那么幸福就等于快乐吗？从古代哲学家到现代心理学家都认为幸福与快乐是不同的概念，那么在进化生物学与现代神经生物学上是否存在相关的基础与线索呢，这很让我好奇，也是本书试图探讨的问题。

　　众所周知，很多基础生命科学问题特别是脑科学问题还在艰难的探索中，与幸福感的生物学基础和机制相关的很多深入的问题至今还远没有完整清晰的答案，也许要再经过很多年的研究与更深入的发现，才能就幸福感的生物学基础与机制讲出一个较完整的故事。然而，这个关乎生物界与人类的大自然的奥秘实在太吸引人了，太能使人产生好奇心了，这也是驱使我学习和追踪有关文献的原因。令人鼓舞的是，人类经过多年的探索，进化生物学家、生物化学家和神经生物学家还是找到了一些重要的、令人兴奋的关于此问题的研究结果或线索。本书的目的便是梳理一下这些结果与线索，并与读者交流一些学习体会与思考所得。

　　我心中很明白的是，写这样一本书难免挂一漏万。在有关愉悦感与幸福感的进化过程和生物学机制的浩瀚科学文献中，我有限的阅读必定会遗漏很多这一领域的重要科学进展和重要文献。本书介绍的内容很可能是以管窥豹之见，而且对一些科学问题的理解会有偏差。然而，有一点让我感到安慰的是，中国人写书的一个目的是以文会友，相信对这一领域感兴趣的朋友不在少数，其中很多人的科学研究与这一领域相关，如果能得到他们对本书内容和观点的批评指正，或者对书中一些观点的商榷和讨论，于我一定是非常愉悦之事。如果通过交流能让我豁然明白一些感到困惑的问题，一定会使我的前额叶皮层因新的认知而兴奋，或许也能刺激我脑内的多巴胺与脑啡肽有更多的释放。

　　一位哲学家说过，"理论是灰色的，生活之树才是常青的"。实际上，很多时候，学术、理论甚至包括科学，也是如黑白照片一样朴素无华的，而人们的生活却是五彩斑斓的。虽然幸福感的由来与生物学机制的问题十分令人好奇，然而，更让人倾心着迷的依然是我们身边烂漫的、诗意的、富有情感、千姿百态且给人带来各种希望的生活。毕竟对大多数人而言，无论对本书讨论的主题与内容了解多少，都不影响他们去感受幸福，去追求内心向往的幸福，并最终得到幸福。

　　虽然如此，我发自内心地感谢在信息爆炸而时间珍贵的当下选择阅读本书的读者。我希望，读者能从本书中得到某些启发或产生一些新的联想，倘能如此，那将很大地慰藉我写作本书的初衷。

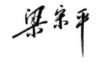

2021 年 5 月 1 日

目　　录

第一章

幸福感的困惑

人类的一切努力的目的在于获得幸福。

——罗伯特·欧文（Robert Owen），英国 19 世纪思想家

你，你的快乐，你的悲伤，你的记忆，你的志向，你的个性，你自由的愿望等都归根结底地是你所拥有的巨大数目的神经细胞，以及与它们相关分子的集合性行为。

——弗朗西斯·克里克（Francis Crick），DNA 双螺旋结构发现者之一，1962 年诺贝尔生理学或医学奖获得者

向往幸福是人类的共性。

追求幸福是每个人都有的经历。

对幸福的向往和追求似乎是人类天生的本能。

达尔文在他的伟大著作《物种起源》的第八章"本能（instinct）"中写道："本能对于在其所生活的条件下的每一物种的生存，具有同肉体构造同样的重要性。"他还说："自然选择可以保留本能的变异……所有最复杂的和最奇妙的本能都是这样起源的。"[1]

我们可以将人类对幸福的向往和追求视为一种复杂而奇妙的本能，其重要性则体现在以下这一点：仔细观察分析起来，每个人几乎所有的行为，都可以直接或间接地关联到对幸福的向往和追求。正如英国 19 世纪思想家罗伯特·欧文曾说过的，人类的一切努力的目的在于获得幸福。

显而易见，人类应该有一种感知幸福的特性，或者说感知幸福的能力，我们称之为幸福感。就如同我们有感知疼痛的能力，称之为疼痛感，后者也是一种进化中形成的本能，能够保护我们免受伤害。

人类的幸福感，能使我们在进行或完成某种行为时，感觉到快乐或幸福。

那么，如果静心思索一下，我们对于幸福感，这种似乎神秘的人类感受幸福的能力，可能会提出以下觉得困惑的问题。

人类为什么生来就会感受并追求幸福？

人类的大脑中有幸福感受器吗？

幸福感这一功能对人类作为一个生物物种有何意义？

没有疼痛感的保护，人将遍体鳞伤；没有幸福感的激励，生活将会怎样？

幸福感有客观指标吗？人对幸福的感受可以量化比较吗？

人们常常将幸福感与快乐感并提，二者有何区别，有何关系？

动物也有快乐感，其与人类的幸福感区别在哪里？

什么样的进化机制使动物产生愉悦感并最终赋予人类幸福感？

我们今天的人比古人会感受到更高层次的幸福吗？

未来的人类会比我们更有幸福感吗？

对愉悦感与幸福感的神经生物学机制目前我们有何了解？

我们的 DNA 中有哪些与幸福感相关的基因？

人体的两万多种蛋白质中有哪些参与幸福感，是怎样参与的？

幸福感可以自我提升吗？

······

诸如此类问题，也许可以提出更多。

对上述问题答案的追寻，便是本书的出发点。

在讨论上述有关幸福感的问题之前，或许有必要先来尝试讨论一下什么是幸福。幸福一词的含义，似乎每个人都明白，但它可能是我们的常用词汇中最难找到确切定义的一个。有关幸福的书籍不能说是汗牛充栋，至少是层出不穷，且很多出自哲人智者或是大学讲授与幸福相关课程的名师之手，如吕齐乌斯·安涅·塞涅卡的《论幸福生活》、伯特兰·罗素的《幸福之路》、池田大作的《谈幸福》、马丁·塞利格曼的《真实的幸福》、肖恩·埃科尔的《幸福原动力》、泰勒·本-沙哈尔的《幸福的方法》、拉杰·洛格纳汗的《幸福的科学》、不丹首相吉格梅·廷莱的《幸福是什么》及丹尼尔·吉尔伯特的《哈佛幸福课》等。但是，从这些有关幸福的专著中，依然难找到一致的、明确的关于幸福的定义。

似乎幸福一词的概念，不同的思想家、哲学家、心理学家各有其不同的理解，仁者见仁、智者见智。然而，出自本书的主题，我们还是有必要梳理一下幸福这一概念。

让我们从中国的《辞海》说起。

中国文化与文字中，有"高兴""快乐""满足""愉悦"等词，又产生了含义有些不同于前面这些词的"幸福"一词，这是我们先人非常高明、非常睿智之举。根据《辞海》第六版，最早出现幸福一词的为《新唐书·李蔚等传赞》所记："幸福而祸，无亦左乎！"。在此之前先有单独的"幸"和"福"字。东汉许慎的《说文解字》中记载："幸，吉而免凶也"，"福，佑也"，古文中常提及"富贵寿考等齐备为福"，《尚书·洪范》提出"五福"，即为寿、富、康宁、美德、善终[2]。因此，中国文化里"幸福"是"祸"的对立面，是灾难与不幸的对立面，是人生的一个阶段中，一种多方面（包括物质和精神方面）综合带来愉悦生活的境遇与感受，并认为与上苍的保佑有关。

应该是出于人类的某种共性，西方文化（英语）中有 joy（欢乐）、gladness（高兴）、prosperity（圆满）、happiness（快乐，此词中文也常译为幸福），英语中还有一个专译为"幸福"的词 eudaemonia，此词（希腊语原文为 εύδαιμονια）最初是西方哲学泰斗亚里士多德提出的[3]，学术界从一开始就将其译为"幸福"。亚里士多德认为"幸福是实现自身价值欲求的符合德性的活动""幸福是完善的和自足的，是人所有活动的目的"。他还说，"幸福中必定包含快乐，而合于智慧的活动是所有合德性的活动中最令人愉悦的"[4]。亚里士多德认为，人类是唯一的，不仅有动物具有的较低的能力，而且有理性的灵魂的物种，人类的幸福应该与让人类从其他物种中脱颖而出的因素有关。

古罗马文化也有类似的情况，古罗马语（拉丁语）有 gaudium（愉悦）、voluptās（快乐）、hilaritās（欢喜），古罗马著名哲学家塞涅卡在他的《论幸福生活》一书中，使用了一个词——beātitās，中文译为"幸福"。塞涅卡认为，"幸福的生活是顺应自身本性的生活"，"幸福生活建立在正确而可靠的判断之上，且稳定不变"。同时"幸福生活是建立在德性之上的"，他认为，和谐、快乐和愉悦是幸福生活的构成要素，他说："心灵奠立在（德性）基础上之后，源源不断的愉悦和发自深处深沉的欢喜必然随之而来。"[5]

通过上述三种文化中关于幸福的概念，可感到人类不同文化的殊途同归。虽然三者关于幸福的含义并不完全相同，但有共同之处，即幸福是以人的身心的愉悦感为基础的，是综合性的涵盖生活多方面的体验与感受，它包括物质上和精神上的满足，而尤以精神上的愉悦更为重要。三种文化的幸福含义都提到了美德或德性，这种相隔万里的不约而同很让人耐人寻味。其内在含义也许可理解为幸福并不完全等同于快乐，它与某种意义或价值相关联，或者说与某种认知有关。

平时我们常常将快乐与幸福并提，但我们在认知上也感到二者有所区别。比如，一顿美餐带给我们的快乐感，与某一理想实现的幸福感的体验是有所不同的。又比如，吸食海洛因的吸毒者当时很快乐，但他们的生活却很不幸福。

我们再来看目前国际上学术界讨论幸福这个概念的用词（英文）。除了

eudaemonia 这个专一表达幸福的词，很多情况下 happiness 这个词既用于表达"快乐"，也用于表达"幸福"，另外很多学术文献中，也用 well-being 来表达幸福，这个词本来的含义是"好的生活"。上述三个词在中文中常常都译为幸福，但它们在原意上也许存在细微的差别，可能 eudaemonia 更偏向于精神上的幸福，happiness 则体现情绪、情感上的幸福，而 well-being 则偏向于生活状态上的幸福。

20 世纪 70 年代以来，社会学家、心理学家以及哲学家对幸福的概念、含义与要素的讨论逐渐形成热潮，至今方兴未艾，虽然至今对幸福并未有一个严格的普遍接受的确切定义，但是学术文献中常将其归纳为以下两种思考模式，或者说两种哲学：一种是上文提到的以亚里士多德的幸福论为代表的幸福（eudaimonic well-being），即理性的精神幸福，其包含了精神和心灵上的愉悦，以及人生意义上整体的持久满足；另一种称之为享乐主义幸福（hedonic well-being），其将幸福定义为获得感官的快乐和避免痛苦，认为幸福是一个人享乐时刻的总和[6]。这两种幸福的定义，实际上在概念上有交叉之处，都认为与愉悦和快乐有关，但亚里士多德的幸福有更深一层含义。

本书并不想展开关于幸福的定义的讨论，虽然这种讨论非常重要并与本书讨论的问题相关联，但这是哲学家、心理学家、社会学家更为关注的。本书关注的是"幸福感"（英语为 sense of happiness，而 happiness 既可译为幸福也可译为幸福感）这个概念，即人对幸福的感受，或者说在一定条件下我们的大脑中产生的幸福的自我感觉的能力。

正如我在后文中将要讨论到的，人类的幸福感是以动物也具有的愉悦感为基础，并在这个基础上进化而来的，所以大部分章节的内容是同时与愉悦感和幸福感相关的，但我也试图与读者讨论与人类独有的幸福感相关的生物学基础，尽管今天我们所知仅为一些线索（见本书第十章）。

我想传达的，也是与本书主题相关的第一个信息就是，愉悦感与幸福感既然发生在我们人类身上，它就应当是作为生物体的人的一种属性或功能，更明确一点，是我们人类大脑的功能。而这一重要认识绝非本人的灵感，也并非当今才有，早在 2500 多年前人类就认识到了。

在公元前 5 世纪，被称为西方医学之父的古希腊医师希波克拉底就说过："通过大脑，只有通过大脑，我们才有了快乐、喜悦、欢笑，以及悲伤、痛苦和眼泪。特别是通过大脑，我们能够思考、看东西、听声音，能够对美和丑、好和坏、愉快和不愉快加以辨别。"[7]

2500多年前，人类有关生物学的知识是十分有限的，当时将快乐与愉悦和大脑的功能相联系可能出于一种朴素的唯物主义思考。那么2500年后，我们能否从现代生命科学的研究结果、从进化生物学的发展成就、从基因和蛋白质的功能、从现代神经生物学和脑科学研究取得的进展，来理解愉悦感与幸福感，来寻找这一人类最重要的自我意识的生物科学的基础和背景，这便是本书想与读者一起探寻的问题。

与这一问题相关的首先是生物进化学说。达尔文在其伟大著作《物种起源》中提出的物竞天择的进化学说几乎关联到生物体的所有问题，离开遗传物质的变异与自然选择的进化过程，生物世界的一切问题都难以理解，生物体的所有功能都是进化中形成的，人类的愉悦感和幸福感也不例外。人类对愉悦和幸福的感受与追求，本质上是人类的一种功能，就如同我们人类的其他功能，如疼痛感、饥饿感、危险感、视觉、听觉以及语言功能一样，是亿万年进化过程所赋予我们的功能，一种强化我们的适应能力、有利于我们在自然选择中胜出的功能。

其次是基因与蛋白质水平上的机制。"生命是蛋白体的存在方式"（恩格斯语），愉悦感和幸福感应当与某些蛋白质的功能及存在方式有关。而蛋白质是基因编码的，因而我们人类的DNA序列中应该写入了与幸福感相关的因素或机制，包括编码与愉悦感和幸福感相关的蛋白质的结构与功能，以及蛋白质参与的能够感受幸福的人类大脑发育过程的密码。

最后，也同样是十分重要的，即以大脑为核心的神经系统。人类所有的行为，至少所有的个人行为，都是以大脑为中枢的神经系统活动的结果。没有神经系统的活动，就不会有情绪、欲望、思想、情感、梦想、追求以及其他所有的行为。

说到此处，我觉得很值得引用1962年诺贝尔生理学或医学奖获得者，DNA双螺旋结构的发现人之一弗朗西斯·克里克说过的一句很有名的话[8]：你，你的快乐，你的悲伤，你的记忆，你的志向，你的个性，你自由的愿望等都归根结底地是你所拥有的巨大数目的神经细胞，以及与它们相关分子的集合性行为。①

---

① 弗朗西斯·克里克这句话的原文是：You, your joys and your sorrows, your memories and your ambitions, your sense of personal identity and free will, are in fact no more than the behavior of a vast assembly of nerve cells and their associated molecules.

　　弗朗西斯·克里克后期是研究神经生物学的，他也许是第一个将快乐与悲伤、愿望与志向，这些人类的意识归因到大脑神经元的集合性行为的著名学者。而在此之前，有不少学者认为用科学来研究意识似乎太难了，科学研究如果进展到人的意识领域最好止步。但是，越来越多的神经生物学家认为，弗朗西斯·克里克的话是有远见的，人类意识在神经元水平的机制，必定是神经生物学与脑科学未来的重要研究方向。

　　笔者以为，人类愉悦感与幸福感的生物学基础和机制主要由以上三个方面构成，这也是本书对幸福感展开讨论的三条主线。然而，这一非常让人好奇的问题的本身是极其复杂的，目前人类对与大脑相关问题的探索尚在摸索中前行，神经元层面的很多基础问题有待突破，从神经元到大脑高级功能之间的知识环节尚有很多缺失。因此，希望看到一个有关本书主题的神经生物学的完整故事或者说最终答案的读者可能会有些失望，我所希望的是介绍目前较重要的已有发现和知识，并为有兴趣深入阅读的读者提供文献追踪的线索。

　　我们现在知道的是，人类对愉悦和幸福的感知与追求的功能，经历了漫长的进化过程。

　　大量实验研究证明，动物也能感受愉悦与快乐。很多动物的愉悦情绪的表达在达尔文的另一伟大著作《人类和动物的表情》中有生动的描述。达尔文在该书中提到："所有各种动物，在获取自己的一切愉悦的事情的时候，都做出活跃的动作，而且长时间做出这种活跃动作……生动的愉快就会很容易地在肌肉动作中表现出来。"[9]动物的很多行为是为了获得愉悦与快乐所驱使的。学术界目前认为，人类的愉悦感和幸福感是从动物也具有的愉悦感进化来的。20世纪中期以来，对很多不同进化水平的动物的神经生物学研究发现，动物感受快乐的机制之一发生于其大脑中以中脑富含多巴胺能神经元为主轴的奖赏回路（reward circuit），奖赏回路也称为愉悦回路（pleasure circuit），其机制是使得动物在做出有利于个体与物种生存的行为（如进食与性交）时感觉愉悦。奖赏回路在大脑的解剖学上有明确的定位，相关的脑区结构与神经元连接方式已有较清晰的描述[10,11]，这种奖赏机制的进化可追溯到7亿年前的低等动物（详见本书第二章与第四章）。

　　动物也能感受到愉悦，可归因于与人类共有的以中脑多巴胺能神经元为主的奖赏回路和与情绪相关的大脑边缘系统。然而，人类从类人猿开始经过近400万年进化形成了特有的大脑新皮层，特别是前额叶皮层的功能，使人类的奖赏系统在动物的基础上发生了质的提升，不仅将动物也具有的愉悦感受提升到更有时间维度、更带有认知成分的幸福感，而且使人可以体验到人类独有的幸福，如视觉美感、音乐、心流、幽默、创造、发现、行善等带来的幸福感，乃至成就自我、实现人生意义的幸福感（详见本书第十章）。

需要提出的是，人类和动物感受愉悦的机制并非只有中脑多巴胺奖赏系统这一种，进化中来自不同方面自然选择压力的存在，导致动物和人类在漫长的进化过程中产生多种与情绪、情感及心理状态相关的系统，如与情绪相关的血清素系统、与爱和情感相关的催产素系统、与愉悦感相关的内啡肽-阿片受体系统等，它们都和人类的愉悦感与幸福感相关。这些系统的关键神经递质和蛋白质受体及其功能机制，以及大脑中的神经元回路是与多巴胺系统有区别的，它们之间有着紧密的联系。这是本书第四章至第七章要讨论的内容。

我们可以从前面引用的弗朗西斯·克里克的话做出推断，人类对幸福的感受和追求，本质上与人类大脑中亿万神经元细胞及相关突触的联结方式和集合性行为相关联，与大脑中表达的众多复杂的蛋白质机器的结构与功能相关联。现代生命科学，特别是生物化学与分子生物学以及脑科学知识告诉我们，我们每个人的体内都有一个与愉悦感相关的蛋白质阵列，我们的大脑中有几个导致愉悦感的特殊回路，我们有一个多个脑区结构参与、亿万级神经元组合形成的愉悦系统或幸福系统。正如我们生来就有说话的能力一样，我们也生来就有感觉愉悦和幸福的能力。这是亿万年进化赋予我们的，形成这种能力的基本因素已写入人类基因组中。

值得强调的是，本书中讲述的所有故事都与人类的大脑相关。人类的幸福感不仅与比较古老的同时存在于很多动物大脑中的边缘系统有关，也与人类拥有的体量与复杂程度远超动物的特有的大脑皮层，特别是前额叶皮层有关，与人类大脑皮层的超强记忆能力有关，与大脑皮层的思维在时间维度上的分析判断能力有关，与人类预见未来的能力有关，与人类的认知能力有关，而且与人类独有的文化与社会的因素相关联（这种文化与社会的因素也造成了人类大脑中亿万神经元及相关突触特定的联结方式和集合性行为），因而感受与追求幸福是人类大脑特有的功能。

人类对幸福的感受与对幸福的追求是生物界进化产生的最绚丽花朵之一。

人类如果没有幸福感，没有对幸福的追求，就不会有达·芬奇的绘画、贝多芬的交响乐、李白与杜甫的诗句，也不会有中国的古琴和外国钢琴的发明，不会有中国辉煌雄伟的故宫和法国高耸入云的埃菲尔铁塔；人类如果没有幸福感，没有对幸福的追求，就不会有哥伦布发现新大陆，不会有对月球与火星的探索，不会有奥林匹克运动会，也不会有各民族设立的无数欢乐的节日；人类如果没有幸福感，没有对幸福的追求，就不会有伽利略发明望远镜，爱迪生发明有声电影，中国人发明指南针，也不会有达尔文提出进化论，爱因斯坦提出相对论，乃至电脑、智能手机与互联网的诞生。

人类的文明史，也就是人类对幸福的追求史。

对幸福的感受与追求，是世界上最复杂、最精细也最神奇的体系——人类大脑的一种“伟大”的属性与功能，而人类的大脑是由进化力推动产生的、物质世界演变发展的最高端产物。

因此，在接下来的一章，让我们先简要回顾一下动物神经系统与大脑的进化过程，并对人类的大脑做一个扼要介绍。

参 考 文 献

[1] 达尔文. 物种起源(增订版). 舒德干, 等, 译. 北京: 北京大学出版社, 2005: 141-142.

[2] 辞海编辑委员会. 辞海. 6 版. 上海: 上海辞书出版社, 2009: 2135.

[3] 李华驹. 大英汉词典. 北京: 外语教学与研究出版社, 1992: 534.

[4] 亚里士多德. 尼各马可伦理学. 廖申白, 译. 北京: 商务印书馆, 2019: 7, 24, 334, 363.

[5] 塞涅卡. 论幸福生活. 穆启乐, 邱羽, 王彤, 等, 译. 上海: 上海人民出版社, 2017: 35, 39.

[6] Ryan R M, Deci E L. On happiness and human potentials: a review of research on hedonic and eudaimonic well-being. Annual Review of Psychology, 2001, 52: 141-166.

[7] 伯纳德·J. 巴斯, 尼科尔·M. 盖奇. 认知、大脑和意识. 王兆新, 库逸轩, 李春霞, 等, 译. 上海: 上海人民出版社, 2015: 5.

[8] Crick F. The Astonishing Hypothesis: The Scientific Search for the Soul. New York: Simon & Schuster US Press, 1995.

[9] 达尔文. 人类和动物的表情: The Expression of the Emotions in Man and Animals. 周邦立, 译. 北京: 北京大学出版社, 2009: 53.

[10] Klein S. The Science of Happiness. Cambridge: Da Capo Press, 2002: 18.

[11] Linden D J. The Compass of Pleasure. New York: Penguin Book Ltd, 2011: 10-12.

第二章

进化成就的奇迹

当这一行星按照固定的引力法则持续运行之时，无数最美丽与最奇异的类型，即是从如此简单的开端演化而来，并依然在演化之中；生命如是之观，何等壮丽恢宏！

——达尔文，《物种起源》

一、宇宙间最奇妙的偶然：生命的起源

夏夜，仰望星空，面对深邃无边、包含无数星系的宇宙，静心思考一下：茫茫宇宙之中，由一组共同的基本粒子组成的物质世界，竟然会出现一个如此复杂精妙的从基本粒子、到原子、到分子、到细胞的组合——人类的大脑，去指挥同样精妙复杂的源自基本粒子的、由细胞组成的生命躯体去追求一种叫幸福的感觉。这件事真是让人产生无尽的遐想，真有无穷的奥妙，真可以问出无数层次的为什么。

也许我们可以有一个简单的，然而也可能是唯一能找到的得到大多数人认可的回答：这是宇宙物质世界进化的极致。

宇宙自大爆炸诞生，138 亿年的演化过程中，在离银河系中心 2.61 万光年的距离太阳第三近的行星——地球上，也许是特殊、偶然因素所致，也许是符合某种条件（太阳的年龄、结构、大小；地球的大小、物质组成，与太阳的距离特别是其绕太阳非常稳定而等距的圆形轨道，以及能保护地球大气层不被太阳风破坏的地球独特的磁场等）的必然，发生了宇宙演化中最奇妙的事件：生命的起源。

生命的起源至今是未解之谜。

整个宇宙的活动规律，从微观的基本粒子到无数巨大星系都服从基本的物理学定律，如量子力学、牛顿力学、电磁学、热力学、相对论等。但是，约 35

亿年前的地球上却发生了一件似乎违背了热力学第二定律的事。所谓热力学第二定律，即热力学过程的不可逆性：孤立系统自发地朝着热力学平衡方向——最大熵（熵是一个用来衡量系统混乱程度的物理量）状态演化。热力学第二定律可表述为熵增加原理，即在一个孤立系统内，熵只会增加不会减少，或者说一个孤立系统必然向混乱度大的方向演变，最终趋向于各向同质，趋向于混乱。例如，一滴墨水滴入一玻璃缸水中，终将混溶于整个玻璃缸水中，而不会自发逆转。

　　然而，在日趋混乱的宇宙中，却出现了结构高度有序的生命体。

　　1933 年诺贝尔物理学奖获得者，奥地利物理学家埃尔温·薛定谔（Erwin Schrödinger）在他的名著《生命是什么》中写道："生命的原理并不违背物理学"[1]。在熵不断增加的宇宙中，在宇宙万物朝最大熵的平衡态演变的必然趋势中，为什么会出现逆向而行的结构高度有序的生命体？埃尔温·薛定谔为人们理解生命的出现解决了一个重大的理论问题。他说："生命以负熵为生""靠从环境中抽取序来维持组织""生命是怎样避免衰退到平衡的呢？显然这是靠吃、喝、呼吸以及同化。专门的术语叫新陈代谢"。[1]也就是说，如果将生命体当作一个系统，那么根据熵增定律，这个系统在没有能量补充的情况下会逐渐崩溃，慢慢从有序的各种组织、细胞，变得混乱无序，直至消亡。但是，当生命体利用外来结构复杂而有序的、含有负熵的食物来减少身体熵增，且通过消化食物产生的热量造成的外部系统的熵增值永远大于身体系统的熵减值的时候，在更大的系统视角下，熵还是增加了，因而生命并不违背热力学第二定律。顺便提一下，结构越复杂的食物，负熵含量越高，这可能是进化让我们感觉到肉类比马铃薯味道更好的原因。

　　新陈代谢是生命体的第一特质，另一个特质是自我复制，生命体如何从原始地球的一片混沌当中产生具备这两个特质的分子集合体，是当今世界未解奥秘之一。各种生命起源学说需要能较好地说明这两个特质的起源，生命起源有各种推测，基于 1953 年由美国芝加哥大学米勒（S. L. Miller）与尤利（H. C. Urey）模拟实验的化学起源说目前为较多数人所接受[2]。

　　我们的地球是大约 46 亿年前产生的，最初的地球因为太热和太强的辐射，并不适合生命产生，大约 38 亿年前开始出现适合生命产生的环境。有一种推测是，大约 35 亿年前的某一刻，在熵不断增加的宇宙中，在我们的地球上，或许是如达尔文所言的"某一个温暖的小池塘中"[①]，或者某处原始海洋中，由于一种美好的巧合，某些以碳原子为骨架的有机分子，在一个特殊环境中经历一系列我们至今无法知道的化学反应过程，产生一种可以新陈代谢且可自我复制的有机大分子，即原始蛋白质与核酸。这一过程不断发展，最终产生结构有序的、能从环境中吸取负熵，并将产生的熵释放到环境中的生物大分子集合体，称为复制子。这种新陈代谢和自我复制同时出现的推测称为生命起源的单起源说。

美国科学院院士弗里曼·戴森（Freeman Dyson）1985年在他的《生命的起源》（*Origins of Life*）一书中提出的生命双起源说近来很引人关注[3]，戴森认为，具有代谢和复制能力的原始生命体可能分别产生，很可能先出现的是基于氨基酸的蛋白质生物，其具有代谢能力但不能复制（有实验证明原始大气中产生氨基酸较容易，而核苷酸产生的条件苛刻得多）。后来出现基于核苷酸的能自我复制但不能代谢的核酸生物。核酸生物寄生于蛋白质生物上，靠后者获取负熵，形成最原始的生命体。戴森认为，蛋白质是生命体的硬件，DNA是生命体的软件，而RNA既是硬件又是软件。因而组成复制子的先是RNA，后来演变成复制效果更好的DNA。无论单起源说还是双起源说，都认为出现既能代谢又能复制的复制子是生命起源的关键一步。

生命最早始于RNA的理论目前被更多人接受。但2020年2月日本学者发表在《自然》杂志子刊《科学报道》（*Scientific Report*）上的一篇文章中指出，为了使RNA发挥自我复制的基本功能，它的分子链条上需要包含至少40~60个单核苷酸，虽然已有实验证明只要时间充裕、条件适当，单体核苷酸可以随机聚合成RNA，但随着核苷酸链条变长，RNA的产生会非常困难，没有一项实验能够随机持续产生长度大于10个单体的链条。随机合成40个核苷酸以上的RNA链，即使在整个可观测宇宙范围内概率也是极低的。文章认为地球生

---

① 1859年，达尔文在伟大的著作《物种起源》一书中，提出了著名的"进化论"，但《物种起源》并未能回答"生命最初起源的问题"。然而，达尔文在1871年2月1日写给植物学家约瑟夫·道尔顿·胡克（Joseph Dalton Hooker）的信中，提及了地球生命可能源于某个"温暖的小池塘"的假设。他认为，构成最早生命形式的大分子应该是从"温暖的小池塘"中诞生的。这个假设称为生命起源的热池理论。热池理论认为，在热池特殊的环境条件下，各种前体化合物发生了一系列化学反应，这一过程创造出的生物大分子最后发展成为我们所熟知的各类生命形态。

命的诞生是由于极其偶然地形成了一条长 RNA 聚合物，因而作者推测最有可能的是，地球是可观测宇宙中唯一有生命的行星，未来对地外生命的观察和探索也许不会产生任何积极结果[4]。

复制子通过从环境吸取负熵和不断自我复制来抵抗热力学第二定律胁迫的分解灭亡的命运，在当时的地球环境中是十分脆弱的。然而偏偏好事成双，复制子遇到了另一种美好的巧合，即原始海洋中出现的"油膜"——脂质双分子层。脂质分子很容易形成双分子层，并会无意地把各种其他分子包覆在其中，由于某种偶然巧合，复制子被脂质双分子层所包覆，这给复制子带来了巨大的生存优势，被脂质双分子层包覆的复制子等于获得了某种屏障并可以进入一种相对稳定的安全状态。这样便造就了最原始的单细胞生命体，从此之后便踏上了生命进化之路。现在地球上的所有生物物种都是从大约 35 亿年前一个单一的原始生命体进化来的，因为所有生命体都采用同一遗传密码。这是物质世界演变发展中最光辉灿烂的偶然，也许是一种我们至今尚未认识的必然。

生命体一旦产生，进化随即发生。组成基因组 DNA 亿万对碱基中发生一定频率碱基突变的必然性（这种必然性可能与碱基化学键的结构及宇宙射线的辐射或其他因素有关）以及 DNA 自我复制的特质，导致生命演变进化过程的开始，从能量和热力学基础来说，太阳提供了几乎取之不尽、用之不竭的负熵与自由能，为生命体产生规模更大、复杂程度更高的有序结构提供了可能。在这一基础上生命体进入了近 35 亿年漫长的进化过程。从某种意义上说，太阳是创造地球上生命体并推动其进化的"魔法师"。

达尔文的进化学说告诉我们，生命体的进化是没有目的的，并不存在设计师。能够自我复制、繁衍和成长的生命体，在与环境的长期博弈中，由大自然选择出最具有生存繁衍优势的生物个体。达尔文将进化视为"经过改变的继承（descent with modification）"。进化的三大因素是变异性、遗传性和选择性。

依照经典的生物发展理论，即达尔文生物进化学说，生物进化经历了从水生到陆地、从简单到复杂、从低级到高级的漫长的演变过程，这一过程是通过自然选择和遗传变异两个车轮的数十亿年缓慢滚动逐渐实现的。所有进化的实质性进展都物质化地刻录在各类生物的遗传物质 DNA 的序列中。这一进化过程最终产生的极致结果，便是出现能感受幸福并以智慧和行动主动追求幸福的人类。

达尔文生物进化学说是人类认识世界最伟大的发现之一，达尔文的深刻思想不仅体现在遗传物质的变异与自然选择的进化理论中，其一个更重要的内核是他的生命树思想。他的伟大著作《物种起源》中的唯一插图是一张生命进化树。他的生命树思想正如我国著名古生物学家与进化论学者舒德干教授所诠释的："地球上的所有生命皆源出于一个或少数几个共同祖先，随后沿着35亿年时间长轴的延展不断开枝散叶，最终形成了今天这棵枝繁叶茂的生命大树。天下生命原本一家亲！"[5]。现代分子生物学发现地球上现存的所有生命都享用同一套 DNA 遗传密码，是这一理论最好的证明，今天地球上千姿百态的所有生命体，同居一树，同根同源，我们人类仅处于该树上其中一枝的顶端。

如果我们从今天的人类出发沿着进化树向下，向我们的远祖进行一次粗略的寻根之旅，那么我们将遇到各具特色的已埋于地下变成化石的不同年代的祖先。我们首先将遇到几百万年前的刚学会直立行走的大脑皮层不断增大的古类人猿祖先，其后我们将遇到约 7000 万年前的开始有类似人类大脑基本结构的灵长类祖先，然后我们将遇到 2.3 亿年前中生代三叠纪的能够体验情绪与情感的哺乳类祖先。继续寻根，我们将遇到 3.5 亿年前古生代石炭纪首先出现羊膜卵的爬行类祖先，然后我们将遇到约 4 亿年前泥盆纪出现四足的登陆陆地的两栖类祖先。继续寻根之旅，我们将遇到 4.5 亿年前志留纪出现上下颌的棘鱼类祖先，然后我们抵达发生生物大爆发的 6.6 亿～5.2 亿年前的寒武纪。寒武纪生物大爆发是一次真实的动物演化事件，历时约 4000 万年，演化出了绝大多数当今动物门类中动物的躯体结构，我们人类的远祖便为其中的一种。目前学术界认为，公认为天下第一鱼的，最先创生出头、脑和心脏的昆明鱼目中的一种，很可能是寒武纪时的人类远祖[6]。

二、动物神经系统与脑的进化

动物神经系统的进化经历了一个从无到有、从简单到复杂、从低等到高等的头部形成—大脑化—大脑皮层形成的过程。经过了数亿年的发展，从原始的感觉神经到具有初步应激反应的网状神经，再到如环节动物门的呈节索状串联神经构成的索状神经系统，再进一步进化形成神经管、脊神经。经过物种不断适应大自然环境的进化，出现了大脑的分化和分区，最终导致人类大脑的产生。

动物神经系统与大脑的进化已有很多文献与专著报道，本章在此仅作一简要概述。让我们以 5 min 的阅读时间速览一下近 20 亿年动物神经系统与大脑的进化过程[7,8]。

太古宙早期（38 亿～35 亿年前），单细胞形式的生命出现。

大约 27 亿年前，从原核细菌中衍化产生出真核细菌，出现有丝分裂的个体复制机制，当生命进化到真核细胞以后，便有了动物和植物之分。大约 20 亿年前，地球大气层开始有氧的积累，出现利于生命发展的环境。

1. 单细胞原生动物

距今 18 亿年左右的古元古代，单细胞原生动物出现，它们可以对外界刺激做出反应，可趋向有利的刺激而避开有害的刺激，但尚未形成神经细胞。

2. 低等多细胞动物

大约 8 亿年前的新元古代，最早的多细胞动物出现，如海绵动物。出现了生物体内组织的秩序构建与机能的分工。低等多细胞动物细胞分化贫乏，无神经和肌肉组织的区别，但开始有了相对专一感受环境刺激的细胞。

3. 腔肠动物

在大约 6 亿年前的新元古代晚期的震旦纪，多细胞生物迅速大量地出现。为了获得食物和趋避有害环境，为了生物体内外物质与信息的交流，细胞膜结构更加复杂，开始出现离子通道，利用这种离子通道的特性，产生出一种沿着细胞膜可以积蓄能量和快速释放能量的机制，通过这种机制，细胞可以快速地传递信息，而取得这项机制的细胞，逐渐变成神经细胞，从此与一般细胞分道扬镳。在原始腔肠动物（如水螅）中出现辐射对称的神经网（nerve net），是动物界最简单最原始的神经系统，但神经冲动的传导无方向性，也没有中枢和外周之分。

4. 扁形动物

5.3 亿年前的寒武纪生物大爆发，在一个短暂的时期内使地球上突然涌现出各种各样的动物。寒武纪生物大爆发中出现的扁形动物，进化出最原始的两侧对称的神经系统（nervous system），这是动物进化的一个非常关键的步骤。一种属于无腔目（Acoela）的扁虫可能是现存的两侧对称的神经系统动物的祖先。两侧对称的神经系统表现在神经细胞逐渐向前集中，形成"脑"及从"脑"向后分出若干神经索。

5. 环节动物

寒武纪生物大爆发中出现的环节动物是首先出现中枢神经系统的无脊椎动物，出现中枢神经与周围神经的区分。例如，蚯蚓的神经节呈索状串联，居体腔的腹侧，左右对称，神经元独立，彼此由突触连接；神经节可支配身体局部反应；神经冲动传递出现方向性。蚯蚓的中枢神经系统由两条索状的腹侧神经索构成，靠近头部的几个神经节相对大些，神经节布局也相对集中些，更多地参与或负责头部的感觉、进食和探索行为，指挥蚯蚓运动行为的神经冲动是从前向后传递的。

6. 脊索动物

大约 5.3 亿年前寒武纪生物大爆发的一个重要事件是脊索动物的出现。出土于我国澄江动物化石群的华夏鳗是已知最早的低等脊索动物，它已经具有人字形肌节、脊索、鳃囊和鳃裂，与现存文昌鱼基本相似。由于取食的定向和快速运动的选择压力，在脊索动物的背部出现了神经管，神经系统从腹部移向背部。管状神经系统的出现为脑的形成创造了条件，神经管的前端膨大成脑泡，如文昌鱼，其简单的神经管居背部，头部的脑泡控制两对脑神经：嗅神经和视神经。

7. 脊椎动物

进化程度更高的脊索动物体内背侧有一条脊柱骨，称为脊椎，脊椎动物由此得名。距今 5.2 亿年的早寒武纪期，出现于我国澄江动物化石群的昆明鱼目是最早的脊椎动物，也可视为脊索动物与脊椎动物之间的过渡类型[9]。它们与文昌鱼的主要区别是已经具有成对的大眼睛（说明已经具有脑）和软骨型脊椎骨。

现存的最低等的脊椎动物有圆口类的七鳃鳗，其脊柱骨内有一条神经管，管状的神经组织增加了空间和面积，有利于兴奋的传递和神经组织与外界物质的交换，因而使神经系统有可能向更高级和更完善的方向发展，七鳃鳗具有原始脑，但脑区分化贫乏，居于一个平面，尚无中部隆起的"脑曲"出现。

8. 鱼类

前面提到的我国澄江动物化石群发现的昆明鱼目（含昆明鱼、海口鱼和钟键鱼），被西方学者誉为天下第一鱼。其后在距今约 4.85 亿年的古生代奥陶纪早期和约 4.4 亿年志留纪的地层中发现了甲胄鱼类（ostracoderm）。

现存鱼类的脑可分为明显的五区：大脑、间脑、中脑、脑桥和延脑。鱼类的大脑半球和侧脑室尚未分开，神经细胞主要出现在脑底和侧部。间脑较小，但可见松果体、丘脑、下丘脑结构，中脑已经很发达，是鱼类最重要的感觉中枢。鱼类广泛存在多巴胺能神经元与多巴胺受体，具有 10 对脑神经，发出部位与其他脊椎动物大致相同。因而鱼类脑的机能达到了比较复杂和完善的程度。

9. 两栖类

大约 4 亿年前的泥盆纪，出现原始两栖类动物。两栖类动物是从水生向陆生的过渡，呼吸介质的改变及环境的复杂性促进了脑的进化，大脑分化较鱼类更为明显。现存的两栖类动物（如蛙类）始现原始旧皮层，大脑出现矢状裂分开成两半球。两栖类中出现明显的丘脑、下丘脑和基底神经节结构。具有发育完备的植物神经系统，出现交感神经干和发自脊髓的副交感神经。

10. 爬行类

爬行类是从距今约 3 亿年前石炭纪的迷齿类两栖动物演化来的。爬行纲动物的神经系统已经完全适应陆上的生活，如鳄类，脑和脊髓比两栖类进一步发达，大脑半球增大，始现新皮层和锥体细胞。爬行动物始现新纹状体。中脑仍然是脑内最重要的感觉中枢。脑神经有 12 对，增加了副神经和舌神经。爬行动物开始出现了大脑皮层，大脑皮层的出现是神经系统演化过程的新阶段，它使脑真正成为动物体一切活动的最高调节者和指挥者。

11. 鸟类

鸟类是从约 1.5 亿年前侏罗纪时期恐龙类爬行动物中的一支进化来的。著名的始祖鸟化石是在德国的侏罗系地层中发现的。现存鸟类的脑曲更加明显，大脑进一步发达，但大脑皮层中多没有新皮层。鸟类是由没有新皮层的爬行类进化而来的，脑的表面平滑，纹状体高度发达，出现了上纹状体，上纹状体是鸟类本能和"智慧"的中枢。间脑由上丘脑、丘脑和下丘脑构成，其中下丘脑具有调节体温、调控内分泌和植物神经系统的功能，恒温使鸟类具有了更适应环境的能力。鸟类的小脑高度发达。

12. 哺乳类

哺乳类起源于古代似哺乳类的爬行动物，时间大约是在距今 2.25 亿年的中生代三叠纪。哺乳动物的新皮层更发达，成为更高级的神经活动中枢。脑桥与大脑及小脑同步发达，至此，脑的 5 个脑区真正分化完全，大脑两半球增大。例如，从顶面观，兔的两半球遮盖了中脑，狗的两半球遮盖到部分小脑，而灵长类的两半球则遮盖了全部小脑。大脑皮层表面有沟回，从低等到高等动物大脑的沟回明显逐渐加多且更为复杂，新皮层比例逐渐增大，将旧皮层挤到脑室的侧面和腹部。特有的胼胝体连接着大脑两半球；从大脑皮层达脊髓的运动纤维束形成独特的锥体束；小脑进一步分化；延脑内出现许多调节内脏活动的重要中枢。

13. 灵长类

迄今发现的最早的灵长目动物化石可追溯到 5500 万年前。从那以后灵长类动物呈辐射状快速演化，从低等灵长类动物原猴类（如狐猴、眼镜猴）中又分化出高等灵长类动物（即猿猴类，如猕猴、金丝猴、狒狒与猩猩）。猕猴基因序列与人类基因相似度约为 97.5%。黑猩猩基因序列与人类基因的相似度约为 98.5%，黑猩猩的大脑结构已接近人类，大脑结构与各个脑区的空间关系与人类大脑很相似，包括脑干、中脑、边缘系统、海马、纹状体、胼胝体及大脑皮层等。黑猩猩的大脑也分为左、右两个半球，也可划分为额叶、颞叶、顶叶和枕叶等区域。但人类大脑的体积大约是黑猩猩大脑的 3 倍。黑猩猩的大脑皮层神经元数量约为 60 亿，而人类大脑皮层神经元数量约为 160 亿。

14. 人类

600 万年前，类人猿的劳动和语言推动猿脑进化成了人脑。"能人"通常被认为是人属的祖先，最早的能人出现在 190 万年前的非洲，其脑容量达到了

600 cm³ 以上，脑的大体形态及上面的沟回与现代人相似，颅骨更接近现代人。其后的"直立人"出现在旧石器时代早期，已具备了人的体态，开始直立行走，使前肢从负重中解放出来，导致躯干、头颅、胸廓等结构发生改变。双手的解放、活动和制造工具对大脑的发育有直接的促进。晚期的"直立人"的平均脑容量已达 1200 cm³，与现代人 1350 cm³ 的平均脑容量接近。人类大脑的体积、脑容量（类人猿脑 600～700 g；人脑 1400 g）都明显增加。人类大脑在进化上脑容量的提高主要表现为新皮层的增加，人脑新皮层占整个皮层的 96%，新皮层增加的关键是联络皮层高度发达，如与高级思维活动相关的前额叶皮层和与语言及感觉整合相关的枕叶、顶叶、颞叶皮层交际区的发达。人类大脑神经元细胞之间的突触连接极大增加。

以上我非常粗线条地描述了动物神经系统与脑的进化过程。应当说，在动物进化史上，神经系统与脑的进化对动物物种的改变是最具影响的，相比之下，循环系统、消化系统，甚至外在感觉系统如听觉、视觉系统等在人与动物之间远没有神经系统差异显著。俗话说，麻雀虽小五脏俱全，人体内脏器官与麻雀或大鼠的心脏、肝、脾、肺、肾有相当多的相似性，但在神经系统与脑的结构和复杂程度上却有天壤之别。正是神经系统与脑的进化，最终导致了人类的诞生。

虽然所有人都感觉到人类在拥有理性的灵魂方面不同于地球上的其他动物，但科学事实包括化石和 DNA 序列的证据却告诉我们，人类与现有的灵长类动物都来自共同的祖先。最古老的灵长类大约出现于白垩纪晚期（1 亿～6600万年前），3300 万～2400 万年前出现体型较猴类大的灵长类，即没有尾巴的猿类。人类的祖先——一种类人猿出现在 800 万～500 万年前，这个时间也是学术界认为的人类与动物（如黑猩猩）截然分开的分界点。

从猿到人的数百万年，是生物进化历程中最辉煌灿烂的一页，具体历程虽然并不十分清楚，但导致大脑容量在约 600 万年间从约 400 cm³ 奇迹般增加到原来的 3 倍多，达到约 1300 cm³（相比之下其他身体器官的变化并不显著，人类与大猩猩的身体结构基本相同，大多数的重要功能蛋白质序列完全一致），且其复杂程度呈几何级数增加，并形成了天文数字级的神经元连接方式，这一变化产生的过程和原因让人十分好奇。

有学者认为，很可能是生态环境的变化，使人类祖先经历了从雨林阶段到稀树大草原阶段，再到灌木大草原阶段，迫使人类祖先直立行走，进入直立人阶段，其优势在于能解放出双手去干其他事，特别是制造和使用工具。另外，原始语言的使用也是脑容量增加的重要原因，同时，在灌木大草原环境中，人类祖先无法通过爬树躲避猛兽追食，为了生存必须要更机智，这种选择压力也促使脑容量增加。

大约 25 万年前，人科动物进入智人阶段，其标志事件是火的使用，火的使用及其他使用工具的不断升级和社会化群体活动对语言交流的需求，不断促使脑容量增加，这种量变的积累发展到一定程度必将促成质的变化。劳动水平提升和语言发展进一步促进了人类大脑的系统发育。

很有意思的是，从鱼类、两栖类、爬行类、哺乳类到人类大脑的进化过程，在人类大脑的结构中不仅保留下痕迹，而且一些进化中产生的有效结构仍继续存在并被使用，或者加以改进赋予新的功能。进化过程中大脑结构的衍化不是新的替代旧的，而是在原有基础上增加新的。人类大脑的古老部分与鱼和蜥蜴的大脑很相似并有几乎一样的运作机制，因此可以说，人类的大脑沉淀着数千万年乃至上亿年的进化历史。

动物的进化是一部灿烂绚丽的史诗，伴随动物躯体结构从简单到复杂的是其功能从简单到多种多样，特别是各种导致其在自然选择中胜出的本能。本书第一章讨论到人类对幸福的感受和追求这种奇妙而复杂的本能，其实从进化的角度来看，有一个并不复杂的起源，很可能源自最早的低等动物为获取食物而产生的反馈激励机制，神奇的进化力将其锻造成今天人类的这种神圣的感觉，而这个过程是伴随动物神经系统的进化与人类大脑的形成而发生的。

三、物质世界的极品：人类大脑

能够感受并追求幸福的人类大脑是宇宙间最复杂、最精细、功能最无与伦比的体系。人类大脑是在长期进化过程中发展起来的思维和意识的器官，它的基本结构是人类基因组 DNA 所编码的，而基因组 DNA 是宇宙中进化力（如果我们把进化的驱动称为一种力的话）经历亿万年鬼斧神工般的精雕细刻成就的一本天书。

我们先来看看人类大脑令人惊异的数字和事实。

人类的大脑质量为 1.2～1.5 kg，含有约 860 亿个神经细胞，也称为神经元，它们大小不一，一个针头大小的空间有大约 3 万个神经元。胎儿在母体内发育的早期，神经元以令人惊讶的速率增长，顶峰时每分钟可以产生 25 万个左右，每秒钟产生 4000 多个神经元。人脑的神经元细胞包括 50 种不同类型，就像数百亿的微芯片一样，神经元为大脑提供了处理和运算的能力。另外大脑中有约 10 000 亿个神经胶质细胞，它们虽不像神经元一样产生电信号，但它们是支持神经元分布的网架和保护者，并能感受和调制神经元活动。已有研究发现，某些神经胶质细胞调节突触的形成与活动，影响学习与记忆[10]。

每个神经元有众多树突和一根轴突，有的轴突长度只有几毫米，最长的可达 0.9 m。如果把一个人的大脑中所有神经元的轴突排成一条直线，长度将达到约 1000 km。每个神经元的细胞膜面积约为 250 000 μm^2，大脑中所有神经元细胞膜面积之和超过 20 000 m^2，相当于 4 个足球场大小[11]。每个神经元平均有 5000 个突触，通过其与其他神经元建立联系，因此大脑神经元之间的连接有约 500 万亿个[12]。

神经冲动通过电化学过程沿着神经元传递，也即通过动作电位的方式沿神经元轴突质膜传递，犹如火焰在导火索上前行，每一段轴突质膜都会"点燃"下一段质膜，直到轴突末梢。当电脉冲信号到达神经元分支的末端时，神经元会释放出被称为神经递质（neurotransmitter）的化学信号物质，神经递质通过扩散至神经元之间的突触（synapse）结构并结合到下一个神经元上的受体来实现信号的传递。大脑神经细胞间最快的神经冲动（即动作电位）传导速度为 110 m/s，这个速度并不很快（电子在铜导线里的传播速度接近光速），然而在 0.2 s 的时间内，它能传遍一个 1.8 m 高的成人的全身，每个神经元每秒可以发放 250～1000 个神经冲动。

大脑中的所有信息，如吃一口苹果的味感，一次开怀大笑，挥臂击打高尔夫球，乃至梦见在天上飞翔，都是通过海量突触相互联络的神经元的动作电位编码而形成的。

根据最近的蛋白质组学和转录组学研究结果，检测到人类大脑组织中表达的蛋白质达到约 16 227 种，为目前已知的人类蛋白质总种数的 82%。同时也发现一批在脑组织中较其他组织明显高表达（表达量超 5 倍以上）的蛋白质，即有脑组织特异性的蛋白质，约 2587 种（详见本书第三章）。

除这两千多种蛋白质之外，大脑中还发现有多达 200 种以上的分子量较小的化学活性物质，包括各种有机小分子、多肽类、氨基酸衍生物，以及各种盐离子。这些化学活性物质与蛋白质分子一起，按一定的时间和空间顺序排列并协同发挥作用，这是大脑功能的物质基础。

大脑内血管的总长度达到约 16 km。脑的血流量占整个心脏血液输出量的 13%，虽然大脑的重量只有身体的 2%，但却消耗了身体大约 17% 的能量，体液中约 25% 的氧和糖。代谢旺盛的大脑神经细胞对血氧和血糖的需要非常大，大脑缺氧 2～4 min 脑神经元细胞葡萄糖即耗尽，4～5 min 后 ATP 也将耗尽，一旦缺氧超过 5 min 即开始出现不可逆损伤。

人脑的结构和各部位功能的研究进展已有无数专著和文献报道，本章不想以太多的解剖学名词给读者带来烦恼，以下仅就本书主题的需要，对于奖赏机制、愉悦回路及对幸福的感知与追求相关的脑区结构作一简要的介绍。

人类大脑结构图见图 2-1，大脑中央的下部为脑干以及紧靠脑干的小脑，脑干是人类大脑结构中进化上最古老的部分，自下而上由延髓、脑桥和中脑三部分组成。脑干是最基本的身体控制调节中枢，负责那些无需意识控制的生命必需功能，如心跳、血压、呼吸节奏、体温和消化等。脑干还是一些重要反射活动的协调中枢，如咳嗽和呕吐。脑干也是中继站，接力外周感觉信号上行传递，以及从大脑到身体肌肉的功能信号的下行传递。小脑和脑干紧密相连，具有调节运动的功能。

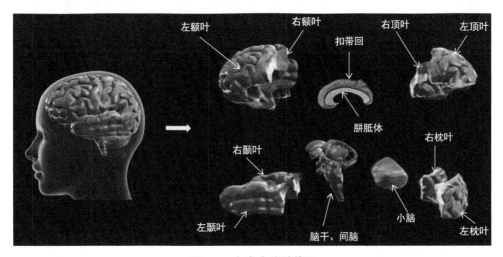

图 2-1　人类大脑结构图

图 2-1 展示了大脑立体结构的主要分区，最外层为大脑皮层（包括额叶、顶叶、枕叶和颞叶），其下为扣带回皮层和胼胝体，再下为间脑和脑干，以及靠近脑干的小脑。脑干与间脑区域的局部结构见图 2-2

脑干的上部为中脑（图 2-2），中脑是动物产生愉悦感的奖赏回路的重要部位，存在一些神经元密集的重要核团。中脑内部的黑质（substantia nigra，SN）是中脑内最大的核团，它是愉悦回路神经递质多巴胺的主要合成地。中脑的腹侧被盖区（ventral tegmental area，VTA）是奖赏回路最重要的核团之一。这些结构为所有哺乳动物所共有，但人类的体积较大，且各核团之间神经元连接最为复杂。从中脑开始往上至大脑皮层中间，处于大脑更深部位的系列结构统称边缘系统，边缘系统是大脑中相对古老的为哺乳动物所共有的结构，是脑干周围结构较复杂的弯曲脑回。"边缘系统"的概念是由美国著名内科医师及神经学家保罗·麦克莱恩（Paul MacLean）在 1952 年提出的，它由原始哺乳动物的古皮层和旧皮质层演化而来，包括海马、杏仁核、丘脑、下丘脑、组成纹状体的尾状核和豆状核，以及部分中脑内侧等，也有学者认为还包括胼胝体和扣带回等结构。

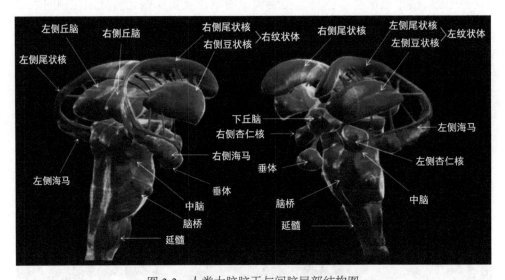

图 2-2   人类大脑脑干与间脑局部结构图

大脑脑干与间脑包括了与哺乳动物共有的边缘系统的主要脑区结构。边缘系统中的多个核团参与了奖赏回路，同时也是动物应激反应的关键部位

严格讲，边缘系统不仅是一个结构概念，更是一个功能概念，边缘系统是大脑中偏向情感化的部分，主要负责诸如兴奋、恐惧、焦虑、回忆以及欲望等功能。中脑被盖区的上面是丘脑与下丘脑。丘脑是个大的中继站，负责向更高级脑区传送感觉信号，以及下行发送高级脑区传来的命令信号。下丘脑含有很

多小的部分，每部分都有一个独立的功能，下丘脑负责调控众多激素并且控制着躯体对应激压力的响应，帮助维持体内生理平衡和生物节律，控制饥饿和饥渴感。下丘脑还通过分泌激素控制一些本能的行为，如性行为和攻击行为。

大约与中脑平行，但却埋藏在大脑深处，无论从外部还是中线切开面都不能观察到的两个特别重要的结构是杏仁核（amygdala）和海马（hippocampus）。杏仁核是情感处理的中枢，在恐惧和攻击行为中扮演着特殊的角色。杏仁核与下丘脑有着非常密切的相互连接，是负责情感的边缘系统的核心组成部分。海马是记忆的枢纽，如同杏仁核，它接收来自上方皮层的经过高级处理的感觉信息。海马最主要的功能就是将短时记忆转化为长时记忆，这一过程就像对新建文件点一下保存键，然后让它存在电脑硬盘里一样，海马就像是那个保存按键，没有海马我们将无法形成新的记忆[13]，海马尤其喜欢存储带有情感的记忆（如你第一次随父母看望乡下的爷爷、新婚蜜月的邮轮之旅、一次火灾中邻居求救的呼喊）。纹状体是另一个深埋于大脑中部的重要结构，纹状体的几个主要组成部分都在愉悦回路中起着重要的作用：它们分别是位置更加靠上的结构，也就是背侧纹状体（dorsal striatum），位置更低一点的被称为伏隔核（nucleus accumbens）的核团，以及豆状核内部的苍白球，这几部分都主要依赖多巴胺这一神经递质来行使正常的功能。背侧纹状体是大脑中负责控制习惯行为的脑区结构，它控制着我们大部分的好习惯和坏习惯，习惯是一种不需要较多思考就会自动做出的行为。伏隔核则是大脑中奖赏机制的重要部位，不管我们做任何有趣或者令人兴奋的事，哪怕仅仅是打算去做这些事时，都会伴随着多巴胺被释放到伏隔核中。

丘脑和下丘脑上部为胼胝体（callosum），由约 3 亿个活性神经细胞组成的胼胝体连接左右脑两部分，并参与调节外界输入的信息，将抽象的、整体的图像与具体的逻辑信息连接起来。胼胝体的上面即为边缘系统的最上一层结构，称为扣带回皮层（cingulate cortex），位于大脑皮层的下方，通常起着连接下丘脑、海马、杏仁核等边缘系统的脑区与前额叶脑区的通路功能，也参与控制注意力。前扣带回的功能有点儿类似于电脑的显示器，虽然我们在电脑硬盘中存储了大量的数据，但是显示器只会显示我们当前关注的那部分数据。

大脑的最外层结构即为大脑皮层，人类大脑皮层区别于哺乳动物的主要是新皮层。大脑皮层覆盖着密集的皱纹，布满深浅不同的沟和裂。这些沟裂将大脑半球分为 4 个叶：额叶、颞叶、枕叶和顶叶。关于人类大脑皮层各叶的功能，目前有一个大致的了解：额叶负责思维、计划、预测、决策等，与人类的情感、心智与心理需求密切相关；颞叶负责处理听觉信息，也与记忆和情感有关；枕叶负责处理视觉信息；顶叶响应疼痛、触摸、品尝、温度、压力的感觉。

　　前额叶皮层（prefrontal cortex，PFC）位于大脑的最前端部分，指靠近顶叶小面积的运动皮层以外的全部额叶皮层。是大脑皮层中在进化上最晚出现的部分，也是个体发育中最晚成熟的结构。我们通常将人类的前额叶皮层分为：背外侧前额叶皮层（dorsolateral PFC）、背内侧前额叶皮层（dorsomedial PFC）、腹外侧前额叶皮层（ventrolateral PFC）、腹内侧前额叶皮层（ventromedial PFC）和眶额皮层（orbitofrontal cortex）（其分区位置图请见本书专门讨论前额叶皮层的第十章图10-2）。人类拥有比其他任何动物都要大的前额叶皮层，这赋予了人类巨大的进化优势。人类的前额叶皮层就处在额头的正后方，占整个成年人类大脑皮层面积的30%左右。前额叶皮层是哺乳动物奖赏机制及愉悦回路的重要组成部分，前额叶皮层与其他大脑皮层和皮层下结构有广泛的神经投射联系，它就像整个大脑的首席执行官，处于计划与决策环路的中心地位，同时还负责控制冲动行为与动机，前额叶皮层是本书最为关注的，因为人类很多特有的幸福感就是因为它的存在，它可被称为人类感知和追求幸福的司令部。本书第十章将对前额叶皮层做进一步介绍。

　　上面简要地介绍了大脑的几个重要区域，实际上它们都不是孤立的，每个脑区都和其他脑区有着特定的通过数目巨大的神经元的轴突、树突和突触建立的投射连接，几乎没有不相互连接的脑区。这些有相互交流的神经元所组成的网络被称为神经环路或神经回路（neural circuit）。同一个大脑区域可以同时属于很多不同的神经环路。每个脑区就像一个高铁车站，而每个神经环路就像是通往不同地区的各条铁路线，虽然每条高铁线都是相对独立的，但是它们需要依赖一些相同的车站，相互交叉。类似地，每个独立的神经环路也依赖于一些相同的大脑区域，由于不同的神经环路依赖于一些相同的脑区，所以它们之间处于动态的连接互动之中。

　　特别要提出的是，人类大脑很多不同脑区的神经元投射连接的效能要优于一般哺乳动物。例如，在人类幸福感上发挥关键作用的前额叶皮层向皮层下边缘系统结构的下降投射具有类似"高速公路"的连通性，即皮层和深层皮层下结构之间的直接投射。相比之下，其他动物可能更多地依赖于当地的"道路连接"，这使得它们更频繁地"中途停车"。例如，与老鼠相比，人类从眶额皮层向下投射的信号与下丘脑和脑干结构的联系更加明确高效，这一特点有利于情感反应的自上而下的调节，使人类的情感与情绪调节有更大的皮层参与程度[14]。

大脑的结构简要介绍到这里，有兴趣了解人类大脑详细结构的读者，可以在很多神经生物学教科书中找到相关内容。

四、奖赏系统：一个奇异功能的产生与发展

自从动物在地球上出现以来，就产生了这种以负熵为生，不断从环境中抽取"序"维持系统的生命，并在进化中逆热力学第二定律而为，出现越来越适应环境、越来越具有高度复杂而有序结构的生命体，而这一过程又是自发主动而为，那么，内在动力从何而来？

事实上，一切生命的目的就是"生存"，所以"活下去"是生命的最高原则，是决定所有生命体生理活动的总原则。而"活下去"是艰难的，在激烈的生存斗争中，动物需要寻找食物，探索新的生存空间，什么力量让它们自发主动为之？另外，繁衍后代也是单个生命体一生中必须完成的一项任务，其内在欲望从何而来？什么力量驱动动物去寻找异性呢，这一奥妙又只能归因于进化力造就的又一奇迹。

20世纪50年代加拿大科学家奥尔兹（J. Olds）和米尔纳（P. Milner）[15]，曾用电流刺激大鼠脑的特定部位，发现大鼠大脑中存在一个解剖学上明确定位的奖赏系统（reward system），也称奖赏回路，动物个体在有利于个体生存和物种繁殖的行为过程中，其中枢神经系统感受到快乐，称之为奖赏，从而使动物对这些行为产生渴望与追求，奖赏回路也被称为愉悦回路。奖赏并非事后给予，主要是奖赏行为的欲望。大鼠奖赏回路的主轴是包括中脑和边缘系统的部分结构在内的含有和释放多巴胺分子的神经元组成的系统，其核心区域包括腹侧被盖区与伏隔核（nucleus accumbens，NAc）等区域[16]（相关细节将在本书第四章进一步讨论）。

奖赏系统的出现是生物进化中一个重大的飞跃，是大自然进化力的一个重大发明。对有利于个体生存和物种繁殖的行为过程产生一种奖赏性的反馈，使

动物神经系统感受到某种鼓励乃至产生愉悦感，进而追求愉悦的机制，将使动物有更高的生存能力，在自然选择中更有优势，更能在生存斗争中胜出。食物的快感使生物个体更加积极地找寻食物以保障个体生命的延续，性交的快感将驱使生物个体寻求异性以保证物种的延续，动物相互嬉戏的愉悦使动物反应更加灵活也增加了群体活动的协调与群体生存能力。与此同时，愉悦感与追求愉悦将使生物体的神经系统结构更加复杂，功能更加发达，生物体的活力得到加强，更具生存斗争优势。从类人猿到人类，奖赏系统进一步升级，从生理感官的愉悦上升到对高层次幸福的感知与对幸福的追求，使人类的大脑结构更加精妙睿智，使人类的生存能力更加强大，特别重要的是促成了人类自我意识的形成（下文将专门讨论）。

现代生物学研究发现，这种有多巴胺能神经元参与的奖赏机制在数亿年前动物进化的早期就已经出现，并存在于从线虫到人类的所有不同进化阶段的动物物种中。虽然对奖赏机制及愉悦回路的具体进化过程的系统研究还十分有限缺乏，对这一机制的了解还很不清楚，但发现这一机制在不同进化程度的动物中都具有十分重要的意义，以下我们简单地举几个例子。

目前科学研究发现具有奖赏机制的最低等动物是线虫，原始线虫出现在约7亿年前。一种栖居在泥土里的秀丽线虫（*Caenorhabditis. elegans*）全身仅有1 mm长，它的全身神经网络只有302个神经元，这种线虫以细菌为主食，依靠灵敏的嗅觉寻找食物。但是，当一组含有多巴胺的8个关键神经元经沉默处理后，即使是对最爱的食物源，秀丽线虫也会表现冷淡；即便侦查到了气味，也对美食不再感兴趣，失去了捕食的内在动力[17]。

有研究发现，如果一只蜜蜂正在探索一片未知的草地，它会潜入草地上不同的花丛中，测试花蜜的含量。如果有一处地方的几朵花出乎意料地含有大量花蜜，那么蜜蜂神经系统含有章胺（octopamine）的神经元就会被激活，章胺是无脊椎动物神经系统中普遍存在的功能类似多巴胺的分子，蜜蜂的这种奖赏机制会让它记住这个着陆地点。如果一处花的花蜜比较少，蜜蜂神经系统中含有类似多巴胺的神经元就会处于不活跃状态，其后蜜蜂会避开此处的花朵，而只降落在花蜜含量丰富的草地上。通过多巴胺能神经元告诉蜜蜂什么是意义不大的，什么是好的，什么是更好的，蜜蜂可以学习并记住这些信息。对蜜蜂而言，一旦多巴胺被释放，它就会触发一个信号，表明它正在做的这个决定是正确的[18]。

鱼类的奖赏系统更为发达，脑中不仅广泛存在多巴胺能神经元与多巴胺受体，而且其多巴胺受体与高等脊椎动物，如大鼠的多巴胺受体均分布在大脑结构进化上同源的区域。最新的研究表明，斑马鱼脑中多巴胺受体的关键活性部位（多巴胺结合部位）的氨基酸序列与灵长类多巴胺受体的相应部位的氨基酸序列几乎完全相同。鱼类的多巴胺能神经元系统在鱼类的捕食和社会行为中发挥重要奖赏调节作用，而且如同高等哺乳动物奖赏系统中出现的带来愉悦感的脑啡肽类物质一样，鱼脑中还产生多种奖赏食欲的神经肽，包括食欲肽（orexin）、神经肽 Y（neuropeptide Y）等[19,20]。

鸟类中脑多巴胺神经纤维支配的奖赏回路在鸟类的求偶行为中有重要作用。有研究表明，多巴胺能神经元参与了控制鸟类的鸣叫学习与维持过程，鸟类鸣叫时，中脑特定区域的多巴胺比安静时释放量增加，雄鸟遇到雌鸟时，会发出有针对性的特殊鸣叫，此时中脑腹侧被盖区多巴胺能神经元和纹状体特定区多巴胺的释放量会明显增高，从而促进雄鸟的求偶行为[21]。

更多有关奖赏系统的研究是针对哺乳动物开展的。研究发现，缺乏多巴胺的小鼠（通过灭活多巴胺合成关键酶——酪氨酸羟化酶）严重缺乏活力，对进食的欲望明显降低，并在出生几周后停止进食。如果人工注射外源性多巴胺合成前体分子，让小鼠恢复多巴胺合成能力，小鼠又重新产生了对食物的欲望，生长接近正常。这一研究表明多巴胺对小鼠进食的驱动至关重要[22]。

另外一个对大鼠的有趣实验揭示，在雄性大鼠的性行为中，中脑腹侧被盖区和伏隔核的多巴胺能神经元系统发挥重要的激励作用，动物对伴侣的渴望甚至可以通过伏隔核多巴胺的分泌水平量化比较。有研究表明，雄性大鼠隔着玻璃屏幕，看到有长期性伴侣关系的雌性大鼠时，多巴胺水平略有增加，约为 12%，但是当看到一只新的雌性大鼠站在玻璃屏幕后面，雄性大鼠的多巴胺水平会增加约 44%，在与后者性交前，多巴胺水平会继续增加到正常水平的两倍[23]。

研究人员在对猴子进行实验时，在实验笼内设置一盏小灯，每次喂苹果之前先开启小灯，重复若干次以后，只要一开启小灯，研究人员记录的中脑多巴胺能神经元就开始放电，表明奖赏机制被启动。但令人惊奇的是，小灯开启几分钟后，当研究人员将真实的苹果展现在猴子眼前，记录中的神经元却基本保持静止，没有放电。所以，并非苹果本身，而是对即将获得苹果的期待使得这些神经元释放多巴胺[24]。

上述这些实例表明，由多巴胺能神经元组成的奖赏回路在不同进化水平的动物物种中普遍存在。

值得一提的是，奖赏机制奖励动物的行为，是需要动物付出努力和劳动的。所奖励行为的目标是有利于个体生存和种族繁衍的，而通常这些目标并非轻而易举可以实现。进化研究学者认为，目标越难，奖赏系统驱动力越强烈。在动物大脑进化的环境中，获得食物和照顾后代通常是很困难的，同时对于个体生存和种族繁衍也是最关键的，所以用大脑中创造出来的反馈系统，使我们在吃饭和照顾孩子上得到快乐来鼓励我们。性交也并非轻而易举，动物界很多例子表明，很多时候要获得异性，需要极大的努力和竞争。呼吸对我们生存同样重要，但是氧气在我们生活的环境中非常充沛，大气中氧气含量约占 21%，平原地区每立方米空气中含氧气 250～260 g，所以我们在平常呼吸时并没有特别愉悦的感觉，并没有一种强烈的欲望驱使我们去呼吸。虽然我们需要氧气才能存活，但是因为它得之太容易，进化过程中没有产生一个精密的反馈神经回路驱使我们去寻找氧气。

在亿万年进化过程中，特别是随着动物神经系统与大脑的进化，鼓励动物进行有利于生存和繁衍，有利于更适应环境与竞争的行为的奖赏机制也不断进化，逐渐复杂，由 7 亿年前原始线虫的一组为数不多的多巴胺能神经元，逐渐变成哺乳动物特别是灵长类动物由多个脑区结构、数以千万计不同神经元参与的一个极为复杂的神经生物学与生物化学系统。

那么，与动物和人类的愉悦感相关的中枢神经系统机制是否仅有上述多巴胺参与的奖赏回路呢？事情远非如此简单，进化的创造力不可低估。动物在亿万年进化过程中会遇到来自多方面的选择压力，仅有鼓励物种个体进食与性交的奖赏系统是不够的。

首先，哺乳动物生下的年幼后代，如果得不到关爱、照顾，特别是哺乳，年幼的后代是不可能存活的，这样的物种肯定会被淘汰。于是，进化促使动物产生了一种生来就具备的能力，即母亲爱护并哺乳幼子，群体的其他成员关爱照顾幼小的个体，而这种关爱的能力也会给群体成员带来愉悦感。这种能力来自长期进化中形成的大脑的催产素（oxytocin）及其受体系统，催产素是一个与多巴胺同样重要的快乐相关分子，我们在后面会详细讨论这个分子。

其次，疼痛是在进化中形成的一种自我防御机制，它会给动物以受伤的警告，防止动物受到更多的伤害。然而，剧烈的疼痛与长久令人难受的疼痛又会降低动物的生存能力，如快速逃跑与冷静分析危险形势的能力，而且疼痛的压迫感也会降低机体的免疫能力。于是进化又产生了一种疼痛调节机制，产生了一类镇痛分子——内啡肽（endorphin）。而内啡肽进化上的意义不仅是镇痛，它可以较持久地产生轻松愉悦的感觉，内啡肽也是一个重要的快乐相关分子。

另外，动物在生存斗争中经常会处于逆境，如果长期处于焦虑的情绪中，会使其出现忧郁症，降低其免疫能力，不利于其生存，于是进化产生了一种调节情绪的机制。大脑中产生的血清素（serotonin）就是与情绪状态相关的神经化学物质，是一种调节满足感、幸福感和乐观情绪的神经递质。

根据现代脑科学的研究，动物与人类的愉悦或者幸福感的产生有着非常复杂的机制与过程，其中很多我们还了解甚少，上面提到的这些分子及其功能系统只是人类探索这一十分有趣的大脑之谜初步得到的一些线索，很可能还有更多的分子系统与神经回路有待揭示。后面我们将在本书第五至第八章就目前取得的研究结果，对上述多巴胺、脑啡肽、血清素、催产素及其相关系统进行重点讨论。

上文提到亿万年进化过程形成的奖赏机制等会在大脑中产生愉悦感，这是愉悦感产生的原因或进化上的驱动力，那么如果进一步问，愉悦感本身是什么，什么样的神经活动形成愉悦感，这是一个深层次的但很有挑战性的研究问题。这个问题关联到为什么有些人会快感缺失，失去愉悦感而产生抑郁症。

长期以来，人们一直怀疑愉悦或者说快乐能否被科学地理解。随着 20 世纪中期以来神经科学研究的深入，人们相信，愉悦这种心理感受，也可以像知觉、学习、记忆、认知等心理功能一样，在神经科学或脑科学的层次成功地探索。但是这一研究是非常具有挑战性的，因为愉悦这种主观感受要建立客观的神经生物学水平的分析测定方法并不容易，而且在研究中如何将愉悦感受从"想要""喜欢"等因素分离出来进行单独研究也相当困难。但在这一领域的艰难探索中，研究者还是发现了一些重要线索，研究人员通过核磁共振影像学研究发现，不同的愉悦或者快乐体验，如吃美味的食物，体验浪漫的性爱，吸食精神药品，听美妙的音乐或见到内心崇拜的明星，这些截然不同的愉悦体验会激活共享或重叠程度很高的大脑区域系统，似乎不同的愉悦体验会使用"通用货币"性质的大脑网络，说明上述不同愉悦体验的神经生物学机制可能重叠到很高的程度[25]。这一问题我们将在第四章做进一步讨论。

人类与非人类动物界分道扬镳之后，数百万年中大脑的进化，特别是相比于灵长类动物人类的大脑皮层显著扩大（人脑比黑猩猩大脑明显增大的地方是额叶、颞叶和顶叶，特别是额叶，在大脑中占的比例急剧增加，额叶脑量超过黑猩猩的 3 倍），前额叶皮层是愉悦回路的重要组成部分，存在于动物界的奖赏机制和愉悦回路在人类中发生了质的飞跃，这使得人类对愉悦和幸福的感受能力从广度到深度都远远超过灵长类动物。

　　动物的愉悦感受主要来自生存和物种繁衍必需的食物与性交，人类对愉悦的感受在广度与深度上远超其他灵长类动物。广泛的其他活动，如游戏、冥想、音乐、跑步、舞蹈、购物、阅读、信仰、祷告，甚至成为某一偶像或球队的粉丝，都可以使中脑及边缘系统，特别是前额叶皮层的某些神经元核团激活，使人产生愉悦。由于语言的使用和复杂的社会化的活动，人类的思维能力、判断能力、决策能力大幅提升，参与记忆的神经元数量和突触连接的复杂度显著增加，人类记忆的事情越来越多，以至思维可以在时间流中旅行，可以回忆过去的事件，特别是由于前额叶皮层的功能，人类可以判断将要发生的事情的进程，可以预见未来，可以知道采取何种行动可获得预期的愉悦，甚至可以在某种行为带来一时的愉悦或者长久的幸福之间进行选择。正是这种对未来获得某种愉悦的预期并为之付诸行动的决定，启动了我们对幸福的追求。

　　也许可以这样说，人类与动物共有的中脑边缘系统是愉悦感的基础，但人类大脑皮层特别是前额叶皮层将人类和动物共有的愉悦感升华为人类独有的幸福感，中脑边缘系统使我们感受到性爱与美食当时的快乐，人类远超动物发达的前额叶皮层使我们感受到有时间维度的幸福，感受到婚姻与家庭和谐的幸福，感受到欣赏美好艺术与诗意地栖居的幸福，以及努力实现自我目标的幸福，团队成功的幸福，甚至慈善行为和为信仰奋斗的幸福，而且，通过前额叶皮层的认知、预见和决策功能，实现以我们的行动追求未来的幸福。虽然这一奇妙的大脑功能的机制和细节目前还所知甚少，我们将尝试根据已有的研究发现，在本书第十章对额叶皮层参与下人类对幸福的感受与追求进行专门的讨论。

五、人的自我意识的形成

　　之所以在本章结束前讨论这个问题，是因为人类似乎只有在有自我意识的前提下，才会追求愉悦与幸福。而对这个因果关系可能颠倒过来的认识更触及事情的本质，即也许正是对愉悦与幸福的欲望和追求，使人类产生自我意识。换句话说，可能正是动物界大脑奖赏系统的进化产生了对愉悦与幸福的欲望和追求，导致最终出现有自我意识的人类。

人的本质，人类与动物的根本区别是自古以来很多思想家、哲学家关注并讨论的一个重要问题。恩格斯说过："从最初的动物中，主要由于进一步的分化而发展出了动物无数的纲、目、科、属、种，最后发展出神经系统获得最充分发展的形态，即脊椎动物的形态，而在这些脊椎动物中，最后又发展出这样一种脊椎动物，在它身上自然界获得了自我意识，这就是人。"[26]马克思在谈到人的本质时说："人类的特性恰恰就是自由的有意识的活动""动物和自己的生命活动是直接同一的""人则使自己的生命活动本身变成自己意识和自己意识的对象"。[27]我国著名学者张楚廷先生在他的著作《人论》中将人和动物的区别归纳为"人的根本性的特征是人具有自我意识"[28]。

那么，人的自我意识从何而来，它是如何产生的呢？基于第一章提到的弗朗西斯·克里克的话，人的自我意识是人的大脑的功能，本质上与人类大脑中千万神经细胞及相关突触的联结方式和集合性行为相关联。在人的自我意识形成的过程中，人内心的欲望，人对愉悦和幸福的感受与追求很可能发挥了重要的推动作用。

奥地利科学家埃尔温·薛定谔在他的名著《生命是什么》中，有一句人们较少引用但我以为十分重要的话，他写道："意识是进化范畴内的一种现象。这个世界只有在发展的地方才能显示出来，或者只有通过发展，并产生新的形式来照亮自己。停滞的地方在意识中消失；它们只可能在与进化的地方相互作用时才出现。假定这些是正确的，那么意识与内心欲望的抗争无法分开，甚至它们似乎互成比例。"[1]薛定谔的话中有两个要点：其一，意识不是凭空产生的，而是进化的产物；其二，意识与内心欲望的抗争相关。因而可以认为，人的自我意识的形成，是大脑进化到一定阶段才产生的，是伴随人类大脑皮层的发展产生的。人的自我意识及"我"这一概念与大脑中形成的某种神经元群的相对恒定的连接模式是直接相关的，而"我"这一概念又与人内心的欲望相关。亿万年进化中产生的愉悦回路，是人类特有的前额叶皮层主导的，通过千万计神经元和万亿计突触的连接形成的对幸福的感受与追求，推动了人的自我意识的形成，最终使人在本质上超脱于动物界。

参 考 文 献

[1] 埃尔温·薛定谔.生命是什么. 罗来鸥, 罗辽复, 译. 长沙: 湖南科学技术出版社, 2003: 80-81.

[2] 中国大百科全书编辑委员会. 中国大百科全书(生物学分册). 北京: 中国大百科全书出版社, 1991: 1345.

[3] 弗里曼·戴森. 生命的起源. 林开亮, 刘少敏, 译. 杭州: 浙江大学出版社: 2011: 13-52.

[4] Totani T. Emergence of life in an inflationary universe. Sci Rep, 2020, 10: 1671.

[5] 达尔文. 物种起源(增订版). 舒德干, 等, 译. 北京: 北京大学出版社, 2005: 299, 300.

[6] 舒德干团队. 寒武大爆发时的人类远祖. 西安: 西北大学出版社, 2016: 11-87.

[7] 孙久荣. 脑科学导论. 北京: 北京大学出版社, 2001: 54-62.

[8] 刘凌云, 郑光美. 普通动物学. 4 版. 北京: 高等教育出版社, 2009: 97-454.

[9] Shu D, Conway M, Zhang X, et al. Lower Cambrian vetebrates from South China. Nature, 1999, 402: 42-46.

[10] Abramovit M. 脑科学. 胡志安, 译. 上海: 上海科学技术出版社, 2017: 60-65.

[11] Mark F, Bear B W C, Michael A. Paradiso. 神经科学-探索脑. 2 版. 王建军, 主译. 北京: 高等教育出版社, 2004: 90.

[12] 戴维·J. 林登. 进化的大脑: 赋予我们爱情、记忆和美梦. 沈颖, 等, 译. 上海: 上海科学技术出版社, 2009: 24-40.

[13] 亚历克斯·科布. 重塑大脑回路. 周涛, 译. 北京: 机械工业出版社, 2018: 14-16.

[14] Berridge K C, Kringelbach M L. Neuroscience of affect: brain mechanisms of pleasure and displeasure. Current Opinion in Neurobiology, 2013, 23: 294-303.

[15] Olds J, Milner P. Positive reinforcement produced by electrical stimulation of septal area and other regions of rat brain. Journal of Comparative and Physiological Psychology, 1954, 47: 419.

[16] Haber S N, Knutson B. The reward circuit: linking primate anatomy and human imaging. Neuropsychopharmacology, 2010, 35: 4-26.

[17] Linden D J. The Compass of Pleasure. New York: Penguin Books Ltd, 2012: 24-25.

[18] Montague P R, Dayan P, Person C, et al. Bee foraging in uncertain environments using predictive hebbian learning. Nature, 1995, 377: 725-728.

[19] Ek F, Malo M, Åberg A M, et al. Behavioral analysis of dopaminergic activation in zebrafish and rats reveals similar phenotypes. ACS Chemical Neuroscience, 2016, 7: 633-646.

[20] O'Connell L A, Fontenot M R, Hofmann H A. Neurochemical profiling of dopaminergic neurons in the forebrain of a cichlid fish, *Astatotilapia burtoni*. Journal of Chemical Neuroanatomy, 2013, 47: 106-115.

[21] Kubikova Ľ, Košťál Ľ. Dopaminergic system in birdsong learning and maintenance. Journal of Chemical Neuroanatomy, 2010, 39: 112-123.

[22] Zhou Q Y, Palmiter R D. Dopamine-deficient mice are severely hypoactive, adipsic, and

aphagic. Cell, 1995, 83: 1197-1209.

[23] Fiorino D F, Coury A, Phillips A G. Dynamic changes in nucleus accumbens dopamine efflux during the Coolidge effect in male rats. Journal of Neuroscience, 1997, 17: 4849-4855.

[24] Schultz W. Multiple reward signals in the brain. Nature Reviews Neuroscience, 2000, 1: 199-207.

[25] Berridge K C, Kringelbach M L. Pleasure systems in the brain. Neuron, 2015, 86: 646-664.

[26] 恩格斯. 马克思恩格斯选集(第四卷). 北京: 人民出版社, 1995: 273-274.

[27] 马克思. 马克思恩格斯选集(第一卷). 北京: 人民出版社, 1995: 46.

[28] 张楚廷. 人论. 重庆: 西南师范大学出版社, 2015: 153.

第三章

愉悦分子：相关基因与蛋白质

生命是蛋白体的存在方式……

———恩格斯，《自然辩证法》

每个基因会产生一个蛋白质，多种蛋白质如齿轮一般彼此结合，构成了大脑中的认知机器。

———肯·理查森（Ken Richardson），《基因、大脑和人类潜能》

一、大脑功能蛋白质组

人的大脑中有多少种蛋白质？哪些是其特有的？哪些是与本书主题，即人的愉悦感与幸福感有相关性的？从本节开始将讨论这些问题。

生命现象的物质基础是蛋白质。恩格斯曾在《自然辩证法》一书中给生命下了一个经典的定义："生命是蛋白体的存在方式，这个存在方式的重要因素在于与其周围的外部自然界不断地新陈代谢……"[1]恩格斯所说的蛋白体，可以理解为蛋白质复合体，或者是目前生物化学学术界所说的蛋白质机器组合体。

前面提到，愉悦感或幸福感是人的大脑的一种功能，这种复杂的功能必定关联到众多蛋白质，关联到它们各自功能的参与及集成。虽然目前神经生物学研究在蛋白质结构与功能水平已取得了很多重大进展，如通过钠离子通道结构与功能研究，研究者解析了动作电位（神经信号传递的基础）的机制。但是愉悦感或幸福感在蛋白质结构与功能水平的机制解析还处于很初步的阶段，除少数几种蛋白质研究较深入外，目前能回答的，只是哪些蛋白质可能与愉悦感或幸福感有相关性。

人体所有蛋白质都是由人类 DNA（脱氧核糖核酸）序列上的基因编码，并按照基因的序列表达的。如同一座大厦和它的建筑蓝图之间的关系，人类 DNA 序列就是人体所有蛋白质结构的蓝图，包括它们表达的时间和空间及表达数量。

人类基因组由 23 对染色体组成，其全部 DNA 序列含有约 31.6 亿对碱基，其中一部分碱基对组成了 20 000～25 000 个基因。基因是 DNA 分子上具有遗传效应的特定核苷酸序列，基因不仅可以通过复制把遗传信息传递给下一代，还可以在生物体发育过程中和生理条件下得到表达，即通过转录和翻译在特定细胞内表达为蛋白质。

虽然人类基因组含有 20 000～25 000 个编码蛋白质的基因，但在人类机体的特定组织与细胞中，只有部分编码蛋白质的基因得到表达。也就是说，不同组织与不同细胞中表达的蛋白质有其特异性，这与这些组织和细胞的生物学功能直接相关。

瑞典的"人类蛋白质地图"（The Human Protein Atlas）①网站，收集了国际合作开展的国际人类蛋白质组计划（HPP）相关重要学术论文，并总结发表了人类 44 种不同组织的蛋白质组表达谱，其中包括人类大脑组织的蛋白质组研究结果。

根据该网站 2019 年公布的结果，通过蛋白质组（proteome）与转录组（transcriptome）分析，检测到人类大脑组织中表达的蛋白质达到 16 227 种，为目前已知的人类蛋白质总种数（19 670 种）的 82%。其中很多蛋白质是在其他组织如心脏、骨骼肌、肝、肾等不同器官组织中共同存在的，维持细胞基础功能的看家蛋白，或称为持家蛋白（housekeeping protein），约占大脑中鉴定到的蛋白质种数的 79%。同时也发现一批在脑组织中较其他组织明显高表达（表达量超 5 倍以上）的蛋白质，即有脑组织特异性的蛋白质，共有 2587 种。

对这些大脑特异表达的蛋白质进行基因本体（gene ontology，GO）分析，即对基因表达产物参与的生物过程、分子功能和细胞组件的生物信息学分析，揭示了大脑特异性高表达的基因关联到很多重要生物化学过程与神经生物学过程，其中多数是突触信号传递或由突触信号传导驱动的神经活动过程，并且这些高表达的基因所表达的蛋白质多为膜蛋白或膜结合蛋白，以及细胞外蛋白质。这些蛋白质都与突触的功能或与大脑发育过程相关，如大脑特异性钠离子通道亚型 Nav1.1、Nav1.2，离子型谷氨酸受体（iontropic glutamate receptor），神经

---

① 网址为 https://www.proteinatlas.org/，是于 2003 年由瑞典人创立的一个有关蛋白质的数据库平台。其目的是利用整合各种组学技术，包括基于质谱仪的蛋白质组学、基于抗体的成像技术，以及转录组学和系统质谱生物学，绘制细胞、组织和器官中的所有人类蛋白质图谱。平台上所有数据都是开放获取的，允许学术界和工业界的科学家自由获取，用于人类蛋白质组以及相关领域的研究。

元分化因子 6（neuronal differentiation factor 6）等。通过抗体定位分析，这些大脑特异性蛋白质主要分布在与递质和信息交流相关的神经元之间的连接部或突触结合面（synaptic interface），以及神经元细胞膜上。

到目前为止，我们对在执行高级神经活动，如愉悦感、记忆、思考与决定等过程相关的蛋白质机器的功能还知之甚少。但过去数十年，生物化学家和神经生物学家已经有了一些有价值的发现，我们可以在这些发现的基础上来讨论情绪、情感及愉悦感与哪些基因及蛋白质相关联的问题。

除数千种蛋白质外，大脑中还发现有多达 200 种以上的分子量较小的化学活性物质，包括各种有机小分子、多肽类、氨基酸衍生物，以及各种盐离子。我们常说的"脑海"，真如同含有无数生物活性物质的海洋，这些生物活性物质与蛋白质分子一起，按一定的时间和空间顺序发挥作用，这是大脑功能的物质基础。

除形成或维持细胞与组织的结构蛋白质外，细胞内、细胞膜上及体液中的绝大多数功能蛋白质都在其三维结构上有特定的活性关键部位，以与其功能相关的特定配体（ligand）相结合，配体可以是神经递质、激素、离子、底物或其他蛋白质。大脑中数以千万计的神经元之间的神经生物学活动，是通过物质、能量及电信号的交流实现的，而这毫无例外地是由各种不同蛋白质的参与实现的。大脑的所有功能，包括外周信号的感受与识别、肢体运动的控制、行为的决策执行、认知与记忆，乃至愉悦感的产生，其基础是一组生物化学反应，其主角是一组蛋白质及其相关配体分子，如神经递质与激素。没有蛋白质与蛋白质之间，以及蛋白质与相关配体分子之间的相互作用，与快乐感相关的神经元之间就不可能产生电生理冲动，就不会产生各种神经生物学功能，人的大脑就不会感受愉悦。

直接或间接参与愉悦感的蛋白质分子是众多且极其复杂的，其中包括神经递质与激素的受体蛋白、神经元发育调控蛋白、神经元结构蛋白、神经递质合成蛋白与转运蛋白、各种离子通道蛋白，以及维持细胞正常生理的看家蛋白等。而且每一类都不是单一蛋白质发挥作用，而是一组甚至数组蛋白质机器联合发挥作用。而对这些作用过程和机制的研究可以说还仅在起步阶段，目前还只了解一些单个蛋白质局部的、不完整的信息，要讲清楚一组蛋白质机器在执行某一神经生物学功能时的连贯故事还有待很多基础研究的突破。

大脑中有至少 50 种不同的神经元，如果要从蛋白质结构与功能水平研究这些神经元的活动，需要研究更精细的大脑局部甚至单个神经元的基因表达与功能蛋白质组，以摸清不同神经元含有哪些特异性的蛋白质。一些新研究技术的出现，推动了大脑功能蛋白质组学的研究，如单细胞全转录组测序技术。单细胞全转录组测序技术原理是将分离的单个细胞的微量全转录组 RNA 进行扩增后进行高通量测序。这样可以基本探明一个特定细胞中有多少蛋白质得到表达，以及它们的相对表达量是多少，这对于这种细胞的功能研究是有重要意义的。

不久前哈佛大学医学院霍华德·休斯医学研究所（Howard Hughes Medical Institute，HHMI）的研究人员采用单细胞全转录组测序技术对小鼠大脑中的一个重要神经核团中缝背核（dorsal raphe nucleus，DRN）进行了分析。中缝背核是一个中枢神经系统神经调节因子的主要来源地，是调节奖赏功能的关键组成部分，并且是最大的血清素（5-羟色胺）能神经元核团，包含大约全大脑三分之一的含血清素能神经元。血清素是一种重要的情绪相关分子，与人的愉悦感和幸福感有重要相关性（详见本书第七章）。

哈佛大学的研究者对来自 8 只小鼠（4 只雄性和 4 只雌性）中缝背核的 39 411 个单细胞进行转录组分析。他们的研究数据显示，平均每个细胞鉴定到 1034 个基因的转录产物，最多的一个细胞鉴定到 5765 个基因的转录产物。根据不同神经元标志性蛋白质的特点，他们发现了至少 18 种不同神经元，其中丰度最高的 5 种神经元分别是（按丰度递减顺序）血清素能、多巴胺能、氨基丁酸能、谷氨酸能和多肽能神经元。值得注意的是还鉴定到了 5 种血清素能神经元亚型，他们发现在这 5 种不同的血清素能神经元亚型中，存在 333 种差异表达的基因，其中大部分差异表达基因是编码膜蛋白的基因，并与神经信号传递功能和神经元细胞兴奋性调节有关。该研究组还采用原位杂交成像技术对上述 5 种血清素能神经元亚型在中缝背核不同空间区域进行了定位分析，发现它们在分布上有一定重叠但也有一定专一性，如发现投射到纹状体的血清素能神经元只由两种亚型组成[2]。这一工作为对中缝背核深入的神经生物学研究开拓了新的视野。

采用类似的技术，很多研究团队对不同大脑结构区域的神经元转录组所做的分析工作都有很重要的意义。例如，中国科学院脑与认知科学国家重点实验室的一个研究团队采用单细胞全转录组测序技术对人类大脑前额叶皮层发育过程进行了研究，他们分析了人类发育时期（8～26 周）的前额叶皮层中的 2300

多个单细胞，鉴定了 6 个主要细胞类别，以及 35 个细胞亚型，并追踪了这些细胞的发育轨迹，绘制了人脑前额叶胚胎发育过程中兴奋性神经元发生的时间轴，分析揭示了调节神经元生成和神经回路形成的内在发育依赖信号[3]。

预计不久的将来，脑科学研究者会揭示更多脑区结构的神经元组成，探明各个神经元的转录组与蛋白质组，并揭示这些蛋白质在神经细胞内的定位与功能，这对于揭示各种大脑神经元回路的组成与机制，揭示大脑的各种神经生物学功能是必需的基础工作。

二、愉悦感相关基因与蛋白质

上一节介绍的蛋白质组学或转录组学方法可以从整体上了解一种特定的细胞或组织中数千种蛋白质的表达情况。如果我们要寻找大脑中枢神经系统某一种功能相关的蛋白质，采用差异蛋白质组学的比较方法可以提供一定的帮助。例如，国际上研究较多的是与抑郁症相关的功能蛋白质组（差异蛋白质组），即比较重度抑郁症患者与健康者的血清、脑脊液或者脑组织，提取样品中的全部蛋白质，进行定量蛋白质比较分析，确定那些明显表达量上调或下调的蛋白质，这些差异蛋白质就可能与抑郁症相关。

例如，德国马克斯·普朗克精神病学研究所的研究人员使用双向聚丙烯酰胺凝胶电泳分析抑郁症患者与对照组健康者的脑脊液蛋白质组，用基质辅助激光解吸电离-飞行时间质谱（MALDI-TOF-MS）鉴定了感兴趣（差异表达）的蛋白质。他们发现，抑郁症患者和对照组脑脊液中有 11 个蛋白质表达量差异显著，并发现 144 个多肽特征显著不同，他们用免疫印迹法对这 11 个差异显著的蛋白质进行了验证，发现所鉴定的蛋白质功能与神经保护、神经元发育、睡眠调节和大脑中淀粉样斑块沉积有相关性。提示这些蛋白质的变化与抑郁症有某种因果关系，既可能与抑郁症发生有关，也可能是抑郁症产生的结果[4]。

另一个例子是，英国剑桥大学化学工程与生物科技学院研究人员做的一项工作[5]。他们对 24 名生前确诊为重度抑郁症（major depressive disorder）的去世者采集其背外侧前额叶皮层（dorsolateral prefrontal cortex）脑组织，并以 11

位未患抑郁症的去世者的相同组织为对照（所有样品采集征得逝者家属同意和有关管理机构的批准）。研究者对获取的样品逐个提取其全部蛋白质，采用蛋白酶将蛋白质酶解成肽片段,然后用高效液相色谱分离-多级质谱分析联用的鸟枪法进行蛋白质组学分析，共鉴定到 39 种明显差异表达的蛋白质，免疫印迹法验证后发现抑郁症患者与对照样品的蛋白质组指纹之间有明显差异。这些差异蛋白质的功能关联到细胞突触传递、细胞信号转导、能量代谢、分子转运等生物学过程，其中发现的组氨酸三联体核苷结合蛋白 1（histidine triad nucleotide-binding protein 1）被认为与情绪和行为的调节有关。

然而，要准确可靠地寻找关联到人的愉悦感的蛋白质，上述蛋白质组学方法的有效性是很有限的。因为这些脑功能的神经生物学机制非常复杂，参与的神经元各种各样，神经回路活动随时都在变化，合适样品的选择有很大难度。到目前为止，发现的与愉悦感相关的蛋白质都是通过生物化学与分子生物学和神经生物学相结合的方法，经过长期的努力，甚至多个实验室的接力合作，一个一个相继发现的，如多巴胺受体、血清素转运蛋白等。

人类和动物的愉悦感离不开大脑中一定的神经回路，而每种神经回路又是由特定的一组神经元组成，而特定的神经元的功能必定与某些特定的蛋白质有关，必定是某些蛋白质或蛋白质群发挥功能的结果。20 世纪以来，研究者在探索神经元的电生理功能的同时，也在探索细胞内各种蛋白质的结构与功能。

哪些蛋白质参与了人类的情绪、情感与欲望，从而关联到人的愉悦感呢？

目前的生物化学与神经生物学研究揭示，一些神经递质与激素及它们的受体蛋白质、转运蛋白质等参与了人的愉悦感的发生过程，我们可以把它们称为"愉悦分子"。这些愉悦分子不是单一的，而是一个阵列，亿万年进化过程造就了这个奇妙复杂的阵列，就如同一个交响乐队中有大提琴、小提琴、圆号、单簧管等一个阵列的乐器，它们协同演奏出一曲快乐交响乐。这些愉悦分子有哪些呢？初步探明与人的愉悦感相关的神经递质和激素主要有多巴胺（dopamine）、内啡肽、催产素、血清素、去甲肾上腺素（norepinephrine）、苯基乙胺（phenylethylamine）、一氧化氮等，以及在神经元细胞膜上的它们的受体蛋白和参与突触传递的转运蛋白。如果把上述这些称为快乐剧的主演角色的话，还有一些可能不是主要但却不可或缺的配角，如参与上述神经递质和激素的合成与释放的蛋白质，受体表达调控蛋白等。表 3-1 中列出了目前认为与我们的情绪、情感、欲望等相关，从而也直接或间接与愉悦感相关的基因和蛋白质。

表 3-1　与情绪、情感、欲望相关的基因和蛋白质

基因	编码蛋白质	相关性（相关联的生理过程、行为或症状）
DRD2	多巴胺 D2 受体	渴望行为、可卡因依赖、吸烟、多动症、为人父母行为、肥胖、电子游戏成瘾、性欲、帕金森病、身体质量指数（BMI）、执行功能、精力、性成熟、脑发育、抑郁、厌食症、暴食症、饥饿感、追求新刺激、执行功能障碍、因愉悦兴奋（pleasurable buzz）
DAT	多巴胺转运蛋白	渴望行为、帕金森病、性欲、精神分裂症、身体质量指数（BMI）、运动功能、精力、性成熟、抑郁、厌食症、暴食症、饥饿感、追求新刺激、执行功能障碍
5-HTTLPR	血清素转运蛋白	主观幸福感、精神疾病、睡眠障碍、浪漫式爱情、吸烟行为、可卡因依赖
5HT2A	血清素 2A 受体	进食障碍、肥胖、浪漫式爱情、自杀、多动症、恐慌发作、冲动性攻击、贪婪冲动、愤怒、喜好甜食、抗抑郁治疗、强迫症、边缘人格、吸烟行为、可卡因依赖、身体质量指数
OPRK1	阿片受体 κappa1 型	酒精和海洛因依赖、疼痛机制和疼痛忍受力
OPRM1	阿片受体 μ1	因愉悦兴奋、吸烟成瘾、酒精中毒、疼痛敏感性、身体质量指数、2 型糖尿病
COMT	儿茶酚氧-O-甲基转移酶	情感障碍、酒精中毒、物质使用障碍、吸烟、手术疼痛、帕金森病、主观幸福感
MAO-A	单胺氧化酶-A	主观幸福感、疼痛敏感性、双相情感障碍、多动症、酗酒、暴力行为、少年犯罪、吸烟成瘾、自杀、犯罪活动、精神压力障碍、厌食症、急性焦虑症、精神分裂症、病态赌博
SLC6A3	溶质载体家族 6 神经递质转运蛋白成员 3	手术后疼痛、可卡因滥用、酒精依赖、吸烟行为、青少年犯罪、精神分裂症、多动症、冲动攻击、认知冲动
OXTR	催产素受体	亲子关系、依恋感、哺乳行为、母乳分泌、性高潮、人际信任、嫉妒、自闭症、社会识别、同情心、社会适应能力、情绪调节、慷慨度、焦虑、逆境应对
HTR3B	血清素受体 3B	海洛因成瘾、偏头痛、冷漠、认知障碍、多动症、焦虑、食欲、逆境应对
NOS3	一氧化氮合酶 3	疼痛机制、治愈机制、血液循环、高血压、性活动
PPARG	过氧化物酶体增殖物激活受体 γ	2 型糖尿病、肥胖、胰岛素敏感性、身体组成、饮食习惯、身体质量指数、运动功能、常见代谢紊乱、炎症反应、免疫系统疾病
CHREBP	MLX 反应蛋白	血浆甘油三酯、三酸甘油酯血症、肥胖改善、血浆葡萄糖

续表

基因	编码蛋白质	相关性（相关联的生理过程、行为或症状）
FTO	α-酮戊二酸依赖型双加氧酶	食物摄入、肥胖、体重、能量摄入、身体质量指数、因愉悦兴奋
TNF-α	肿瘤坏死因子 α	炎症、精神分裂症、双相情感障碍、身体质量指数、免疫反应
PEMT	磷脂酰乙醇胺 N-甲基转移酶	通过影响肾上腺素合成影响情绪、炎症前期、免疫抑制、细胞凋亡、物质使用障碍
LEPTIN-OB	瘦素	体重指数、精神分裂症、压力、肥胖风险、食物摄入、渴求行为、糖尿病、可卡因依赖性、调节出汗物质、厌食症、暴食症、生育能力、性成熟、大脑发育、抑郁、饥饿感
NET	去甲肾上腺素转运体	2 型糖尿病、抗抑郁药物靶点、身体质量指数、抑郁症、多动症、注意力障碍
VDR	维生素 D 受体	肥胖症、身体质量指数、过量饮食、代谢综合征、精神分裂症、颞叶癫痫症、2 型糖尿病、生理反应、骨密度
DBI	地西泮-结合抑制因子	焦虑症、引起焦虑和惊觉
GABRA6	γ-氨基丁酸 A 型受体 α6 亚基	抗焦虑作用、自闭症、酒精依赖、应激反应
GABRB3	γ-氨基丁酸 A 型受体 β3 亚基	抗焦虑作用、自闭症、酒精依赖、应激反应
MTHFR	亚甲基四氢叶酸还原酶	心脑血管疾病、同型半胱氨酸水平、肥胖、脂肪含量、精神分裂症
MLXIPL	MLX 结合蛋白样	血浆甘油三酯、肥胖、葡萄糖渴求行为
VEGF	血管内皮生长因子	血管生成因子、氧化应激、影响认知、精神分裂症
DRD4	多巴胺 D4 受体	尼古丁戒断症状、好斗情绪、多动症、寻求新奇、酒精依赖、情绪冲动、记忆缺失、愤怒、精神分裂症、性过程、性欲减退、精神状态不稳定、行为冲动、对抗性的心理障碍、帕金森病
HINT1	组氨酸三联体核苷酸结合蛋白 1	抑郁症、情绪与行为调控
VMAT2	溶质运载蛋白家族 18 成员 2	抗抑郁治疗、帕金森病、多动症、可卡因和甲基苯丙胺依赖、人格类型、精神取向
CLOCK	昼夜节律时钟调节器	昼夜生理系统、抗抑郁药、内分泌与代谢节律、应激、生殖、吗啡依赖
MELATONIN	褪黑素	睡眠、镇静作用，缓解忧郁症
OREXIN	食欲素	食欲、能量控制、调节摄食、睡眠周期

　　注：本表参照 Farhud 等的综述进行了补充修订[6]，身体质量指数（BMI，简称体质指数），是目前国际上常用的衡量人体胖瘦程度及是否健康的一个标准。计算方法为：体重（kg）除以身高（m）的平方，BMI 与人的健康状况有一定关系，因而也可能与人的情绪有某种联系

　　表 3-1 中列出了目前认为与人的情绪、情感及欲望相关，因而可能与人的

愉悦感直接或间接相关的基因与蛋白质，它们参与的大脑神经回路是不相同的，有些虽然参与相同的神经回路，但发挥作用的环节是不同的。例如，多巴胺 D2 受体、多巴胺转运蛋白，均为奖赏回路中发挥作用的蛋白质，但在不同环节上发挥作用。血清素 2A 受体与单胺氧化酶均在血清素相关的情绪回路中的不同环节上发挥作用。阿片受体 κ1 在脑啡肽神经元参与的镇痛与愉悦回路中发挥作用。催产素受体在催产素神经元参与的性爱愉悦回路中发挥作用。

总的说来，对表 3-1 中列出的基因与对应的蛋白质，其中一些的结构与功能已有较深入的了解，如多巴胺 D2 受体、血清素 2A 受体、阿片受体 κ1、血清素转运蛋白等。但我们对其中很多蛋白质的了解还停留在相关性上，即知道它们与愉悦感、情绪、情感或欲望有直接或间接的相关性，而其中的作用机制还不甚清楚。还应该说明的是，表 3-1 中列出的基因与蛋白质肯定是不完整的，它们来自有限的文献，很可能有重要的基因与蛋白质尚未被发现。但是，目前基本上可以肯定的是，如果表 3-1 中的某一种蛋白质发生了影响功能的基因变异，或者表达量出现严重失常，将一定程度上影响人的情绪、情感及欲望，并关联到我们的愉悦感和幸福感。其中的某些实例我们在后面的讨论中会有介绍。

三、幸福感的遗传相关性

表 3-1 列出了目前认为与我们的情绪、情感、欲望等相关的基因与蛋白质。在此我们很自然地联想到一个问题，即人类的幸福感有没有遗传相关性呢？人与人之间 DNA 的核苷酸序列虽然有 99.9% 以上是相同的，但由于单核苷酸多肽性及等位基因的存在，每个人的 DNA 序列又是各不相同的（普通人之间 DNA 序列中单核苷酸的差异有 2000 万～3000 万个），除非同卵双生的双胞胎之间。那么，很有可能我们在表 3-1 列出的基因或者尚未在表中列出但实际上与我们的愉悦感相关的基因，人与人之间在基因序列（单核苷酸变异）和表达量上是有差别的。那么这种差别会对我们主观的幸福感带来影响吗，或者说遗传因素会影响我们的幸福感吗？

回答是肯定的。

一项对上千位中年双胞胎的主观幸福感的研究，证明主观幸福感受到遗传因素的影响是确定的。

幸福感实质上是每个人的主观感受，因此我们可以通过列出一些与幸福感相关的问题进行问卷调查，如询问每个人对自己经历的某一件事，或某一段时间是否感觉愉悦，每个人的回答可能都不一样，但如果扩大调查的人群数量并对结果加以分析，我们则可能发现某种规律。主观幸福感（subjective well-being，SWB），已经成为当今社会学、心理学的一个重要研究领域。SWB 的主要测量方法之一是通过自我报告评分，并对评分结果进行统计学处理和分析[7]。

举例来说，对一次 SWB 的问卷调查我们可以提出以下 4 个问题。

1）总的来说，你对现在的生活有多满意？

2）总的来说，你觉得你生活中所做的事情在多大程度上是值得的？

3）总的来说，你通常感到快乐还是不快乐？

4）总的来说，你对生活有没有方向感和目标感？

对每个问题的答卷人自我报告评分从 0 至 10，即 0、1、2、3、4、5、6、7、8、9、10，0 等于"一点也不"，10 等于"完全"，或者 0 等于"极度不快乐"，10 等于"极度快乐"。

然后我们选择一定特质的人群进行问卷调查，将汇总的结果进行统计学处理并分析。例如，我们可以对 100 位亿万富翁和 100 位收入最低的穷人进行问卷调查，得到的结果可以反映出财富对主观幸福感的影响究竟有多大。

很有意思的是，荷兰阿姆斯特丹大学的研究人员，通过对上千位中年双胞胎 SWB 的研究，证明 SWB 是可归因于遗传或者说中度归因于遗传的。人与人之间的问卷结果肯定是有差异的，但研究结果发现，同卵双生的双胞胎个体，对问卷的回答有较明显的一致性。即使是从小分居、在不同环境中长大，或者生活经历完全不同的同卵双生的双胞胎个体的问卷结果也明显一致。分析结果认为，主观幸福感的平均遗传率从 0.32 到 0.41 不等。遗传率又称遗传力、遗传度，指一个群体内某数量性状由于遗传因素引起的变异在表现型变异中所占的比重。该研究表明，有关主观幸福感个体差异中 30%～40% 的差异可归因于遗传效应[8]。美国明尼苏达大学的一个心理学团队进行了一项类似的研究，他们调查了近 1500 对成年双胞胎对生活的满意程度，其中 700 对是同卵双生双胞胎，他们特别关注来自明尼苏达州的 69 对同卵双胞胎，这些双胞胎出生后不久就被分开，在不同的家庭中长大。那么不同环境和不同生长经历会在多大程度上影响这些具有完全相同遗传基础的双胞胎的主观幸福感呢？他们的研究发现，这些双胞胎的问卷回答具有明显的趋同性，他们的答案几乎和一起长大的同卵双胞胎的答案一样，该研究团队由此得出结论，主观愉悦感与幸福感和快乐的确在一定程度上与遗传因素相关[9]。

为什么先天的遗传因素会影响人的主观幸福感呢？如果稍加留意，你会发现你周围每个人的气质、情绪特点或者说人格是各不相同的，有的人性格外向，有的人性格内向；有的人遇事忧心忡忡，有的人遇事豁达开朗。也就是说有快乐和不快乐的人格，其中外向的人更快乐，而那些不那么焦虑和担心的人也更快乐。这种由遗传因素造成的人的基本性格的不同，在一定程度上使他们的主观幸福感产生差别。

大多数人都接受这种观点，即基因会影响我们的性格，从而使我们倾向于快乐或忧虑。例如，已经有确凿的证据表明，抑郁症至少在一定程度上是与遗传相关的，患有抑郁症的父母，其儿女患抑郁症的可能性是正常人的 4 倍。

什么样的遗传机制使一个人幸福？寻找快乐的特殊基因是一项艰巨的任务，但近年来分子生物学和神经生物学的进展为这一任务开辟了一条新的途径。下面我们再来讨论两个与情绪有关的基因。

在所有与情绪和情感特征相关的基因中，有两个基因，即表 3-1 中的血清素转运蛋白基因（5-HTTLPR）与单胺氧化酶-A 基因（MAO-A），直接参与了愉悦感与幸福感的调控。

研究表明，血清素转运蛋白基因（5-HTTLPR）与生活满意度及幸福的感知之间存在关联[11]。这个基因与大脑细胞中血清素的分布有关，因此参与情绪调节。这个基因有两种不同的功能形式，长链形式与短链形式，这是两种等位基因。长链基因的表达产品为血清素转运蛋白，在神经细胞中参与血清素转运，短链基因产生高水平的大脑血清素系统活性调控因子，调节情绪和精神状态。每个人都有这两种基因，它们都是从父母那里遗传来的，然而有些人有两个短链基因，另一些人有一个长链基因和一个短链基因，还有一些人则有两个长链基因。研究发现，含有两个长链基因的人生活满意度最高，其次是含有一个长链和一个短链基因的人，而含有两个短链基因的人的生活满意度比前两者都低[10]。

单胺氧化酶-A 基因也被认为与主观幸福感有关。该基因位于 X 染色体上，其表达产物单胺氧化酶是血清素、多巴胺和去甲肾上腺素的分解酶，这种酶类参与情绪调节。单胺氧化酶-A 基因拥有可变数量的串联重复多态性，其基因中有高表达活性的基因型（*MAO-A-H*），也有低表达活性的基因型（*MAO-A-L*）。研究发现，低表达活性的等位基因是一些压力相关的负面问题（酗酒、反社会行为）产生的危险因素[11]，不过对于女性而言，低表达活性的等位基因则与主观幸福感关联性较高[12]。

　　上面两个基因的例子从一个侧面反映出确实有些基因会通过影响人的情绪、情感或者欲望而影响到一个人的主观幸福感。一个人的人格是否乐观、积极、阳光，不可能由某一个单一基因决定，这应当是众多相关基因协同作用的结果。遗传因素与主观幸福感有关，但它的影响份额也只是 30%左右，也就是说先天因素决定主观幸福感的约 30%，其余约 70%由后天的或者说其他综合因素决定，这些因素包括个人经历、受教育程度、社会地位、家庭收入、婚姻状况、生活条件、居住环境、人际关系，乃至社会的公平正义、个人的理想与目标实现的程度等。

参 考 文 献

[1] 恩格斯. 自然辩证法. 北京: 人民出版社, 2018: 291.

[2] Huang K W, Ochandarena N E, Philson A C, et al. Molecular and anatomical organization of the dorsal raphe nucleus. Elife, 2019, 8: e46464.

[3] Zhong S, Zhang S, Fan X, et al. A single-cell RNA-seq survey of the developmental landscape of the human prefrontal cortex. Nature, 2018, 555: 524-528.

[4] Ditzen C, Tang N, Jastorff A M, et al. Cerebrospinal fluid biomarkers for major depression confirm relevance of associated pathophysiology. Neuropsychopharmacology, 2012, 37: 1013-1025.

[5] Martins-De-Souza D, Guest P C, Harris L W, et al. Identification of proteomic signatures associated with depression and psychotic depression in post-mortem brains from major depression patients. Translational Psychiatry, 2012, 2: e87.

[6] Farhud D D, Malmir M, Khanahmadi M. Happiness & Health: The biological factors-systematic review article. Iranian Journal of Public Health, 2014, 43: 1468.

[7] Diener E, Oishi S, Tay L. Advances in subjective well-being research. Nature Human Behaviour, 2018, 2(4): 253-260.

[8] Bartels M, Saviouk V, de Moor M H, et al. Heritability and genome-wide linkage scan of subjective happiness. Twin Res Hum Genet, 2010, 13: 135-142.

[9] Lykken D. Happiness: What studies on twins show us about nature, nurture, and the happiness et-set point. New York: RELX Group, 1999.

[10] Neve D, Jan-Emmanuel. Functional polymorphism（5-HTTLPR）in the serotonin transporter gene is associated with subjective well-being: evidence from a US nationally representative sample. Journal of Human Genetics, 2011, 56: 456-459.

[11] Tikkanen R, DucciF, Goldman D, et al. MAOA alters the effects of heavy drinking and childhood physical abuse on risk for severe impulsive acts of violence among alcoholic violent offenders. Alcohol Clin Exp Res, 2010, 34: 853-860.

[12] Chen H, Pine D S, Ernst M, et al. The MAOA gene predicts happiness in women. Prog Neuropsychopharmacol Biol Psychiatry, 2013, 40: 122-125.

第四章

奖赏回路：多巴胺系统

快乐既然是人类和兽类所共同追求的东西，所以从某种意义上说，它就是最高的善。

——亚里士多德，《尼各马可伦理学》

愉悦的生物化学基础似乎经过了几亿年的进化并最终保留下来。不管是线虫还是人类，含有多巴胺的神经元都在愉悦回路中占据重要位置。

——大卫·J. 林登，（David J. Linden），《愉悦回路》

一、快乐行为的驱动分子——多巴胺

2000 年诺贝尔生理学或医学奖授予瑞典科学家阿尔维德·卡尔森（Arvid Carlsson，1923～2018 年，享年 95 岁），因为他在 20 世纪 50 年代末发现了一种大脑中十分重要的神经递质及其功能[1]，这种神经递质就是多巴胺（dopamine）。由于后来多巴胺被证明与人的欲望、情绪及愉悦感等相关，阿尔维德·卡尔森也被称为"人类情感大师"。

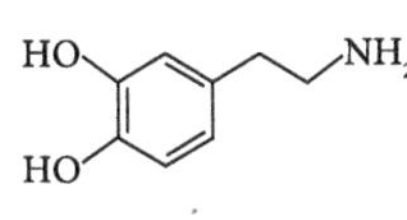

图 4-1　多巴胺的化学结构式

图 4-1 为多巴胺的化学结构式，其化学名称为 3,4-二羟苯乙胺，又名儿茶酚乙胺或 3-羟酪胺，分子式为 $C_8H_{11}NO_2$。多巴胺是大脑中含量最丰富的儿茶酚胺类神经递质，儿茶酚胺是含有邻苯二酚（即儿茶酚）的胺类化合物，其他儿茶酚胺类神经递质还有去甲肾上腺素和肾上腺素及它们的衍生物。多巴胺是一种很小的分子，由氢、碳、氧和氮 4 种元素的 22 个原子组成，放大 1000 万倍，它就像一只蝌蚪：一个由苯环形成的头，两个羟基如同一对眼睛，一个带氨基的尾巴。可别小瞧了这个貌似不起眼的小分子，没有它人类的生活将如行尸走肉，索然无味，人类也不会去追求快乐与幸福，辉煌灿烂的人类文明也许不可能出现。

多巴胺是最著名的快乐分子，是讨论愉悦感的生理学与生物化学机制时提及最多的分子，而且在前面提到的快乐分子中，多巴胺似乎是最全能的，多巴胺好像一把能打开许多快乐之门的万能钥匙，根据所处情景不同，在体内产生不同的愉悦反应。哈密瓜与炸鸡腿的美味会使大脑中分泌多巴胺，让我们感受到美食的愉悦；情侣的亲吻与做爱也会诱使大脑分泌多巴胺，让我们感受到性爱的快乐；生活中成功的惊喜、玩电子游戏的快乐，乃至听到一曲美妙的音乐都伴随有大脑中多巴胺的分泌。

其实，称多巴胺为快乐分子，不如称其为快乐欲望分子更贴切。多巴胺主要在快乐行为的驱动阶段发挥作用，每当我们渴望某物或某人时，大脑就会释放这种传递物。多巴胺将我们带入了一种充满期待的状态，因为它的分泌使目标看起来很诱人。多巴胺不仅在快乐行为的当时起作用，更重要的是在快乐感的期待与准备阶段，如感受美食的色泽和香气时、情侣调情时，多巴胺的分泌会使人产生一阵激动感、迫切感或渴望感，实际上，这就是奖赏机制作用的开始。奖赏并非仅在完成行动当时，更在行动实施之前，在酝酿准备阶段，激励个体去做有利于生存和物种延续的行为。回忆一下自己的经历，你可能发现实际上期待是最大的乐趣所在，春节到来之前数日的期待，全聚德烤鸭上桌之前的期待，与热恋的情人约会之前的期待，乘游轮海上巡游登船之前的期待，期待中的你的情绪是最好的，甚至超过这些好事发生的当时。

多巴胺也被称为行动的"荷尔蒙"，它激发好奇心、学习能力、想象力、创造力和性冲动，它有助于我们对有兴趣的事保持注意力。这种惊人的物质不仅引起了我们的欲望，而且促使我们用行动实现我们的目标。在它的影响下，我们感到积极乐观、充满自信。多巴胺确保大脑通过行为来遵循意图，没有它肌肉就不会执行我们的意志，简而言之，多巴胺是驱使我们前进的物质。如果你是一位乒乓球爱好者，当你手握球拍，看到训练馆里你的朋友正在对打时，你大脑里多巴胺就会分泌，让你产生一种跃跃欲试的感觉。又如，某一天你去逛超市，一些色彩鲜艳的新鲜水果恰好在那个时候吸引了你的眼球，多巴胺会因视觉刺激而释放，于是你感到一种愉悦的涌动，使你大脑中出现"我想要它！"，然后在多巴胺的影响下，大脑命令肌肉伸出手臂去拿苹果。又或者，在你即将准备驾爱车去一个期待已久的景区旅游时，当你走近多年未见的老同学聚会的会场时，多巴胺都会参与其中。如果我们在炎热的夏天拿起一杯冰啤酒，这种神经递质即刻给我们带来期待的愉悦，实际上，酒精的作用之一是促使大脑释放多巴胺[2]。

多巴胺主要通过大脑中负责奖赏的神经回路发挥作用。奖赏回路也称边缘系统多巴胺奖赏回路，相关的脑区结构我们会在下一节详细讨论。该神经网络的功能与加工和奖赏有关的刺激，产生对奖赏的欲望和追求的行动及激活愉悦感受网络产生愉悦感相关。同时，多巴胺与相应受体不仅参与愉悦反应，也在调控自主运动、学习记忆中发挥重要作用。另外，一些神经系统相关疾病，如帕金森病和精神分裂症及抑郁症，都与大脑特别是中脑多巴胺能神经元的功能异常相关。

哺乳动物中多巴胺主要由两个区域的神经元合成，其一是中脑的黑质，其二是腹侧被盖区，主要由神经细胞胞体合成，多巴胺能神经元起源于这两个核团，其轴突投射到纹状体、下丘脑、前额叶皮层，以及海马等边缘系统的多个核团。通过这些核团间的相互作用多巴胺影响许多生理功能，包括下面将要重点讨论的奖赏系统。当大脑中多巴胺缺乏或多巴胺能神经元损伤时，将出现四个方面的严重问题：其一是快感缺失，即不能体验到愉快；其二是情感淡漠，即缺乏行动的动机，没有欲望；其三是情绪低下郁闷，总感到不满意、压力重重、紧张不安；其四是出现运动功能障碍。

总之，没有多巴胺生活将变成一片荒漠。

二、多巴胺受体

前面我们给了多巴胺很多溢美之词，但我们应明白，多巴胺只是一个信息分子，大脑神经冲动信号的传递分子，真正感受快乐、驱动快乐行为、发起快乐冲动的功能主体是蛋白质。然而遗憾的是，目前这方面的研究还不是很深入。在揭示愉悦感的机制上，神经生物学的研究走在生物化学研究的前面，如某种引发快乐感的刺激在大脑的何处激活多巴胺能神经元，以及引发多巴胺释放的程度，神经生物学家有较多了解，但是，释放的多巴胺是如何激活相关蛋白质，以及产生快感的蛋白质水平的相关机制，还不甚清楚。参与多巴胺生物学活性的蛋白质有很多种，如多巴胺受体、多巴胺转运体、多巴胺调控蛋白质，以及多巴胺合成蛋白质等，其中多巴胺受体是最重要的。以下我们对目前已知的多巴胺受体做一些简要的讨论。

很多实验证据表明，当动物与人类受到一定的视觉、嗅觉、味觉或听觉刺激（如食物的芳香与异性的形象）时，即当大脑产生某种渴望时，大脑特定区域的某些多巴胺能神经元会被激活并释放多巴胺。因此，我们可以得出结论，多巴胺与快乐、欲望相关，但是，仅有多巴胺并不等于快乐。神经细胞外液、突触间隙及血液中游离的多巴胺分子如果不作用于某种特定的蛋白质去激活某种信号通路，愉悦感不可能产生，动物与人类不会有任何行动。因此神经元激活后释放的多巴胺作用于多巴胺受体，是奖赏机制的一个重要环节。

多巴胺受体属于含有七次跨膜区段的 G 蛋白偶联受体家族。目前在人类基因组中发现，编码不同的含有七个跨膜区域的 G 蛋白偶联受体的基因多达 2000多个，均对应不同重要生物学功能的蛋白质。动物与人类的愉悦和快乐功能中也充分利用了这种基因和它编码的蛋白质框架，通过基因复制与突变，稍加改造赋予前辈分子以新的功能。本书要重点介绍的 4 个与人类愉悦感或幸福感相关分子（多巴胺、内啡肽、催产素、血清素）的相应受体全部属于含有七个跨膜区域的 G 蛋白偶联受体家族。图 4-2 为多巴胺 D2 受体在细胞膜上的示意图。

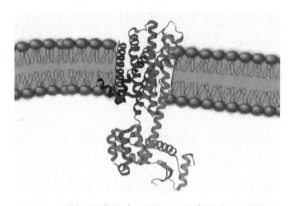

彩图请扫码

图 4-2　跨细胞膜的多巴胺 D2 受体的空间结构[3]

图中双层脂质细胞膜的下部为神经细胞内侧，展示出该蛋白质跨过双层脂质细胞膜的 7 段跨膜 α 螺旋，这是 G 蛋白偶联受体的典型结构。7 段跨膜 α 螺旋伸出细胞膜的胞外部分所环绕的区域有多巴胺的结合部位。其胞内部分肽链的 C 端和连接第 5 与第 6 个跨膜螺旋（从肽链 N 端数起）的胞内环（第 3 个胞内环）上都有 G 蛋白（鸟嘌呤核苷酸结合蛋白质）的结合位点

目前已分离出 5 种多巴胺受体。根据多巴胺受体的生物化学和药理学性质，可分为 D1 类和 D2 类受体：D1 类受体包括 D1 和 D5 受体，通过增加细胞内环腺苷单磷酸（cAMP）水平调节下游通路；D2 类受体包括 D2、D3 和 D4 受体，

通过抑制 cAMP 水平发挥作用。突触前神经元释放的多巴胺可以作用于上述 5 种受体中的一种或多种，只不过 D1 和 D2 受体是大脑中表达最多的多巴胺受体。此外，释放的多巴胺的突触后效应可因不同的神经元发生很大的变化，具体作用原理相当复杂。

多巴胺 D1 受体被激活后，通过偶联的 G 蛋白增加腺苷酸环化酶活性，促进 cAMP 的生成，这一途径可以诱导蛋白激酶的激活，导致多种底物的磷酸化，后续可能诱导一些基因的即刻表达，或调节许多离子通道的功能。D1 类受体一般定位于突触后。

而 D2 受体主要定位在突触前，相当于多巴胺能神经元的自身受体。D2 受体的激活一般可抑制腺苷酸环化酶以减少 cAMP 的生成，或使钾通道开放，且可抑制钙通道。D2 自身受体激活可以抑制神经元的放电（如果在胞体或树突上）或抑制多巴胺的释放（如果在末梢），从而抑制和调节多巴胺的整体神经传导的作用[4]。多巴胺能神经元突触的示意图见图 4-3。

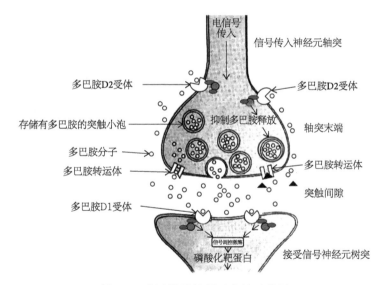

图 4-3 多巴胺能神经元突触示意图

当动作电位到达多巴胺能神经元轴突终末时，会导致轴突终末端存储有多巴胺的突触小泡（synapse vesicle）移向轴突外膜并与之结合。于是，小泡中的多巴胺就会释放到轴突终末周围狭小的、充满液体的空间——突触间隙（synaptic cleft）中。随后，多巴胺分子扩散，再和目标神经元上特定的多巴胺受体（如 D1）结合，启动一系列化学信号的传递，产生后续效应。突触前膜上还有另一类多巴胺受体（D2），其与多巴胺分子结合后会抑制多巴胺的释放，起负反馈调节作用。突触前膜上还有多巴胺转运蛋白，可将突触间隙中的多巴胺回收进入突触前膜。可卡因等毒品分子能阻断这一回收过程，使多巴胺分子更长久地留在突触间隙，从而更持续地作用于 D1 受体，促成更强的愉悦感（参照 Linden 绘制[5]）

　　研究证明，多巴胺本身与多巴胺受体在奖赏回路中都是不可或缺的。缺少多巴胺与缺少多巴胺受体会发生什么情况呢？我们来看食物奖赏过程的研究结果。

　　食物和食物相关的信号可以激活中脑多巴胺系统，促进多巴胺能神经元的快速放电，释放多巴胺，使动物产生欲望和愉悦感。美国华盛顿大学的研究人员通过失活酪氨酸羟化酶（tyrosine hydroxylase，TH）基因，使小鼠的多巴胺能神经元合成多巴胺的能力下降。这些多巴胺缺乏的小鼠发育良好，它们的中脑多巴胺能神经元及其投射，以及它们纹状体中的大多数目标神经元的特征都表现正常，但是，失活酪氨酸羟化酶处理后的小鼠会变得缺乏活力，并在出生几周后停止进食。如果给处理后的小鼠注射酪氨酸羟化酶的产物——二羟苯丙氨酸，使多巴胺能神经元能够继续合成多巴胺，几分钟后，小鼠便重新变得活跃，恢复消耗食物的欲望和能力[6]。

　　多巴胺 D1 受体在中脑、伏隔核、纹状体、黑质等区域分布广泛。美国与澳大利亚的研究人员采用等位基因同源重组技术①来产生缺乏功能性 D1 受体的突变体小鼠，这种突变体小鼠在纹状体的 D1 受体被证明大幅减少，导致其采食行为明显减少，生长迟缓，在断奶后不久死亡，说明即使有正常的多巴胺合成与释放，没有多巴胺 D1 受体，也严重影响小鼠的进食行为。给这种突变体小鼠强行灌食含水的食物，小鼠体重增加，并可存活到成年。这表明 D1 受体的缺失与小鼠主动采食活动关系很大[7]。

　　美国研究人员发现，肥胖大鼠的腹内侧下丘脑等区域多巴胺 D2 受体 mRNA 表达下调，当注射选择性 D2 受体拮抗剂到大鼠腹内侧下丘脑来进一步抑制 D2 受体的功能后，引起了肥胖大鼠进一步的贪食反应，增加更多食物摄入。这导致肥胖大鼠在进食过程中多巴胺的释放被夸大，降低多巴胺的饱足反馈效应，从而又促进大脑区域的多巴胺释放，增加实验大鼠对食物的"渴望"。看来，

　　① 等位基因同源重组技术，简称同源重组（homologous recombination）技术。等位基因是指位于一对同源染色体相同位置上控制同一性状不同形态的基因。等位基因同源重组技术，是发生在同源染色单体之间，同一染色体上含有同源序列的 DNA 分子之间或分子之内的重新组合，是广泛采用的一种基因敲除（gene knockout）方法。在基因敲除小鼠制作过程中，需要针对目的基因两端特异性片段设计带有相同片段的重组载体，将重组载体导入到胚胎干细胞后，外源的重组载体与胚胎干细胞中相同的片段会发生同源重组，从而使处理后的小鼠携带的目的基因相关的性状发生改变。

多巴胺能神经元突触前膜的 D2 受体，执行了一种类似负反馈的调节[8]。

美国与日本的研究人员采用与上述研究相反的策略进一步证明了 D2 受体对奖赏回路的调节作用。他们使用腺病毒载体将多巴胺 D2 受体基因传递到大鼠的伏隔核，使 D2 受体过表达，结果发现 D2 受体的过表达降低了大鼠对酒精的偏好和摄入。他们发现，D2 受体表达增加 52%与酒精偏好（降低 43%）和酒精摄入（降低 64%）的显著降低有关[9]。这些研究显示了 D2 受体的调控作用，表明 D2 受体增加导致食物的奖赏作用减弱。

上述实验结果表明，奖赏机制不仅与多巴胺有关，也与多巴胺受体直接相关，而且进化中产生的多巴胺 D1 与 D2 受体，形成了一种精妙的反馈调控机制。

愉悦是一种奖赏，对有利于在生存斗争中胜出的行为，有利于个体生存、个体发展，特别是有利于物种生存、物种发展的行为，给予一种奖励，让个体感觉快乐，鼓励其以后继续进行这种行为。因而对于个体而言它是愉悦回路，而站在进化论的角度，就是奖赏回路，后者似乎更能反映事情的本质。这是亿万年进化过程中造就的奇妙机制，并刻录在 DNA 序列中，奖赏回路是基因编码的，当然不是单个基因，而是一群基因编码的复杂蛋白质机器的集合功能。

三、奖赏回路的发现与脑区定位

动物在自然界生存会受到各种内外刺激，其中枢神经系统会对这些刺激信息进行评估，并将信息评估的结果由参与决策的中枢转化为行动。并非所有的行动都对其个体的生存与物种的繁衍有利，根据环境信息采取的有利于生存的行动，在进化中形成一种奖赏机制。动物个体在行为过程中其中枢神经系统感受到快乐，称之为奖赏。20 世纪 50 年代加拿大科学家奥尔兹和米尔纳，曾通过一个按钮接通电流，用埋藏在大鼠脑内特定部位的电极刺激大鼠的神经元，从而发现大鼠大脑中存在一个解剖学上明确定位的奖赏回路，这个奖赏回路也可称为愉悦回路，它带来的愉悦刺激非常强烈。一些大鼠居然可以在一个小时内压触按钮自我刺激数千次以获得快感，并维持长达 24 h 其他什么事也不干。令奥尔兹和米尔纳惊讶的是，大鼠大脑中这一部位的电刺激给它们带来的快感是如此强烈，实验大鼠竟然对性和食物也失去了兴趣，甚至置死亡的危险于不顾，直到科学家关掉了刺激电路。后来的实验证明，电刺激的部位正是奖赏回路的核心部位，激活便能够引发大量多巴胺的释放[10]。

后来的很多实验证明，在正常的自然生理情况下，大鼠在进行一些行为，如进食或性交，在行为预期阶段与行为进行时，这个奖赏回路将被激活，大鼠将产生追求愉悦的欲望并获得奖赏，即产生快感，以奖赏它有利于个体生存与物种延续的行为。奖赏机制是动物在亿万年进化中产生的非常有意义也非常奇妙的功能。过去几十年间，众多脑科学家通过对不同动物及人类，采用不同的方法，包括电生理学方法、颅内微注射神经药理学方法、脑功能性磁共振成像①方法等对大脑奖赏回路的脑组织结构开展研究，目前已有一个基本明确的认识。

在大脑内部深处，与奖赏有关的区域是一束互相连接的结构组成的奖赏回路，它们全部靠近大脑基底并集中分布于中线位置，主要包括中脑和边缘系统的部分结构，是脊椎动物大脑进化过程中相对古老的部分。具体包括腹侧被盖区、伏隔核、丘脑（thalamus）和下丘脑（hypothalamus）、海马体、杏仁核以及前额叶皮层等，也包括参与它们之间连接的神经纤维束，称为内侧前脑束（medial forebrain bundle）。这些区域主要由接受多巴胺能神经元投射，以及谷氨酸能和 γ-氨基丁酸能神经纤维投射的脑区组成[13]。随着研究的深入，发现纹状体、黑质及中缝核（raphe nuclei）等脑区结构也是奖赏回路的重要参与者[14]。奖赏回路脑区结构示意图见图 4-4。

---

① 功能性磁共振成像（functional magnetic resonance imaging，fMRI）是一种新兴的神经影像学方式，其原理是利用核磁共振造影来测量神经元活动所引发的血液动力的改变。由于神经细胞活化时会消耗氧气，而神经元本身并没有储存能量所需的葡萄糖与氧气，而氧气由红细胞中的血红素运送过来。神经活化所消耗的能量必须快速补充。由于带氧血红素与去氧血红素之间磁导率不同，含氧血与缺氧血量的变化使磁场产生扰动并被磁振造影侦测出来。重复进行某种外来刺激，如思考、动作或经历，可以用统计方法判断哪些脑区在这个过程中有信号的变化，以找出是哪些脑区在执行这些思考、动作或经历。目前主要应用在研究人及动物的脑或脊髓中。本书第十章多次引用此方法应用于脑功能的研究结果。有关该技术详细介绍请参见唐孝威、包尚联、高家红主编的《脑功能成像及在人文社会科学中的应用》一书的 1～10 页，浙江大学出版社 2018 年出版。

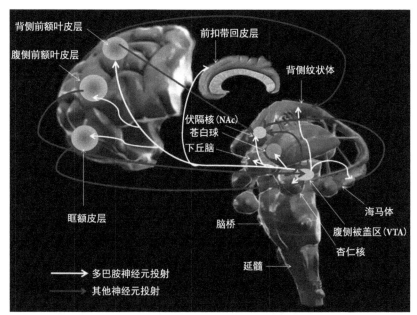

彩图请扫码

图 4-4　组成多巴胺奖赏回路的主要脑区的神经元连接示意图

白色箭头表示多巴胺能神经元投射。中脑内部的腹侧被盖区与其附近的黑质（图中未标出）是多巴胺的主要合成地。腹侧被盖区的多巴胺能神经元投射到伏隔核、杏仁核、下丘脑、苍白球、海马和前额叶皮层。灰色箭头表示其他神经元投射（包括兴奋性和抑制性神经元）（参照 Haber 和 Knutson 的综述[11]绘制）

灵长类动物和人类奖赏回路的三个主要脑区是中脑腹侧被盖区、伏隔核和前额叶皮层。腹侧被盖区和伏隔核是奖赏回路的较古老的主轴。腹侧被盖区的多巴胺能神经元释放多巴胺到伏隔核的目标区域是奖赏机制的关键步骤。如果腹侧被盖区中含有多巴胺的神经元受到激活（激活的因素可以是某种外周的视觉、听觉、味觉或触觉刺激，也可能来自自身大脑的某种欲望和动机），那么，腹侧被盖区就会释放多巴胺到它投射到的目标脑区（伏隔核、前额叶皮层、苍白球、背侧纹状体和杏仁核等），通过作用于相关神经元上的多巴胺受体，引发一系列生物化学与电生理学反应，于是动物或人类就能产生追求愉悦的欲望并最终体验到愉悦感。当奥尔兹和米尔纳在大鼠的大脑中植入电极，直接有效地激活了内侧前脑束，轴突就促使腹侧被盖区的多巴胺能神经元兴奋起来。

事实上，引发强烈愉悦感的电极位置正是有效激活腹侧被盖区的多巴胺能神经元所在的地方。然而，愉悦感的产生和控制过程并非上述这么简单，该过程是一个十分精细的也关系到脑区其他核团和神经回路参与的非常复杂的机制，很多关键细节尚未探明[11]。

目前动物与人类大脑中的奖赏回路导致快感发生的过程一般认为有以下几个环节。

腹侧被盖区目前认为可能是愉悦回路中最关键的脑区。引发大鼠强烈愉悦感的刺激电极位置正处于腹侧被盖区；鸟类见到异性后鸣叫求偶过程首先明显激活的也是腹侧被盖区；人类脑成像的研究结果显示性高潮、高脂肪食物最明显激活的脑区也包含了中脑腹侧被盖区。

当腹侧被盖区的神经元被激活，短暂的电位脉冲（也叫动作电位，action potential）就会从腹侧被盖区的细胞体一直沿负责信号传导的纤维——轴突（axon）到达轴突终末。轴突末端具有特殊的结构，即轴突终末（axonal terminal），而一些腹侧被盖区的轴突终末位于较远的伏隔核（nucleus accumbens）区域。当动作电位到达轴突终末时，就引起了神经递质多巴胺的释放，这些多巴胺存储于轴突终末中被膜包裹的囊泡里，被称为突触小泡。一旦动作电位抵达轴突终末，就产生一系列复杂的电位变化和化学传递，从而促使突触小泡的外膜与轴突终末的外膜结合，于是，小泡中的多巴胺就会释放到轴突终末周围狭小的、充满液体的空间——突触间隙中。随后，多巴胺分子扩散，再和目标神经元上特定的多巴胺受体结合，启动一系列化学信号的传递。释放到突触间隙的多巴胺分子还有另一种可能，即通过多巴胺转运体回收到轴突终末以供将来所需。可卡因和甲基苯丙胺（冰毒）能够阻碍这一回收过程，促使多巴胺继续停留在突触间隙，从而更持续地激活多巴胺受体[12]（图4-3）。

腹侧被盖区的神经元也将释放多巴胺的轴突投射到其他脑区，包括负责情绪功能的杏仁核和前扣带皮层（anterior cingulated cortex）、有关行为习惯养成的背侧纹状体、与事件记忆相关的海马、控制判断和计划的前额叶皮层（人类的前额叶皮层比其他哺乳类动物都大得多，也重要得多，第十章将重点介绍），说明最终导致愉悦感发生的是一个多脑区共同参与的协同事件。

腹侧被盖区的神经元在传导信息的同时也接收来自其他脑区的电位和化学信息，尤其是内侧前脑束。这群轴突从前额叶皮层和其他脑区，经过中隔和丘脑，再投射到腹侧被盖区。内侧前脑束的轴突会在腹侧被盖区里释放兴奋性神经递质谷氨酸，它引起腹侧被盖区的神经元发放动作电位，进而传到轴突终末，再释放多巴胺到目标神经元群。腹侧被盖区的多巴胺能神经元同时也接收来自伏隔核神经元传来的信息，如伏隔核神经元会释放出抑制性的神经递质γ-氨基丁酸（γ-aminobutyric acid，GABA）阻断腹侧被盖区多巴胺的释放[2]。

人类的奖赏回路虽然在基本环节上与哺乳动物的相似，但结构更精细复杂，主要是由于它通常与大脑中做决策、计划、情绪和储存记忆的前额叶皮层等神经中枢交织在一起。奖赏回路分泌的多巴胺会启动包括前额叶皮层在内的愉悦感受网络（下一节将具体讨论），而获得某种愉悦的体验会启动各种联想，把当时外界的感觉线索（画面、声音、气味等）和内在的感觉线索（当时的想法和感受）与愉悦的体验联系在一起，同时评定愉悦体验的价值大小，并保存在自传性记忆中，以便将来可以在多个愉悦体验中做出选择，并决定愿意付出多少代价和风险去获得这些体验。在人类的奖赏系统中，前额叶皮层与边缘系统的其他脑区的相互作用更为重要，因为这意味着人类拥有对各种可能的愉悦感受进行评估、预测、学习和决策的能力，而不是欲望与快乐的奴隶。

奖赏回路为什么会有包括前额叶皮层在内的众多复杂脑区参与，因为这是一个关乎动物生存和发展的重要回路，而且包括众多神经活动元素，奖赏过程包括了对外来刺激的适当反应，包括了学习和记忆，包括了基于激励的驱动及最终形成目标导向的行为。每一个环节要做到恰如其分、无缝对接，使个体在复杂的自然和社会环境的博弈中胜出，非复杂的调控机制莫能为之。设想一下，如果要设计一个具有奖赏功能并产生自主目标导向行为的机器人会有多么大的挑战，从目前机器人的水平来看，估计还需很多年的研究以取得一系列重大突破。

四、愉悦感受器究竟在哪里

前面章节提到亿万年进化过程形成的奖赏机制——多巴胺系统产生对愉悦的欲望与追求，在进化的大脑中产生愉悦感或者说快乐感，这是说明愉悦感产生的原因或进化上的驱动力，那么如果进一步问，愉悦感本身是什么，快乐感受器究竟在哪里？什么样的神经活动形成愉悦感？这些是深层次但很有挑战性的研究问题。毕竟，对许多人来说，快乐仍然是一个重要的生活激励因素，没有快乐的生活往往变得索然无味，甚至毫无意义。这个问题也关联到为什么有些人会快感缺失，失去愉悦感而产生抑郁症。

美国密歇根大学神经科学家肯特·贝里奇（Kent Berridge）与他的同事确

定脑内奖赏系统可以细分为两套系统,即想要(wanting)系统与喜欢(liking)系统,这两套系统彼此靠近,通常一起运作。他们认为,奖赏机制并非一个由多巴胺直接导致愉悦的简单过程。实际上奖赏过程涉及几个神经活动组件:"想要"(欲望和动机激励过程)、"喜欢"(产生愉悦的核心反应)以及"学习"(产生联想和记忆的认知表征)。这些组成过程分别有可识别可测量的神经机制。这三个过程可以在奖赏行为周期的任何时候同时发生,"想要"过程往往主导最初的欲望阶段,而"喜欢"过程则主导随后的完成阶段,而学习是认知记忆及联想并为以后的奖赏过程的调控奠定基础[13]。

什么是愉悦或者喜欢呢?首先,愉悦绝不仅仅是凭空的一种感觉,它有生物学的物质基础,如甜味的愉悦需要大脑中一组神经元参与专门导致愉悦的神经回路的作用。其次,愉悦不仅有主观的,而且有客观的特征,有自我意识的人类可以感受到主观的愉悦与快乐并用语言表达出来,但这是以客观的"喜欢"反应为基础的。神经生物学研究者可以在尚无自我意识的婴儿或动物的行为或大脑内神经元活动中观察并测量到客观的"喜欢"反应。

愉悦有时被认为是一种纯粹的主观感受。愉悦有没有客观的表征呢?回答是肯定的。当动物或人类做出有利于个体生存和物种延续的行为时,奖赏系统会产生神经生物学家称为"喜欢"的客观反映,其特征既可反映在面部和身体的行为上,也可反映在大脑内部的神经元回路上,而且是可以进行观察、测量并进行比较的。例如,刚出生的婴儿还没有独立的个人意识,当喂糖水时,他们会表现出客观的"喜欢",如满足地舔舔嘴唇,苦味的食物则会使婴儿皱眉头。类人猿和猴子也会产生类似的面部表情。甚至对大鼠和小鼠,如仔细观察也能看到类似的表情。这种表情可以作为客观指标,研究动物大脑愉悦感的机制,这种客观的"喜欢"也表现在大脑内部,如利用脑功能影像学研究揭示的某些脑区结构的某些位点的激活。

快乐与不快乐通常会自然地外在表现出来,这一动物与人类的情感反应之所以被进化所选择而保留下来,按照达尔文在其《人类和动物的表情》一书中的观点,是因为它们是有用的功能[14]。例如,上文提到的刚出生的婴儿喂糖水时的表情,可以使父母知道宝宝是否喜欢某种食物。

长期以来,人们一直怀疑快乐是否能被科学地理解。随着20世纪中期以来神经科学研究的深入,人们相信,愉悦这种心理感受,也可以像知觉、学习、记忆、认知等心理功能一样,在神经科学或脑科学的层次成功地被探索。但是这一研究是非常具有挑战性的，因为快乐这种主观感受要建立客观的神经生物学水平的分析测定方法并不容易，而且在研究中如何将"想要""喜欢"等因素分离出来进行单独研究也相当困难，但在这一领域的艰难探索中，研究者还是发现了一些重要线索。

快乐感的神经生物学研究中的一个重要发现是：各种看来截然不同的快乐体验，如吃美味的食物，体验浪漫爱情或性的快乐，使用成瘾药物，听音乐，或亲眼看到一个多年崇拜的偶像，脑成像研究揭示，其神经机制可能重叠到惊人的程度。越来越多的神经影像学研究结果表明，许多不同的奖励激活一个共享或重叠的大脑系统，一个由相互作用的大脑区域组成的"通用货币"性质的喜欢或愉悦网络系统。食物、性、音乐、视觉美感及见到多年未见的老朋友等会产生惊人相似的大脑活动模式，这些共享的愉悦网络包括部分眶额皮层、岛叶（insular lobe）和前扣带皮层，以及皮层下边缘结构，如伏隔核、腹侧苍白球（ventral pallidum，VP）和杏仁核等脑结构的精确定位的位点。通过脑成像实验得知，这些是美食产生的"喜欢"激活的区域，也是其他带来愉悦感的因素与刺激所产生的"喜欢"效应激活的大脑区域位点。现在我们知道，正是这些大脑位点的共同激活产生客观的"喜欢"，导致主观快乐感的产生[13]。

这是一个很有意义的研究结果，这种"通用货币"性质的大脑网络，很可能就是大脑的"愉悦感受器"，只不过它不是一个单一的核团，而是一个网络。只要这个网络被激活，大脑将感受到愉悦或快乐。虽然这个愉悦感受网络深层次的机制还有待深入探索。

需要提出的是，与上述结论相关的一个令人惊讶的发现是，这个愉悦感受网络的脑区结构中仅有很小体积的位点参与了愉悦的产生，解剖学上有很大的限制，局限于特定的子区域或位点。例如，刺激伏隔核的一个很小区域可以引发"喜欢"反应，但对伏隔核90%的其他区域的刺激，只会产生"想要"反应[15]。

很多实验已证明，奖赏系统中的"想要"组件是与多巴胺和多巴胺的神经元活化相关的。但多巴胺似乎与"喜欢"并无直接联系。导致产生"喜欢"反应的除了精细定位的包括眶额皮层、岛叶、前扣带皮层，以及伏隔核等位点的愉悦共享网络外，另一个重要机制是脑啡肽参与的内源性阿片肽系统。

墨西哥华雷斯大学研究人员做了一个很有意思的实验。他们通过给大鼠饲喂浓度18%的蔗糖溶液，甜味的奖赏效应使大鼠产生条件性位置偏爱（conditioned place preference，CPP）的能力，即偏好光顾饲喂蔗糖的位置，同时每天会食用一定量的糖水。然而，当研究人员给这些大鼠分别注射多巴胺受体的抑制剂氟哌噻吨（flupentixol）和阿片受体的抑制剂纳洛酮（naloxone）后，有意思的情况发生了。当注射多巴胺受体的抑制剂 0.5 mg/kg 的氟哌噻吨时，大鼠的条件性位置偏好消失了，即不再主动寻找有糖水的位置，但遇到糖水时，饮食糖水的量没有下降。这表明大鼠多巴胺受体被抑制后，其寻求糖水的欲望下降了，但糖水仍让它产生"喜欢"反应，带来愉悦。然而，当注射阿片受体的抑制剂纳洛酮后，不仅大鼠的条件性位置偏好消失了，大鼠饮食糖水的量也明显降低，说明阿片受体被抑制后，糖水不再带来愉悦。研究者认为糖水带来的愉悦是因其刺激内啡肽的分泌而作用于阿片受体产生的。同时，纳洛酮也使大鼠的条件性位置偏好消失，说明内啡肽回路也对奖赏回路带来影响[16]。

中脑边缘多巴胺系统在过去的半个世纪中一直是大脑中快乐产生器最著名的神经化学候选者。中脑边缘多巴胺系统含有起源于中脑腹侧被盖区或其附近的多巴胺能神经元，主要上溯至伏隔核、腹侧纹状体、杏仁核及前额叶皮层。中脑边缘多巴胺系统显然在奖赏中扮演着重要的角色，但这个角色可能不像曾经认为的那样直接导致快乐。研究多巴胺在奖赏中的作用的神经科学家中，已经很少有人宣称多巴胺能带来快乐。已有更多实验证明"快乐不是多巴胺升高的必要关联"。例如，在大鼠中，采用神经毒素 6-羟基多巴损伤多巴胺系统，即使将黑质纹状体和中脑边缘多巴胺能神经元破坏到正常水平的1%左右，这种情况下，大鼠对甜味的"喜欢"反应依然几乎完好无损[17]。

另外一个证据来自帕金森病患者，研究发现严重帕金森病患者脑内多巴胺严重缺失，但是他们对甜味食物的"喜欢"程度的评分与正常人几乎相同[18]。

那么，一个问题来了，如果多巴胺不引起感官愉悦，为什么促进多巴胺分泌的药物，如可卡因或甲基苯丙胺，如此令人愉悦？学者们认为有几个可能的答案，包括心理学和神经生物学层面。心理学相关解释是，可卡因或甲基苯丙胺带来的愉悦感，可能至少有一部分来自奖赏的"渴求"或"想要"成分。对一个令人向往、有吸引力的目标的渴求，是整个奖赏系统的组件，而高的渴求也往往会带来显著的"喜欢"，以致多巴胺刺激引起的"渴求"显著性提升可能在某种程度上被误认为是快乐本身。神经生物学解释是，可能多巴胺系统与上述愉悦感受网络存在某种偶联，多巴胺可能使愉悦感受网络激活。对于可卡因令人愉悦的神经生物学解释可能是，可卡因和甲基苯丙胺除了直接提高多巴胺释放外，还会刺激内源性阿片样物质和相关的神经生物学快感机制的二次补充，那些补充的次要机制可能更直接地引起"喜欢"反应和主观愉悦[13]。

研究发现在人类的新大脑皮层中，愉悦感最忠实地表现为眶额皮层的活动，尤其是在眶额皮层的中前亚区。例如，牛津大学研究人员采用功能性磁共振成像研究了品尝者从饥饿变为饱腹时的脑成像变化，发现随着从饥饿变为饱腹，眶额皮层的该亚区的激活程度变化与饮食者愉悦度降低是同步的[19]。还有证据表明，眶额皮层中前亚区的活动可以跟踪巧克力和美味饮料的主观愉悦度评分的变化，还可能编码性高潮、药物和音乐的愉悦[20]。目前看来，眶额皮层的中前亚区参与了编码不同行为产生的共有的愉悦感。

对大脑皮层网络的神经影像学研究表明，前额叶皮层其他区域的活动与对强化物奖励价值的监测、预测、学习和记忆有关，而不是产生快乐。愉悦感关联脑区几乎只在眶额皮层中被发现，眶额皮层是将食物及其他类型的奖励与快乐体验联系起来的最有力的候选者[21]。

综上所述，以多巴胺系统为基础的奖赏回路在动物与人类获得快乐的欲望上，在获得愉悦行为的驱动上，发挥了关键作用，但多巴胺系统并不等同于愉悦感受器，抑制了99%多巴胺释放的大鼠仍能获得甜食的愉悦即是证明。现在看来，愉悦感来自大脑中的一个愉悦感受网络，这个网络就是功能核磁共振影像学揭示的各种不同的愉悦感受激活的大脑皮层和皮层下核团，包括眶额皮层、岛叶、前扣带皮层，还包括伏隔核、腹侧苍白球、杏仁核等。这个愉悦感受网络的节点并非整个核团，而是精细定位的局部，如眶额皮层的中前亚区，伏隔核的很小位点。这个愉悦感受网络的节点尚有很多未知奥妙，相信会是今后神经生物学的研究热点。那么，为什么长期以来将多巴胺等同为快乐分子，很可能多巴胺系统作为一个中间环节，激活了大脑的愉悦感受网，或者说多巴胺是大脑愉悦感受器的激活因素，看来奖赏回路与愉悦感受网络存在某种偶联。另外愉悦感受可能是阿片受体的激活，如果某种行为促进内啡肽的分泌，则可通过其与阿片受体的结合直接感受到愉悦。

五、意外惊喜和期待激活多巴胺系统

从本节起，介绍几个多巴胺研究中的重要实验。

剑桥大学的神经科学教授沃尔夫勒姆·舒尔茨（Wolfram Schultz）曾为揭

开多巴胺系统的作用机制做了一个重要实验，其得到的结果纯属意外，却揭开了多巴胺进化意义背后的巨大秘密[22]。

舒尔茨当时在瑞士的弗里堡工作，正打算做一个研究多巴胺对猴子的行动影响的实验，目的是探讨帕金森病的机制，因为帕金森病的原因是多巴胺水平失常，从而使患者控制自己肌肉的能力下降。

当猴子进行正常的运动时，舒尔茨用电极记录中脑黑质部位神经元的活动，他当时预期黑质中的某些多巴胺能神经元会变得活跃，但实际上很少发生，得到的结果是否定的。显然，他所研究的神经元与运动无关。但不管结果如何，参与实验的动物们应得到点奖赏，舒尔茨的一位同事在笼子里随意放了几片苹果，然而意外发生了，仪器记录的神经元开始令人吃惊地高频放电，舒尔茨说，"我们简直不敢相信"。他们发现，大脑中有一个神经元核团负责制造惊喜，舒尔茨和他的同事们开始更仔细地研究这些神经元，经他们反复实验确定，只有当奖赏出现在猴子眼前时，这些神经元才会被激活。每当猴子们看到一个苹果，神经元就会被激活，但如果科学家们只拿出一根没有串上苹果的铁丝，神经细胞就会保持静止。

在接下来一系列的实验中，他们在实验笼内设置了一盏小灯，每次喂苹果之前先开启小灯，开始几次神经元活动变化不甚明显，但是，上述操作重复若干次以后，有意思的现象产生了。只要一开启小灯，他们记录的中脑多巴胺能神经元就开始放电，更让舒尔茨与其同事惊奇的是，小灯开启几分钟后，当他们将真实的苹果展现在猴子眼前，记录中的神经元却保持静止，没有放电，所以，并非苹果本身，而是对苹果的期待使得这些神经元放电。这是首次用实验证明多巴胺系统在奖赏的期望阶段发挥作用。这一机制不仅适用于猴子，后来在人类中也被发现。

舒尔茨等认为，在科学文献中这种大脑机制经常被称为奖赏系统，事实上，刺激神经元的不是奖赏，而是期望。因此，称其为期望系统（expectation system）也许更合适[22]。

六、伦纳德病例：多巴胺与欲望

20世纪60年代，美国纽约的伦纳德（Leonard）于40多岁时大脑受到了感染，严重的炎症攻击了他中脑的神经细胞群，中脑黑质区域的神经元遭到破坏，而这一区域正是我们前面提到的合成并分泌多巴胺的重要部位。虽然伦纳德经受住了这场致命的脑感染，活了下来，但留下了严重的后遗症。由于大脑中缺少多巴胺，他的四肢变得僵硬、情绪低落、整日歪头不语，失去正常人对生活的欲望，甚至吃饭也要他人驱动，还要有节奏的摇滚乐相伴才能慢慢一口口吃饭。原本能言善道的他变得很少说话，只能借助一个小的写字平板与人交流。当时他唯一的乐趣就是埋头读书，一个看护者帮他翻着书。他曾对他的医生说道，"我深陷在自己的身体里，这愚蠢的身体是一所监狱，只有窗户，却没有门"。他的医生是年轻的奥利弗·萨克斯（Oliver Sacks），他后来把伦纳德的命运以医疗日记形式传遍了全世界。当时萨克斯正在试验左旋多巴（L-Dopa），这是一种类似于天然多巴胺的新药，左旋多巴在服用后，在脑内经多巴脱羧酶的脱羧作用转变为多巴胺。伦纳德是第一个接受萨克斯使用左旋多巴的患者[25]，开始用量为 200 mg/剂，后来增加到 500 mg/剂，最多时萨克斯配制了一剂 1 g 的左旋多巴，亲手给伦纳德喂下。伦纳德 1969 年 3 月开始接受治疗，不到两周，药物的影响是如此强大，伦纳德似乎发生了奇迹般的变化，他走出医院、走向花园，把压在花脸上，亲吻它们，他幸福洋溢、精力充沛，为自己周围世界所陶醉。他说："我觉得我得救了、复活了、重生了。我觉得健康是一种恩赐……我觉得自己像个恋爱中的男人。"他甚至可以重新开车，沉浸在家乡纽约的夜生活中。

医生萨克斯也为伦纳德的变化而吃惊，他根据自己的医疗日记把伦纳德奇迹般的变化写成了一本书，命名为《苏醒》。后来该书被改编成一部同名电影。

伦纳德当时读但丁《神曲天堂篇》，他喜极而泣。"左旋多巴真是一种幸福的药物，"他在日记中写道："它给了我生命的可能性。它把我从以前紧闭的地方释放出来了，如果每个人都和我感觉一样好，没有人会想到争吵或战争，没有人会想到支配或占有。他们只是享受他们自己和彼此。他们会意识到天堂就在人间。"[23]

但伦纳德的狂喜只持续了几个星期，1969 年 5 月，他开始感到一种莫名的渴望，接着是一种无法抑制的对权力和性的渴望，他不断骚扰医院里的护士，还一本正经地请萨克斯安排她们晚上"为他服务"。他说，"我的血液里有左旋多巴，如果我想，世界上没有什么我做不到的。左旋多巴是一种不可抗拒的力量。左旋多巴是一种放纵、自私的力量。左旋多巴给了我渴望的力量。"当时他说话的速度极快，在 6 月的头三个星期里，他写了一本几百页的自传。他的情况变得有些疯狂，他觉得自己被恶魔所包围，被布下的陷阱所包围。当伦纳德试图用枕头闷死自己时，萨克斯停止了用药，过了几天，伦纳德又回到了过去那种麻木不仁的状态。在进一步的不同剂量的左旋多巴和类似药物反复治疗及不断引发更多副反应之后，伦纳德在 1981 年死于这种精神错乱[23]。

这个真实的事例说明了人的中脑多巴胺系统的伤害所产生的后果。不幸的是，对伦纳德来说，左旋多巴在当时还是个新药物，医生们还没有学会正确地计算剂量，他得到了比他身体所能承受的多很多的量，过多的多巴胺类药物产生的副作用，产生灾难性的过多的欲望，使人痴迷欲望，狂妄自大乃至疯狂。但伦纳德的病例证明了多巴胺在人体内的基本运作方式。

七、纹状体多巴胺 D2 受体的作用

在本章结束前，让我再介绍一个精彩的实验，加深各位读者对多巴胺受体重要性的认识。美国斯克里普斯研究所（Scripps Research，旧称 The Scripps Research Institute，TSRI）的保罗·约翰逊（Paul Johnson）和保罗·肯尼（Paul Kenny）两位研究者用大鼠做了一个有意思的实验。他们将一群大鼠分为三组，一组随意摄取实验室的标准鼠粮，另一组随意享用美食"自助餐"，包括熏肉、香肠、芝士蛋糕、糖霜、牛油蛋糕和巧克力等高热量食物，第三组则适当限制摄取实验室的标准鼠粮。40 d 后，他们将吃"自助餐"的大鼠与只吃实验室标准鼠粮的两对照组相比较，结果发现，吃"自助餐"的大鼠明显肥胖，特别重要的是该组大鼠大脑纹状体中的多巴胺 D2 受体密度减少了（纹状体是愉悦回路的关键结构之一）。与此同时，他们在这三组大鼠的大脑内（下丘脑后外侧区）植入电极，直接激活愉悦回路，让它们任意刺激大鼠大脑，研究人员发现，吃"自助餐"的大鼠需要更强的电脉冲才能获得自我满足。这说明了吃"自助餐"的大鼠在经过一段时间的美食享用之后，愉悦回路变得部分麻木，不太敏感了，这可能导致大鼠因弥补对奖赏的敏感度降低而吃更多美味的食物，这也成为肥胖的原因。

那么纹状体多巴胺 D2 受体具体起了什么作用呢？纹状体多巴胺 D2 受体水

平降低是否会促进食欲呢？为了找到问题的答案，研究人员让一群大鼠摄取实验室标准鼠粮，然后在纹状体的背侧区注射基因工程构建的无害病毒传送一种短发夹结构干扰 RNA（short-hairpin interfering RNA），这种干扰 RNA 可以降低多巴胺 D2 受体的水平。结果发现，与 40 d 暴饮暴食"自助餐"的大鼠一样，这群被人为降低了纹状体 D2 受体水平的大鼠对大脑刺激的奖赏提高了阈限，它们的愉悦回路也变得部分麻木了，并表现出摄取更多鼠粮的行为[24]。该实验证明，纹状体在进食行为的享乐方面起重要作用，纹状体多巴胺 D2 受体影响饮食相关的奖赏回路，背侧纹状体多巴胺 D2 受体的表达下调可以诱发暴饮暴食。该实验结果与人类肥胖症研究结果相吻合。有功能性磁共振成像研究发现，与瘦人相比，肥胖者对美味食物的反应麻木进而可能补偿进食更多，这与纹状体多巴胺 D2 受体表达减少存在显著相关性，而且，具有 *Taq1AA1* 等位基因（一种与 D2 受体相关的基因，有 *A1* 和 *A2* 两种等位基因，*A1* 等位基因导致纹状体 D2 受体表达减少）的人发生肥胖的风险明显增高[25]。

八、小 结

亿万年进化形成的以多巴胺能神经元为主的奖赏系统对动物和人类的生存与发展极为重要。该系统由中脑和边缘系统的多个脑区及前额叶皮层组成，该系统使动物和人类对生活产生欲望，驱动动物和人类进行有利于个体生存与物种延续的行为，并在中枢其他回路及相关脑区协同下产生愉悦感，得到生命活动的奖赏。多巴胺及其受体是导致快乐的欲望分子，是愉悦行为的驱动分子。

目前有研究认为，奖赏过程涉及几个神经活动组件：想要（欲望和动机激励过程）、喜欢（产生愉悦的核心反应）以及学习（产生联想和记忆的认知表征）。这些组成过程分别有可识别可测量的神经机制。研究发现，存在一个"通用货币"性质的喜欢或愉悦网络，关联到截然不同的愉悦感受，如食物、性、海洛因、见到朋友和爱人、音乐、艺术等。这个网络就是功能核磁共振影像学揭示的各种不同的愉悦感受激活的共同的大脑核团，这个网络可视为愉悦的共同感受器，它们存在于组成奖赏系统的主要脑区结构中，但与产生欲望和驱动的神经活动在精细定位上有所区别。

有关奖赏系统和愉悦感产生的机制还有很多生物化学与神经生物学问题有待进一步深入研究。

参 考 文 献

[1] Encyclopaedia Britannica. https://www.britannica.com/biography/Arvid-Carlsson[2021-06-25].

[2] Klein S. The Science of Happiness. Cambridge: Da Capo Press, 2002: 88.

[3] Wang S, Che T, Levit A , et al. Structure of the D2 dopamine receptor bound to the atypical antipsychotic drug Risperidone. http://www1.rcsb.org/structure/6CM4[2021-04-03].

[4] J.G.尼克尔斯, 等. 神经生物学-从神经元到脑. 5 版. 杨雄里, 等, 译. 北京: 科学出版社, 2014: 327.

[5] Linden D J. The Compass of Pleasure. New York: Penguin Books Ltd, 2012: 16-18.

[6] Zhou Q Y, Palmiter R D. Dopamine-deficient mice are severely hypoactive, adipsic, and aphagic. Cell, 1995, 83: 1197-1209.

[7] Drago J, Gerfen C R, Lachowicz J E, et al. Altered striatal function in a mutant mouse lacking D1A dopamine receptors. Proc Natl Acad Sci USA, 1994, 91: 12564-12568.

[8] Fetissov S O, Meguid M M, Sato T, et al. Expression of dopaminergic receptors in the hypothalamus of lean and obese Zucker rats and food intake. Am J Physiol Regul Integr Comp Physiol, 2002, 283: R905-910.

[9] Thanos P K, Volkow N D, Freimuth P, et al. Overexpression of dopamine D2 receptors reduces alcohol self-administration. Journal of Neurochemistry, 2010, 78: 1094-1103.

[10] Olds J, Milner P. Positive reinforcement produced by electrical stimulation of septal area and other regions of rat brain. J Comp Physiol Psychol, 1954, 47: 419-427.

[11] Haber S N, Knutson B. The reward circuit: linking primate anatomy and human imaging. Neuropsychopharmacology, 2010, 35: 4-26.

[12] 大卫·林登. 愉悦回路. 覃薇薇, 译. 北京: 中国人民大学出版社, 2014: 20.

[13] Berridge K C, Kringelbach M L. Pleasure systems in the brain. Neuron, 2015, 86: 646-664.

[14] Darwin C. The Expression of the Emotions in Man and Animals, (1998 edition: revised and with commentary by P. Ekman). Oxford: Harper Collins -Oxford University Press, 1872.

[15] Berridge K C, Kringelbach M L. Neuroscience of affect: brain mechanisms of pleasure and displeasure. Curr Opin Neurobiol, 2013, 23: 294-303.

[16] Agmo A, Galvan A, Talamantes B. Reward and reinforcement produced by drinking sucrose: two processes that may depend on different neurotransmitters. Pharmacol Biochem Behav, 1995, 52: 403-414.

[17] Berridge K C, Robinson T E. What is the role of dopamine in reward: hedonic impact, reward learning, or incentive salience? Brain Res Brain Res Rev, 1998, 28: 309-369.

[18] Meyers C, Amick M A, Friedman J H. Ice cream preference in Parkinson's disease. Med Health R I, 2010, 93: 91-92.

[19] Kringelbach M L, O'Doherty J, Rolls E T, et al. Activation of the human orbitofrontal cortex to a liquid food stimulus is correlated with its subjective pleasantness. Cereb Cortex, 2003, 13: 1064-1071.

[20] Kringelbach M L. The Hedonic Brain: A Functional Neuroanatomy of Human Pleasure. Oxford: Oxford University Press, 2010: 202-221.

[21] Kringelbach Morten L. The human orbitofrontal cortex: linking reward to hedonic experience. Nature Review Neuroscience, 2005, 6: 691-702.

[22] Schultz W. Multiple reward signals in the brain *Nature* reviews. Nature reviews Neuroscience, 2001, 1: 199-207.

[23] Klein1 S. The Science of Happiness. Cambridge: Da Capo Press, 2002: 90.

[24] Johnson P M, Kenny P J. Dopamine D2 receptors in addiction-like reward dysfunction and compulsive eating in obese rats. Nature Neuroscience, 2010, 13: 635-641.

[25] Stice E, Spoor S, Bohon C, et al. Relation between obesity and blunted striatal response to food is moderated by TaqIA A1 allele. Science, 2008, 322: 449.

第五章

因痛而乐：内啡肽系统

不久，她（海伦）在他们喝的酒里放了一种药，以平息一切痛苦和愤怒，忘掉一切悲伤。

——荷马，《奥德赛》

一切矛盾着的东西，互相联系着，不但在一定条件之下共处于一个统一体中，而且在一定条件之下互相转化，这就是矛盾的同一性的全部意义。

——毛泽东，《矛盾论》

一、与疼痛相关的快乐分子——内啡肽

20世纪70年代以来，人们在大脑中发现了一类可以直接导致愉悦与轻松感产生的分子，即内啡肽。它们进化产生的机制不同于前面提到的奖赏机制中的多巴胺，有意思的是它们的产生与愉悦感的一种反面感受——疼痛相关，这是进化过程辩证法的一个很好的实例。

进化确实是位奇妙的大师，奖赏机制导致愉悦感，使动物主动积极做有利于生存和繁殖的行为；进化还造就一种保护机制，即产生疼痛感，疼痛感使动物逃离伤害与危险。疼痛是在进化中逐渐形成的一种自我防御机制，它会给生物以受伤的警告，让它们保护自己的身体，防止受到更多的伤害，这同样也是让生物对威胁迅速做出回应的最有效的方法。每一个不小心让手碰到热的炒锅、烤箱的人都很熟悉这种疼痛反射，在这种情况下，将手拿开这种本能反应是势不可挡的，甚至不容你思考。疼痛反射是能够救命的一种机制，而基于这一特征，疼痛感作为一种强大的本能特性，被一代又一代地遗传了下来。

然而，剧烈的疼痛与长久令人难受的疼痛又会降低动物的生存能力，如快速逃跑与冷静分析危险形势的能力，而且疼痛的压迫感也会降低机体的免疫能力。于是进化又产生了一种疼痛调节机制，产生了一类对持久的疼痛有镇痛效果的分子——内啡肽。内啡肽的进化使其作用不仅是镇痛，它还可以较持久地产生轻松愉悦的感觉，真可谓生于疼痛，止于快乐。

　　人类将罂粟提取物用于缓解疼痛或感受欣快可追溯到公元前。古希腊诗人荷马（Homer）在他的史诗《奥德赛》中，描写了宙斯的女儿海伦从"快乐的植物"中提取药物缓解痛苦的故事。有学者认为，荷马的时代，古希腊人已使用罂粟。1806 年，德国科学家弗里德希·泽尔蒂尔纳（F. W. A. Serturner）从罂粟中提取了一种阿片活性成分并命名为吗啡（morphine）。吗啡作为有效的镇痛药已被广泛使用 200 多年[1]。

　　后来发现这种来自植物的有机分子是通过作用于人脑的阿片受体发挥功能的。于是产生了一个有意思的问题，亿万年进化产生的阿片受体蛋白质不应该是为一个植物有机分子产生的。人们预计人体内应该存在内源性的吗啡活性物质，20 世纪 70 年代脑啡肽的发现证实了人们的预期。

　　内啡肽（endorphin，英文有自我制造的类吗啡物质之意）也称为阿片肽（opioid peptide）是人体内产生的一类内源性的具有类似吗啡作用的肽类物质，该类物质能与吗啡受体结合，产生与吗啡、阿片剂一样的止痛效果和欣快感。内啡肽是由中脑的垂体腺和丘脑下部分泌产生的。内啡肽可包括脑啡肽、α-内啡肽、β-内啡肽、γ-内啡肽、强啡肽 A、强啡肽 B 等，都具有很强的类吗啡活性。脑啡肽（enkephalin）是最早发现的脑内阿片活性肽，均含 5 个氨基酸残基。甲硫氨酸-脑啡肽的氨基酸序列为酪氨酸—甘氨酸—甘氨酸—苯丙氨酸—甲硫氨酸，亮氨酸-脑啡肽的第 5 个氨基酸不是甲硫氨酸而是亮氨酸。甲硫氨酸-脑啡肽的空间结构见图 5-1[2]，空间结构很重要，因为所有的生物化学反应都是立体专一的。另外，α-内啡肽、β-内啡肽、γ-内啡肽分别为 11 肽、31 肽、18 肽，它们的前 5 个氨基酸序列与甲硫氨酸-脑啡肽的 5 肽相同。内啡肽、阿片受体和内啡肽神经元共同组成了内啡肽系统。

　　阿片受体是神经元细胞膜上的一类含有 380 个左右氨基酸残基的受体蛋白质，也属于含有 7 次跨膜螺旋结构的 G 蛋白偶联受体家族，人类大脑中至少存在 4 种阿片受体亚型，分别为 μ-阿片受体、κ-阿片受体、δ-阿片受体、σ-阿片受体。其中 δ-阿片受体与脑啡肽亲和力最高。μ-阿片受体与 δ-阿片受体，在大脑中的定位相对集中于与情绪相关的边缘系统，并与前面提到的奖赏系统中的多巴胺能神经元的定位区域出现较大程度的重叠。μ-阿片受体也在与情绪相关的脑区分布广泛。

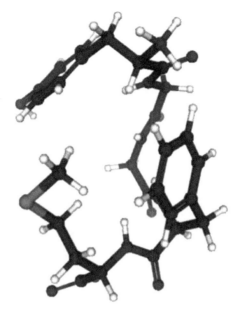

图 5-1 甲硫氨酸-脑啡肽空间结构[2]

其氨基酸序列为：酪氨酸—甘氨酸—甘氨酸—苯丙氨酸—甲硫氨酸

内啡肽是如何缓解疼痛的呢？在这个机制的研究上，神经生物化学家的进展似乎超过了对多巴胺导致愉悦的机制研究。目前已经探明，在疼痛刺激下，脑内阿片肽能神经元释放脑啡肽，后者与阿片受体结合后，通过 G 蛋白偶联机制抑制钙离子内流、促进钾离子外流，使神经元突触后膜超极化，阻止痛觉冲动的传导从而实现镇痛功能[3]。

通过抗体定位分析发现阿片肽能神经元广泛分布于中枢神经系统中，阿片肽能神经元含量最高的地方在边缘系统的纹状体。纹状体尾核及壳核内有大量阿片肽能神经元。纹状体也是阿片受体特别丰富的地方。边缘系统的诸多核团结构中含大量阿片肽能神经元，如视前区、下丘脑、苍白球、黑质、伏隔核及腹侧被盖区。中缝背核也富有阿片肽能神经元，通过对边缘系统和其他脑区的投射参与对痛觉情绪的调控[4]。

很多实验证明，内啡肽不仅与阿片受体结合缓解疼痛，而且在没有疼痛刺激时大脑中分泌的脑啡肽可以带来愉悦。美食、性爱、母亲抚育幼崽、群体成员间的抚摸等产生愉悦感的行为都伴随有大脑中内啡肽神经元的激活和内啡肽的释放，内啡肽是一种真正使人直接感受到愉悦的物质。

二、内啡肽系统与奖赏回路

当机体有伤痛刺激时，内源性阿片肽被释放出来以对抗疼痛。有意思的是，实验证明即使在没有外来伤害性刺激，没有疼痛的情况下，但凡有内啡肽释放，它将作用于阿片受体，并产生愉悦感，使人的身心处于轻松愉悦的状态中（如同有人吸食吗啡与海洛因一样），故有人将内啡肽称为"快感荷尔蒙"。而在奖赏回路中发挥关键作用的多巴胺则被称为"行动荷尔蒙"，或者"欲望荷尔蒙"。有学者认为，内啡肽系统参与了奖赏机制，在某些情况下多巴胺会刺激内啡肽的分泌从而导致愉悦感。似乎多巴胺奖赏回路利用了内啡肽-阿片受体回路以强化其效果，或者说两者发生某种重叠和偶联。这是一种什么样的进化机制使然呢？神经生物学上如何解释呢？

从已有的实验研究看，很多非疼痛刺激下促使内啡肽分泌产生愉悦感的行为，也都是有利于生物个体生存和种族延续的行为。

例如，灵长类动物经常由于猛兽的袭击处于紧张的压力下，孤独时更显焦虑。研究人员发现，当猴子互相梳理毛发时，其大脑也会释放内啡肽，此时内啡肽的功能通常是向大脑发出一个令人满意的信号：好了，现在一切平静正常。这带来了一种轻松安心的感觉，因为像猴子这样的社会化动物如果缺乏与其他成员的联系，那么它们就会失去情感平衡，并表现出分离焦虑感。缓解某种长久的压力是生存所必需的[5]，内啡肽的分泌可使它们因再次得到亲密感而得到安慰。

研究发现，内啡肽能够间接激活腹侧被盖区的多巴胺能神经元细胞，从而刺激内侧前脑束愉悦回路。还有实验证明，多巴胺能和内源性阿片信号在行为控制中相互作用，虽然对它们之间相互联系的细节和机制的了解还十分有限，但已获得一些重要结果。除了这两个系统的神经元在大脑的定位有较高的重叠外，还有一些实验证明了这一相互联系。有实验证明脑啡肽与多巴胺都参与欲望和行为的控制过程。例如，由于脑啡肽释放不足造成抑郁时，会使多巴胺主导的奖赏效应变弱，使动物对食物和性的欲望和快感降低，与此同时，奖赏回路多巴胺的分泌会带动脑啡肽的分泌。另外，内源性脑啡肽的抗抑郁作用不仅通过 δ-阿片受体与 μ-阿片受体来介导，还通过多巴胺对多巴胺 D1 受体的作用来介导[6]。

从自然选择的角度，也许我们可以这样分析，内源性阿片肽与阿片受体是伴随十分重要的疼痛功能的进化产生的，而奖赏机制也是动物进化中产生的关系个体和物种存亡的重要系统，如果前者能够通过共享部分有限的神经元资源，加强后者或增加后者的渠道与形式，那面对自然选择的压力不是更有意义吗，何乐而不为呢！这也许是阿片肽系统与多巴胺系统携手的原因。

让我们在此重提一下上一章介绍过的一个很有意思的实验。墨西哥华雷斯大学研究人员对大鼠饲喂蔗糖溶液，甜味的奖赏效应使大鼠产生条件性位置偏爱，即偏爱光顾饲喂蔗糖的位置，同时每天会食用一定量的糖水。然而，当研究人员给这些大鼠分别注射多巴胺受体的抑制剂和阿片受体的抑制剂后，有意思的情况发生了。当注射多巴胺受体的抑制剂时，大鼠的条件性位置偏爱消失了，即不再主动寻找有糖水的位置，但遇到糖水时，饮食糖水的量没有下降。这表明大鼠多巴胺受体被抑制后，其寻求糖水的欲望下降了，但糖水仍让它产生"喜欢"反应，带来愉悦。然而，当注射阿片受体的抑制剂后，不仅大鼠的条件性位置偏爱消失了，大鼠饮食糖水的量也明显降低，说明阿片受体抑制后，糖水不再带来愉悦。研究者认为糖水带来的愉悦是因其刺激内啡肽的分泌而作用于阿片受体产生的。同时，阿片受体的抑制剂也使大鼠的条件性位置偏爱消失，说明内啡肽回路也对奖赏回路带来影响。

三、内啡肽的抗逆与缓解压力作用

内啡肽在动物与人类处于心理压力的逆境中发挥重要作用。处于某种逆境中或压力下是动物生存十分常见的情况，生活绝不会是一直一帆风顺，人类经常感受到的心理压力是一种不利或苛刻的环境导致的精神或情绪紧张的状态，它有多方面的原因，在人的一生中经常发生，影响的范围和强度各不相同，影响各行各业，与一个人在社会中的职业或地位无关，但是过度的压力会导致啮齿类动物和人类的快感缺乏及社交回避等不良情绪，还会对神经系统、内分泌系统和免疫系统造成严重的后果，影响健康，长久的压力可导致人类抑郁症的产生。所幸的是进化产生了一种机制，使出现逆境和处于压力下也会引起代偿性的生理反应，以减少逆境和压力的影响，这种机制的主角之一就是脑啡肽。对抗逆境的心理压力的能力称为抗逆力（resilience），美国心理学会将抗逆力定义为"在面对逆境、创伤、悲剧、威胁甚至重大压力来源时的良好适应能力与过程"。很多研究证明，脑啡肽对动物与人类在抗逆能力、压力缓解过程中发挥重要作用。

脑啡肽是内啡肽家族的成员，也是最早从大脑中分离出来的一种内啡肽。当发现脑啡肽和吗啡与同一受体结合后，它们作为天然镇痛药的推断很快被提出来，并且很快通过动物实验证明，即对大鼠脑室注射脑啡肽可产生镇痛作用。其后进一步的实验揭示，脑啡肽可以缓解动物与人类在逆境和压力下的不安情绪。脑啡肽的这种抗逆境作用，主要是通过作用于大脑中 δ-阿片受体和 μ-阿片受体实现的[7]。

用大鼠做的实验证明，逆境应激状态下，如将实验动物固定在热板或冷水中，脑啡肽分泌增加，大鼠会镇静下来，如果此时注射脑啡肽的拮抗剂，脑啡肽产生的镇静作用就会发生逆转，动物又会表现出焦躁不安的行为[8]。这个实验结果表明，脑啡肽可以减少动物在逆境中的不良情绪。

有很多案例表明，在啮齿类动物和人类中，长期极端的压力会导致适应不良的行为变化，可能超出上述脑啡肽对逆境中的不良情绪的调节能力，从而出现抑郁症，产生快感缺失和社交回避。加拿大健康研究院的研究人员发现，经过连续 14 d 的逆境刺激处理，大鼠表现出快感缺失症状（通过对蔗糖的偏好来衡量），研究人员发现，这种快感缺失的大鼠，其伏隔核的脑啡肽 mRNA 明显降低，同时发现参与脑啡肽表达的一种转录因子 AFOSB 也明显减少。该研究结果从一个极端的例子证明脑啡肽对逆境调节的重要性，也证明伏隔核的脑啡肽神经元参与了逆境应对过程[9]。

大量证据表明，在人类重度抑郁症（MDD）的病理生理机制中应激反应和对应激的适应功能存在障碍。带有 μ-阿片受体的内源性阿片神经元参与了应激和情绪调节过程。美国密歇根大学精神科的研究人员，采用正电子发射断层扫描技术①，结合放射性标记示踪法，对 14 名健康的和 14 名重度抑郁症的女性志

---

① 正电子发射断层显像（positron emission tomography，PET）技术是核医学领域比较先进的影像技术。其方法是将某种生物代谢中必需的物质，如葡萄糖，标记上短寿命放射性核素（如碳 11 等），它包含一个不稳定的核，以很高速度射出正电子，正电子是与电子相似的基本粒子，但它们带的是正电荷。与放射性氧原子结合的葡萄糖或水分子经由静脉注射之后，放射性标记物就会通过血液进入脑。在脑内，发射出的正电子与其他分子的电子碰撞后，互相湮灭。碰撞突发的能量产生了 γ 射线，它有足够高的能量可以穿透颅骨，并能在头的外面被检测到，传感器收集这些信号就能建立脑区活动状态的图像。葡萄糖或氧聚集最多的脑区，即活动最强的脑区，使用 PET 技术有可能按大脑工作状况显示不同的脑区。有关该技术详细介绍请参见唐孝威、包尚联、高家红主编的《脑功能成像及在人文社会科学中的应用》一书的 143～145 页，浙江大学出版社 2018 年出版。

愿者进行了脑成像比较研究。他们的研究发现，处于持续悲伤情绪的重度抑郁症患者的丘脑后部、腹侧基底神经节、杏仁核和杏仁体周围皮层的 μ-阿片受体的功能活性显著下降，这种活性下降的原因与血浆中促肾上腺皮质激素及皮质醇相关。该研究结果表明脑啡肽及阿片受体与重度抑郁症患者的应激障碍或者说对抗压力的能力明显相关[10]。

除了疼痛和一定的外界压力可以刺激内啡肽的释放外，还有很多方法可以利用人体释放的天然内啡肽来帮助我们化解焦虑和不安。众所周知，锻炼会释放内啡肽，会让我们感到快乐，甚至是产生欣快感，但是运动并不是我们唯一能做的释放内啡肽的事情，微笑、吃特定的食物、冥想、爱、听音乐、性高潮，甚至听幽默脱口秀也能达到类似目的，所有这些活动将直接促进内啡肽的释放，或者成为其释放的刺激因素，这将给我们信心、好心情和愉悦的感受，从而缓解来自各方面的压力[11]。

综上所述，脑啡肽及其受体不仅能抑制疼痛，同时还在抗逆境、缓解焦虑中发挥重要作用，也确实给我们带来愉悦感。因此，称它们为快乐分子是名副其实的。

四、内啡肽与饮食的愉悦

对动物和人类进行的大量实验证明，内啡肽与大脑 μ-阿片受体系统支持多种和食欲行为相关的功能并对食物摄入量产生影响。动物研究实验已经证实，食用美味食物会导致下丘脑、前扣带皮层和伏隔核释放内啡肽类物质[12]。伏隔核的 μ-阿片受体的激活可以增加对食物的愉悦反应，也可能驱动进食。与此一致的是，μ-阿片类受体拮抗剂会减少动物和人类的食物摄入，而阿片受体的激动剂会增加食物摄入。阿片类受体拮抗剂也会降低实验对象对美味食物的味觉和嗅觉的愉悦感。

英国剑桥大学的研究人员对大鼠进行了一项实验。他们首先建立了一种偏爱巧克力的大鼠模型。这种大鼠在进食时，会出现对巧克力的寻求反应，而且在巧克力与其他普通食物存在时，对巧克力的摄食量会明显多于其他食物，甚至出现暴食巧克力的情况（远超过身体的需要）。研究者在对这种大鼠连续饲喂 15 d 巧克力之后，通过腹腔注射不同剂量的脑内 μ-阿片受体的拮抗剂（这种拮抗剂名为 GSK1521498，可与内啡肽竞争 μ-阿片受体的结合位点）。剑桥大学的研究人员发现，偏爱巧克力的大鼠在注射了 μ-阿片受体的拮抗剂后，对巧克力的寻求行为明显减弱，对巧克力的摄食量也明显减少，这个实验结果表明，μ-阿片受体参与的内源性阿片肽系统的确与大鼠对美食的喜爱有关。该实验中还发现一个有趣的现象，即雌性大鼠对巧克力的喜爱比雄性大鼠更强烈，而且 μ-阿片受体的拮抗剂对雌性大鼠偏爱巧克力行为的抑制程度，低于对雄性大鼠的抑制程度。研究者在文章的讨论中提到，这种现象是否与人类中女子比男子更喜欢巧克力有某种联系[13]。

　　美国密歇根大学的研究人员对大鼠的大脑脑啡肽和阿片受体系统与美食相关脑区定位做了一项深入的研究。此前已有实验证明位于伏隔核内侧的阿片类神经信号传递参与了美食产生的快乐感功能。但是关于引发快乐感的阿片回路在伏隔核内的确切位置，以及快乐感（喜欢）与动机（想要）相关的伏隔核内的区域定位知之甚少。该研究的目的即探讨在伏隔核的哪个部位阿片类物质的激活会导致对甜味的愉悦。

　　他们采用一种称为 DAMGO 的脑啡肽衍生物，该物质是 μ-阿片受体的激动剂，对大鼠伏隔核的不同微小区域进行显微注射，采用该领域普遍采用的对大鼠味觉表情范式（the taste reactivity paradigm），即大鼠采食时的表情，伸舌头、舔嘴唇等动作进行录像，作为衡量愉悦感的指标。同时也记录实验大鼠的食物消耗量。他们的研究发现，在实验大鼠伏隔核内的广泛区域注射这种内啡肽衍生物，可以诱导大鼠的进食行为和食物摄入量大量增加，表明注射实验可以加强实验大鼠的进食欲望，但是这些大鼠在进食时的快乐表情并不明显。然而他们发现实验大鼠的伏隔核中，有一个靠近伏隔核壳内侧吻背区（rostrodorsal region of medial shell）体积约 1 mm³ 的小位点，显微注射脑啡肽的衍生物后大鼠进食时会出现明显的快乐表情，呈现明显的喜欢反应。该实验表明脑啡肽 μ-阿片受体系统参与了动物与美食相关的欲望和喜欢行为，欲望行为与伏隔核的较大区域有关，而喜欢行为仅与伏隔核一个很小的位点有关[14]。

　　芬兰图尔库大学的研究人员使用正电子发射断层显像技术，来研究人类进食行为与大脑中内啡肽释放之间的关系。用放射性（¹¹C）μ-阿片受体特异性配体卡芬太尼来测试大脑中内啡肽的释放（内啡肽释放并与 μ-阿片受体结合后，卡芬太尼与 μ-阿片受体结合率便会减少，反之则增强），研究者招募了 10 名健康男性，对他们进行了三次扫描，分别是一顿美味的餐后（受试者平常喜爱的比萨饼等）、一顿不美味的餐后（淡味的营养液等）和一夜禁食后，美味与不美味的食物在蛋白质含量与热量上基本匹配。受试者进食后在对大脑扫描前静脉注射放射性（¹¹C）μ-阿片受体特异性配体卡芬太尼，测量了主观情绪、饱腹感和循环激素水平。

研究结果表明，进食在整个大脑中引起了明显的内源性阿片类物质的释放。但他们发现美味的食品与普通食品在促进内啡肽的释放上并无区别，也就是说进食时的主观享乐感的程度似乎与内啡肽释放多少无关。因而他们认为，即使在缺乏与进食相关的主观愉悦感的情况下，进食也会持续触发大脑内啡肽的释放。他们认为，在进食触发的大脑内啡肽类物质释放中，可能起作用的是代谢和体内平衡反应，而不是单纯的享乐反应[15]。

另外值得一提的是，很多人喜欢吃辣椒，为什么很多人会爱上这种辣味的刺激呢？辣味会在舌头上制造类似疼痛的感觉，这种疼痛会触发人体分泌内啡肽，内啡肽作用于阿片受体，消除舌头上疼痛感的同时，在人体内制造了类似于快乐的感觉，也起到了某种缓解压力的作用。而我们把这种感觉误认为来自辣味本身，这也许是很多人喜欢辣味食物的原因[16]。

五、内啡肽与运动者的愉悦

很多人都有这样的共识，即无论是跑步、游泳、打乒乓球还是其他有氧运动，均对健康大有裨益，能改善心血管、肺部、内分泌系统的功能。经常的自主性的运动还可以改善心智功能，并且是延缓衰老伴随的认知功能衰退的最佳方法。运动不仅对身体有长期积极的影响，很多人都曾经感受到运动过后的一到两个小时内的欣快感，以及运动前曾有过的烦恼和焦虑的消失，西方人还有一个专门的词描述这种感受，即"跑者的愉悦感"（runner's high）。不光是跑步，任何有氧运动都会体验到"跑者的愉悦感"，它是指个体在剧烈运动之后经历的短暂却强烈的兴奋感，20 世纪 70 年代起，人们普遍认为"跑者的愉悦感"是由于运动引发了脑内吗啡类分子的释放，即内啡肽。有多个研究小组的工作证明了这一结论[17,18]。

美国斯坦福大学医学院的一个研究组，曾对美国 1980 年西部各州参加 100

英里（1 英里≈1.609 344 km）长跑比赛的 250 名运动员中的部分志愿者进行了血液采样分析，他们采集了跑完 60 英里后及完成全程 100 英里的运动员的血液样本进行分析，以比赛数天前采集的这些运动员的血液样本作为对照。分析结果发现，跑完 60 英里后运动员血液样本中的 β-内啡肽的含量比对照平均增加了 85%，跑完全程 100 英里的运动员血液样本中 β-内啡肽的含量与跑完 60 英里的运动员相比虽有所下降，但仍然比对照平均增加了 35%。可能 60 英里时训练有素的运动员跑步的欣快感达到高潮，而 100 英里（相当于 161 km）的超长距离，使运动员过于疲惫，因而跑步的欣快感也有所下降[19]。

德国科学家利用脑成像技术来测量运动员体验"跑者的愉悦感"时的阿片肽水平。他们招募了 10 名业余长跑运动员，这些被试者都声称自己经历过"跑者的愉悦感"。首先，每名被试者要接受脑部的基线扫描；其次，用放射性标记药物来测量所有内源性阿片肽的分泌；最后再完成一个情绪调查。当被试者跑完两个小时的长跑并休息半小时后，再进行一次脑部扫描和情绪调查。研究人员发现，被试者跑完长跑后，大脑中的脑啡肽分泌增加，尤其是在前额叶皮层（负责计划和评估的脑区）、前扣带皮质和脑岛（负责痛苦和快乐情绪的脑区）区域。而且，声称自己经历了"跑者的愉悦感"的被试者的阿片肽水平也较高[20]。

六、内啡肽与歌唱的愉悦

全世界不同民族的人类几乎都是音乐的爱好者，无论业余的还是专业的，很多人喜爱唱歌。有学者认为音乐是一种进化适应，有研究表明音乐可以提供一种群体认同感和促进亲社会行为，并增强他们的社会凝聚力。很多人都体验过唱歌的愉悦，这种愉悦的机制通过系统的研究证明与我们大脑中的内啡肽相关。

英国伦敦大学与牛津大学的一个研究组进行了一项研究，他们招募了一批教堂唱诗班的成员，都是非专业的歌唱者，这些歌唱者有的来自 20～80 人的小型唱诗班，有的来自 230 余人的大型唱诗班。研究采用的是压力疼痛阈值测定法（以水银柱高为计量值），间接测定脑内内啡肽的分泌。其根据是美国密西根大学的苏维塔（Zubieta）等在非人灵长类动物身上做的实验，脑内内啡肽的分泌与疼痛阈值直接相关[21]。研究人员在歌唱排练前和排练中对每一个人进行疼痛阈值的测定，同时进行一个问卷调查，内容包括本人主观感觉积极情绪是否增加，负面情绪是否减少，以及主观感觉与团队里其他成员的关联度等。

研究结果经统计学分析，结果显示，无论是在大型唱诗班还是小型唱诗班的歌唱者，在排练过程中内啡肽的释放量均有所增加，统计学分析有显著性意义（$P<0.001$）。且大型唱诗班和小型唱诗班的歌唱者内啡肽的释放量基本相当，无明显差异。从歌唱者个人的报告来看，两组成员唱歌后积极情绪都有所上升。然而就主观感觉与团队里其他成员的关联度，大型唱诗班的歌唱者要明显高于小型唱诗班的歌唱者。另外值得一提的是，研究发现，无论这些唱诗班的参与者本身的社会地位如何，或者他们是否能发出美妙的声音，他们脑内内啡肽的释放量与唱歌时的主观愉悦感和满足感上都没有显著差异[22]。

综上所述，内啡肽-阿片受体系统是进化造就的又一个奇妙的"发明"，它既让动物与人类减缓疼痛又带来快乐，使我们对生活充满期盼，更积极地投入生活。人类将罂粟提取物用于缓解疼痛或感受欣快，可追溯到约3000年前，直到今天仍有不少人为寻找快乐陷入阿片类毒品，如海洛因的陷阱，为之倾家荡产、不能自拔。联想到奥尔兹和米尔纳的实验大鼠为获得愉悦，可以不顾一切、废寝忘食地踏按连接埋在中脑愉悦回路中的电极开关，可见快乐感对人和动物的驱动力何其强烈。然而，进化不是为这种行为设计的，愉悦的机制是为有利于生物个体生存和物种延续的正常生理设计的。世界上任何事情物极必反，矛盾可以转化。同时，这也许是快乐并不等于幸福的一个很好例证。

参 考 文 献

[1] Brownstein M J. A brief history of opiates, opioid peptides, and opioid receptors. Proc Natl Acad Sci USA, 1993, 90: 5391-5393.

[2] Sehnal D, Bittrich S, Deshpande M. et al. NMR structure of Methionine-Enkephalin in fast tumbling Bicelles/DMPG. http://www1.rcsb.org/3d-view/1PLX/undefined[2020-09-10].

[3] J. G.尼克尔斯，等. 神经生物学-从神经元到脑. 五版. 杨雄里，等，译. 北京: 科学出版社, 2014: 331-332.

[4] 孙久荣. 脑科学导论. 北京: 北京大学出版社, 2001: 298-299.

[5] Klein S. The Science of Happiness. New York: Da Capo Press, 2002: 157.

[6] Roques B P. Contribution of Delta-Opioid receptors to pathophysiological events explored by endogenous enkephalins. Handb Exp Pharmacol, 2018, 247: 53-70.

[7] Henry M S, Louis G, Marie-Eve T, et al. Enkephalins: endogenous analgesics with an emerging role in stress resilience. Neural Plasticity, 2017: 1-11.

[8] Amir S, Amit Z. Endogenous opioid ligands may mediate stress-induced changes in the affective properties of pain related behavior in rats. Life Sciences, 1978, 23: 1143-1151.

[9] Poulin J F, Laforest S, Drolet G. Enkephalin downregulation in the nucleus accumbens underlies chronic stress-induced anhedonia. Stress-the International Journal on the Biology of Stress, 2014, 17: 88-96.

[10] Kennedy S E, Koeppe R A, Young E A, et al. Dysregulation of endogenous opioid emotion regulation circuitry in major depression in women. Arch Gen Psychiatry, 2006, 63: 1199-1208.

[11] Rokade P B. Release of endomorphin hormone and its effects on our body and moods: a review.In:International Conference on Chemical, Biological and Environment Sciences (ICCEBS) Bangkok, 2011.

[12] Dum J, Gramsch C, Herz A. Activation of hypothalamic beta-endorphin pools by reward induced by highly palatable food. Pharmacology Biochemistry and Behavior, 1983, 18: 443-447.

[13] Giuliano C, Robbins T W, Nathan P J, et al. Inhibition of opioid transmission at the μ-opioid receptor prevents both food seeking and binge-like eating. Neuropsychopharmacology, 2012, 37: 2643-2652.

[14] Peciña S, Berridge K C. Hedonic hot spot in nucleus accumbens shell: where do mu-opioids cause increased hedonic impact of sweetness? J Neurosci, 2005, 25: 11777-11786.

[15] Tuulari J J, Tuominen L, Boer F D, et al. Feeding releases endogenous opioids in humans. Journal of Neuroscience the Official Journal of the Society for Neuroscience, 2017, 37: 8284-8291.

[16] Carollo K. The world's hottest pepper: brings pleasure and pain relief. http://abcnews. go. com/Health/capsaicin-ingredient-hot-peppers-offers-medical-benefits/story?id=15727011 [2020-10-11].

[17] Farhud D D, Malmir M, Khanahmadi M. Happiness & health: The biological factors-systematic review article. Iran J Public Health, 2014, 43: 1468-1477.

[18] Linden D J. The Compass of Pleasure. New York: Penguin Books Ltd, 2012: 150-151.

[19] Colt E W, Wardlaw S L, Frantz A G. The effect of running on plasma beta-endorphin. Life Sci, 1981, 28: 1637-1640.

[20] Boecker H, Sprenger T, Spilker M E, et al. The runner's high: opioidergic mechanisms in the human brain. Cereb Cortex, 2008, 18: 2523-2531.

[21] Zubieta J K, Smith Y R, Bueller J A, et al. Regional mu opioid receptor regulation of sensory and affective dimensions of pain. Science, 2001, 293: 311-315.

[22] Weinstein D, Launay J, Pearce E, et al. Group music performance causes elevated pain thresholds and social bonding in small and large groups of singers. Evol Hum Behav, 2016, 37: 152-158.

第六章

爱的纽带：催产素系统

当我们爱别人的时候，生活是美好的、快乐的。

————列夫·托尔斯泰，《战争与和平》

爱的情绪（如母亲对她的婴孩的爱），是我们的心头所能产生的最强烈的情绪之一。

————达尔文，《人类和动物的表情》

一、爱并快乐着——催产素及其受体

爱，异性之间的爱，父母对儿女之爱，一个群体内成员之间的爱，是有很深的生物科学内涵的。它渗透在我们生活的方方面面，是无数文艺作品的主题之一。爱，对我们的精神和身体状态也有深远的影响。一颗破碎的心或一段糟糕的关系可能会带来灾难性的后果，丧亲之痛会扰乱人类的生理机能，降低免疫力，甚至可能加速死亡。没有爱的关系，人类就不会幸福快乐，也无法兴旺发达，即使他们所有其他的基本需求都得到了满足。因此，爱，显然不仅仅是一种情感，它是一种生物学的本能，它是一个动态的、双向的生物学过程。

对绝大多数动物而言，如果出生后即离群索居，个体存活及物种延续的概率是很低的。这种选择压力使得动物生来就具备与同一物种的其他成员建立和保持和谐甚至密切关系的能力，尤其是雌雄动物之间、父母与后代之间、同一种群成员之间。我们人类同样如此，如果在缺乏社会互动的情况下，人类通常无法繁殖、茁壮成长，甚至无法生存。可以说，没有与他人的联系，个人不会有健康与快乐，人类是最依赖社会智力和社会交流来生存的灵长类动物。

观察发现，不需要经过正规的训练，大多数人都会养育他们的孩子，人们常通过照顾弱者，分享他人的成就来享受所带来的快乐。这种能力其实主要不是通过后天学习获得的，而是亿万年进化过程中形成并刻录于 DNA 由基因编码的。过去数十年的研究揭示，动物尤其是哺乳动物也包括我们人类体内（主要是大脑）的确存在这样一个系统，这个系统使动物与人类雌雄个体之间相互吸引，使母亲与儿女相互依恋，使群体成员之间密切相处，并在这些过程中感受到愉悦和快乐。这个系统的主角就是催产素与它们的受体蛋白质。如果没有催产素系统的生理和行为功能，人类高水平的社会认知、复杂的社会互动和社会联系是不可能形成的。研究发现催产素及其受体基因与人类的社会适应行为关系密切，不仅影响亲子依恋和父母教养行为，还能促进人际信任及慷慨行为，并在这些行为中感受到愉悦和幸福。

催产素是一种肽类激素，哺乳动物催产素主要产生于下丘脑，由垂体后叶释放进入血液，在脑内也可通过神经元的突触释放。催产素在垂体后叶释放，浓度可高达 1000 pg/mL，在特殊情况下，如分娩或哺乳时，可进一步增加 2～4 倍。由于在整个大脑中广泛存在催产素受体，催产素可以直接通过下丘脑神经元的长轴突投射来激活距下丘脑不同距离的受体[1]。

催产素由 9 个氨基酸残基组成，通过在 1 和 6 位的甲硫氨酸残基间的二硫键形成一个环状结构。因此，催产素是由 6 个氨基酸环和 3 个氨基酸尾组成的多肽激素，图 6-1 是它的空间结构。之所以命名为催产素，是因其具有刺激怀孕女性乳腺分泌乳汁，在分娩过程中促进子宫平滑肌的收缩，促进母爱的作用。但它的生理作用远不止于此，它也并非女人的专利，男人也分泌催产素。在中枢系统中，催产素作为一种神经递质，从神经元释放后，作用于大脑中分布广泛的催产素受体网络，从而调节包括性行为、人际关系和社会认知等方面的行为。

催产素的生理作用，是通过哺乳、长期的后天养育和社会互动，使群体成员之间产生一种选择性依恋（selective attachment），特别是在母子之间和配偶之间。这种有选择地将社会行为导向种群中熟悉的成员尤其重要，他们通常是家庭成员或性伴侣。这种熟悉群体成员或家庭成员之间的凝聚力有助于成功的种群繁殖和个体健康，这已通过对非人类灵长类动物在大自然中生活的观察与研究得以证明。催产素还能够协调群体内的社会行为，促使新生个体成为情感健康的成员。在整个生命周期中，催产素可以增加个体的社会亲和力，还可以调节对压力的反应，促进个体情绪处于轻松愉悦的状态[3]。顺便提一下，我在本书前言中提到的很多年前那个冬天的傍晚，我所感受到的至今难忘的幸福一幕，很可能是当时得到母亲的抚爱，激活了我头脑中的催产素系统及上一章提到的内源性阿片肽系统所导致的。

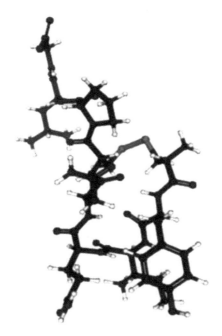

图 6-1　催产素的空间结构

由 9 个氨基酸组成，其序列为：半胱氨酸—酪氨酸—异亮氨酸—谷氨酰胺—天冬氨酸—半胱氨酸—脯氨酸—亮氨酸—甘氨酸，在 "1" 和 "6" 位的半胱氨酸残基，以二硫键形式形成一个 6 肽的环状结构。此图来自美国结构生物信息学联合研究所（Research Collaboratory for Structural Bioinformatics，RCSB）蛋白质数据库[2]

在草原田鼠的实验中，隔离会造成其出现焦虑和抑郁，而作为一种应对机制，草原田鼠血液中催产素水平升高。然而，随着时间的推移，单独隔离的草原田鼠，无论是雄性还是雌性，焦虑和抑郁的情况都会加重，可见面对长期的孤立压力时，内源性催产素也不足以挽救独居的后果。但是，当隔离的田鼠被给予额外的外源性催产素时，其焦虑和抑郁状态得以改善，许多功能可恢复到正常[4]。

与同类动物互动的需求并不是脊椎动物独有的。依赖其他成员和积极的社会交往很早就在进化过程中出现了。例如，蜂群和白蚁群的社会系统。事实上，负责昆虫社会行为的遗传系统似乎反映了一种 "加速" 进化形式的行为。美国研究人员发现，即使在线虫中，类似催产素的分子也会调节成功交配所必需的个体间互动[5]。

脊椎动物的社会性从爬行动物到哺乳动物出现了一个飞跃，爬行动物在后代上表现出极小的亲代投入，在个体之间形成非选择性的亲缘关系。相比之下，许多哺乳动物对后代表现出强烈的亲代投入，并与后代形成持久的关系。一些哺乳动物，包括人类、狼和草原田鼠，持久地发展互惠和选择性成年个体之间的关系，这种关系到人类被体验为"爱"。这种关系反过来又促进个体的成长与健康及种群的发展。当然，人类爱的生物学机制更为复杂。人类爱的生物学机制起源于大脑的原始部分，即在大脑皮层形成之前的边缘系统的情感枢纽，也是催产素相关神经元较为集中的区域。相互友爱的人大脑接收各种感觉，这些感觉通常是通过迷走神经传递的，从而产生了我们所体验到的大部分情感。但人类的大脑皮层会对这些感觉发挥某种提升的作用，人的大脑皮层会努力去解释爱的原始信息，并围绕着即将到来的本能体验编织一个故事，而且通常会潜在地对那个大脑中的故事而不是现实做出反应[4]。

产生类催产素及其受体的原始基因被认为是从 7 亿多年前进化而来的。催产素原始基因的功能最初可能是用于调节水平衡，以保护细胞不脱水。在动物长期进化的过程中，通过基因重排和突变，这些原始基因的编码产物分子获得了许多新的功能，在 6 亿～5 亿年前分化成具有不同功能的基因，包括调节复杂的社会行为的基因。抗利尿激素基因与催产素在化学结构上有高度同源性且在功能上有相关性，其被认为在大约 2 亿年前分化形成，催产素基因在大约 1 亿年前分化形成，而这两种多肽的基因在同一条染色体上[6]。

人类催产素的基础水平因个体而异，但在血浆中，催产素的水平随着发育时间的推移保持稳定。催产素的个体差异比较常见，其水平经常与亲社会行为表现出正相关性。例如，血液中的催产素水平与婚姻伴侣之间积极的互动行为有关[7]。还有研究证明，与正常同年龄的儿童相比较，患有自闭症的儿童血浆中的催产素浓度有明显的降低[8]。

对田鼠的研究表明，与人类一样，催产素在社会交往和亲子行为中起着重要作用。当然，催产素并不是单独作用的，它的释放和作用依赖于许多其他神经递质或调质，包括内源性阿片肽和多巴胺[9]。

有学者认为催产素不是一种典型的神经递质。一般神经递质通过跨越轴突和树突之间的突触来实现局部作用。相反，催产素似乎是由神经元胞体、轴突和树突释放出来的，在神经系统中广泛发挥着神经调节的作用。研究发现催产素可通过一种称为容积传递（volume transmission）的方式被快速释放。有证据表明，来自下丘脑室旁核（paraventricular nucleus of hypothalamus，PVN）的催产素可以通过解剖学上的"高速公路"到达杏仁核中央，使这种分子能够快速调节杏仁核和脑干的情绪功能[10]。

与多巴胺受体和阿片受体一样，催产素受体也属于 G 蛋白偶联受体（G protein-coupled receptor，GPCR）超家族，含有 7 个跨膜螺旋，另有由 3 个细胞外环和 3 个细胞内环连接而成的一条肽链。2020 年人类催产素受体的高分辨三维结构由瑞士苏黎世大学的研究人员解析完成。催产素受体与垂体后叶加压素受体（vasopressin receptor）一起属于一个小的受体亚科，它们在进化历程上很早就起源于一个共同的祖先，并且仍然保持着高度的序列和结构同源性。研究发现，所有这些受体都能与催产素和垂体后叶加压素结合，尽管它们具有不同的亲和性，诱导不同的反应。在外周，催产素与受体结合后，通过催产素受体与 G 蛋白偶联，激活磷脂酶 C，通过细胞内的磷酸肌醇信号系统，诱导细胞质钙离子浓度的增加，从而导致分娩时子宫强烈收缩，这也是催产素引起母性行为的生化机制。催产素受体在诸多脑区，如杏仁核、海马、前扣带皮层、纹状体、伏隔核、脑干都有广泛分布[1]。对其的研究也还有很多问题有待解决，如在其发挥功能时，大脑的不同细胞和区域中哪些信号通路被激活？催产素的具体行为效应是如何在细胞水平上产生的？催产素受体的反应是如何激活神经元细胞中的其他信号通路的？

二、催产素在人类社会交往中的作用

人类的社会行为和情感凝聚力有着确切的生物学基础。

人类作为进化中形成的高度社会化的动物，DNA 编码的信息包括使人类从合作中获得快乐。我们分享他人的情绪并能体验到情绪感染，我们可以从团队性体育运动和观察他人的胜利中体会到情绪上的兴奋，如中国女排夺冠给成千上万的中国人带来快乐。人类体验他人感受的生理和心理的结果可能会鼓励其模仿他人的良性行为，包括积极的社会行为和增强社会凝聚力。人类天性不想孤独，天性能辨别他人的情绪并与他们分享情绪，能在与他人和社会的交往中获得快乐，而且这种天性可以使人有更高的免疫力，使人更健康、更长寿。很多实验证明，这种天性与催产素在大脑中的作用密切相关。

催产素通过哪些机制使人类产生这种社会性的天性呢？

研究证明，催产素能够增强人类的共情或者说同理心（empathy）。人类同理心是一个宽泛的概念，指的是一个人观察另一个人的经历时的认知和情感反应。共情认知能力是体验别人的心理感受并与之分享的能力。例如，我们在运动场上为一位心仪的选手呼喊加油，我们体验到他或她正在为胜利做艰苦的努力，我们体验到他或她当时的心理状态。

德国波恩大学与柏林大学的一个联合研究组，对一组成年志愿者进行了双盲实验，实验组采用鼻腔喷雾吸收催产素的方法，对照组则鼻腔喷雾安慰剂（已有研究证明，催产素鼻腔给药后可以跨越血脑屏障进入大脑）。对所有志愿者通过一种公认有效的多面共情测试（multifaceted empathy test，MET）方法测试其认知和情感共情的行为指数。研究结果显示，吸收了催产素的志愿者，情感同理心在面对积极和消极的刺激时均有所增加。研究还发现，经鼻内催产素处理后，男性的情感同理心反应上升到与未治疗的女性相似的水平（女子的情感同理心一般比男子高），由此证明催产素确实与共情相关[11]。另外美国克莱蒙特研究生大学的研究人员，研究了共情体验是否会提高催产素的水平，并证明了共情程度和催产素血浆水平的变化之间存在正相关[12]。

信任遍及人类社会。友谊、爱情、家庭、组织都离不开信任，信任在经济交流、社会交往中发挥着重要作用。群体中成员相互信任可以增强团队凝聚力，是团结协作的基础，也是群体活动（如团队性体育比赛）中获得快乐的基础。团队的凝聚力也与运动成绩相关。研究证明，催产素能够增加个人对其他成员的信任度。

瑞士苏黎世大学研究人员征集了一批志愿者参与一项有"投资者"和"受托人"互动的金钱赌注游戏，用双盲法比较了接受单剂量鼻腔吸收催产素实验组受试者和接受安慰剂对照组受试者的信任行为。以游戏中作为投资者的一方向受托人转移的金钱数目作为信任度的指标，他们的研究发现鼻腔吸收催产素能显著增加受试者对游戏伴侣的信任。鼻腔吸收了催产素的"投资者"比安慰剂对照组的"投资者"增加对受托人转移资金的人数高出两倍。他们在实验中还结合了对受试者的主观问卷调查，研究结果表明，催产素对信任度的增加并不是因为催产素的非特异性精神作用或承担风险意愿的普遍增强而产生，而是催产素影响了个体在人际交往中的信任度，该研究表明催产素对一种亲社会行为的重要因素（即互信度）发挥着重要作用[13]。美国克莱蒙特研究生大学研究人员也进行了一项与上述实验类似的实验，同样发现催产素可以增加信任感，并发现血浆中的催产素水平会随着得到值得信任的社会信号，或出现信任社会意图的情况的增加而升高[14]。

此外，社交中准确识别周围的同伴是很关键的，这是产生选择性依恋的基础。美国亚特兰大埃默里大学的医学院研究者以小鼠为研究对象，发现催产素能关系到动物的社会记忆和选择性识别。他们发现催产素基因敲除（$Oxt^{-/-}$）的小鼠因为不能产生催产素，而不能辨认熟悉的同类，失去了记忆和辨别同伴的能力，而野生型（$Oxt^{+/+}$）小鼠表现出完整的社会记忆。但是，当给这些催产素基因敲除（$Oxt^{-/-}$）的小鼠体内注射催产素时，它们的这种能力又恢复了。而且他们发现在野生型（$Oxt^{+/+}$）小鼠中使用催产素的拮抗剂处理，可以产生类似催产素基因敲除（$Oxt^{-/-}$）的小鼠社会失忆的效果。该实验的研究者认为这可能是因为催产素与杏仁核的激活关系密切，而这两者对小鼠的社会记忆都起着至关重要的作用[15]。埃默里大学的研究结果表明，催产素对小鼠社会记忆的正常发展是必要的，对社交中准确识别周围的同伴是很关键的，这是产生选择性依恋的基础。

准确识别他人情绪的能力是很重要的，因为它对于团队成员之间的社会目标和意图的交流至关重要。美国乔治敦大学研究人员采用双盲组间设计，让50名志愿者随机接受鼻腔内注入催产素或安慰剂。在使用催产素或安慰剂 35 min 后，要求志愿者识别出图片上愤怒、厌恶、恐惧、快乐、悲伤和惊讶的表情。这些表情按照不同强度级别被转化为中性的面孔。结果表明：催产素增加了对积极情绪表达的敏感度，接受催产素的志愿者比接受安慰剂的志愿者更准确地识别出快乐的表情[16]。

自闭症患者的诊断标志是社会沟通和互动的质量障碍，识别他人情绪的能力不足被认为是造成这种情况的原因。澳大利亚悉尼大学的研究者对 16 位患有自闭症的青少年进行了一项研究，受试者接受鼻内吸收催产素或安慰剂，45 min 后让受试者执行一项面部表情识别的任务。研究结果显示，与安慰剂相比，患有自闭症的受试者吸收催产素后，在表情识别任务中的表现明显改善。即使受试者接受较少剂量的鼻内吸收催产素，也显示出了这种效果。因而其研究得出结论，催产素鼻腔喷雾剂可以提高患有自闭症障碍的年轻人的情感识别能力[17]。

综上所述，实验研究证明在移情、相互信任和感情识别交流上催产素系统都发挥了积极的作用。大多数关于爱的定义都包含了移情、相互信任和情感交流。而爱，包括性爱、母爱、家庭成员之间的爱、朋友与团队成员之间的爱，是人生愉悦与幸福的基础。

需要补充的一点是，催产素不仅能使我们在与他人和社会的交往中获得快乐，还能帮助我们对抗逆境的压力，缓解焦虑和抑郁。大量的研究证据表明，社交活动实际上有助于我们应对压力。与那些缺少情感的孤独者相比，拥有强大的情感支持和积极人际关系的人在面对压力时更有弹性。另外有研究表明，催产素本身就有抗压作用，动物研究表明，催产素是哺乳动物机体应对挑战的能力的组成部分。给予大鼠急性逆境处置，特别是高强度的逆境处置，可促使雌性和雄性大鼠释放催产素，减少焦虑和恐惧[3]。

由此看来，由于催产素的作用，使人在保持积极人际关系和对抗逆境之间有一种良性循环。催产素可以缓解压力，减少焦虑和恐惧，使人与人之间的信任和依恋增强，有利于促进亲社会行为和积极人际关系的产生，而亲社会行为和积极人际关系反过来又能使人在面对压力时更有韧性。因而催产素这一爱的纽带的确对人类的生活质量有积极的意义。

三、催产素对性爱的作用

性是生物进化史起始以来最伟大的"发明"：性繁殖不仅促进了高等生命形式的进化与多样性，当进化到人类后，性还对人类历史、文化和社会产生了深远的影响。

大量研究证明，催产素系统在哺乳动物繁殖后代全过程，从结成配偶、性欲唤起、性高潮、怀孕产子到哺乳养育等各个阶段都发挥重要作用。催产素真是进化的杰作，真可以视为哺乳动物两性繁殖中无与伦比的分子。

最初在草原田鼠中进行的研究发现，催产素能够促进两性的选择性依恋。草原田鼠是一种一夫一妻制的啮齿动物，首次交配后便促成结对。结对的草原田鼠之间形成持久的配偶关系，配偶以相互合作的方式照顾它们的幼鼠。研究发现一夫一妻制的草原田鼠依赖于催产素系统。单配偶草原田鼠和多配偶的山地田鼠神经生物学上的一个重要区别在于二者催产素受体在大脑中的分布模式和数量存在明显差异。单配偶草原田鼠的催产素受体在前额叶皮层、伏隔核、杏仁核和丘脑中分布更多一些，而多配偶山地田鼠的催产素受体在外侧隔核（lateral septum，LS）和下丘脑腹内侧核（ventral medial hypothalamus，VMH）更为集中[18]。

人类与新伴侣坠入爱河的最初阶段，催产素在双方表情的认知和眼神的关注与吸引中发挥重要作用。研究还证明，在情侣之间的性行为过程中，包括性唤起和性高潮的经历中都有催产素的作用[3]。

性唤起与欲望的产生及性交行为预期的快乐奖赏有关，因此多巴胺发挥了重要作用，这是不奇怪的。研究也证明，男性和女性生殖器上都有催产素受体，在性交预备阶段，男性和女性的外周血浆的催产素水平开始上升，这可能有助于生殖器为即将到来的射精或"高潮"做准备[19]。

在女性人体研究中，观察到血浆催产素水平随月经周期而变化，在黄体期最低，在性唤起时血浆催产素水平增加，在性高潮时达到峰值水平。另有研究证明，女性性高潮时的主观感觉强度与血浆催产素浓度有确定的相关性[20]。

动物实验表明催产素强烈影响雄性的性行为。20 世纪 80 年代发现催产素能诱发阴茎勃起反应，实际上它是诱发阴茎勃起的有效药物之一，微量的催产素脑室内注射能致使大鼠阴茎勃起。随后在小鼠、兔及猴等实验动物模型上相继证实。催产素也可能参与人类的阴茎勃起过程，因为性刺激时，血浆中的催产素浓度增高，在射精时达到峰值[21]。

一氧化氮是一种神经递质，即大脑中的信使分子，调节多种生理过程和功能，其中也包括性高潮。研究发现，催产素增加了下丘脑室旁核的一氧化氮释放，研究者认为这一因素诱发了雄性大鼠的阴茎勃起。这一发现也得到了以下观察结果的支持，一种特定的催产素受体拮抗剂不仅可以阻止这种阴茎勃起反应，而且还可以阻止由催产素引起的下丘脑室旁核中一种 NO 代谢物亚硝酸盐的增加[22]。

学者普遍认为，催产素在性爱中的另一个重要作用是维持两性伴侣之间的选择性依恋。催产素作用于与信任、相思、移情和合作相关的脑区，具有稳定性伴侣之间关系的作用，催产素会使男性认为自己的伴侣比其他熟悉的和陌生的女性更有吸引力，同时催产素可以降低女性与陌生人交流时的新鲜感，从而避免或减少不忠行为[4]。

四、催产素与为人父母

　　自然选择不仅推动哺乳动物雌雄个体追求性爱，而且赋予他们成为负责任的自愿养育儿女的父母，如果不能保证后代的生存，再强烈的性爱追求者仍将被自然选择淘汰。进化的结果从来是合理高效的，没有必要另起炉灶，因此催产素及其受体再次发挥作用，推动性爱的享受者摇身一变成为合格的父母。

　　首先来看成为母亲的一方。很多人认为，对于一个女子，人生中能成为一位母亲是非常愉悦与幸福的经历。很多女人一辈子的幸福感很大程度上来自养儿育女。而在这一过程中，催产素发挥了关键的作用，从这一点我们可以推论，至少人类一半的幸福关联到催产素。

　　女子怀孕后诸多生理变化之一是催产素的分泌增加，在生产时达到高峰。并在哺乳期内保持催产素释放的高峰状态，甚至在母乳中也有催产素，它也可以作为母亲和婴儿之间的一种社会性荷尔蒙交流形式。在大型哺乳动物中，催产素在生殖过程中起着核心作用，它帮助将大脑袋的婴儿从子宫中排出，帮助分泌乳汁，并在母亲和后代之间建立一种选择性的持久联系。

　　有关催产素对母子关系影响的研究发现，催产素水平较高的母亲更有可能做出深情的养育行为，包括频繁地察看宝宝、深情地亲吻抚摸、用某种方式对婴儿唱歌或说话、为宝宝洗澡等等。另一些研究表明，接受这种爱抚经历的婴儿也会互动地产生催产素，使他们寻求与母亲更多的接触，进一步加强母子之间的联系。这是进化形成的人类之爱的感人一幕。

　　哺乳动物的后代在出生后一段时间内非常依赖母亲的乳汁。人类母亲也会在新生儿出生后与他们形成稳固而持久的联系，这段时间对婴儿的营养和生存至关重要。相关研究进一步确认了催产素在母性行为中的作用，催产素受体基因敲除的雌鼠在性行为和生育能力上与正常鼠没有区别，但其子女会因缺乏照顾而更早的死去[23]。

　　而且，即使是选择剖腹产或者选择非母乳喂养孩子的母亲，同样会形成与孩子之间深厚的情感纽带。此外，父亲、祖父母、外祖父母，甚至养父母对孩子形成长期的依恋也在一定程度上与催产素有关。初步证据表明，仅仅是婴儿的存在就会促使其周围的成人体内释放催产素，这个婴儿似乎有某种驱动我们去爱他或她的气场[3]。高水平的催产素还可以缓解产妇的紧张感和负面情绪。此外，催产素具有镇痛效应。

在怀孕期间和哺育幼鼠时，雌性大鼠脑中催产素和催产素受体都发生了改变。催产素和催产素受体表达增加的一个可能原因是促进母性行为的发生和维持。母性行为表现在时刻寻找幼崽、蹲守其旁、舔抚幼崽、哺乳、筑巢、保护幼崽免受攻击等。实验证明，脑室注射催产素可以明显强化大鼠的母性行为，而且有剂量依赖性，用药量越大母亲行为越明显。与之相反，如果脑室注射催产素的拮抗剂，母鼠会变得自私，自我梳毛频率增加、躺卧时间延长、照顾后代行为减少。脑室注射催产素的抗血清也可以降低母性行为。存在于母乳中的催产素，可以作为母亲和婴儿之间的一种荷尔蒙交流形式，也可能有某种生物学意义。处于哺乳期的母亲释放催产素的潜力增加，对压力的反应降低，这些适应性增加了其抚养后代的能力[18]。

虽然催产素在父系行为中所起的作用，人们研究较少也了解较少，但仍然有研究数据支持催产素在照顾后代的父系行为上有作用。有研究发现，在单配偶的加利福尼亚雄性小鼠中，其配偶鼠怀孕 1～15 d 的准爸爸血浆中催产素水平明显高于未交配的雄性或非准爸爸，这表明催产素可以使单配偶雄性小鼠表现出父系行为[24]。

另有研究表明，通过催产素受体的放射性自显影法，表现出父爱的单配偶草原田鼠与没有养育经验的雄性田鼠相比，副嗅核(accessory olfactory nucleus)、外侧隔核（lateral septum，LS）和侧部杏仁核（lateral amygdala，LA）有更高密度的催产素结合[25]。

讨论到这里，让我深深感到亿万年动物进化过程的神奇魔力，它让无数原子、分子组成的动物体和人体，产生出一种伟大而神圣的爱的情感，并由之产生无数动人的人间故事。从这种意义上来讲，除非出现奇迹，未来即使是再高超的技术，凭借非物质的"爱"的计算机程序，很难造就有真正情感依恋的机器人。

参 考 文 献

[1] Busnelli M, Chini B. Molecular basis of oxytocin receptor signalling in the brain: what we know and what we need to know. Curr Top Behav Neurosci, 2018, 35: 3-29.

[2] Sehnal D, Bittrich S, Deshpande M, et al. NMR solution structure of oxytocin. http: //www1. rcsb. org/3d-view/2MGO/0[2020-10-11].

[3] Carter C S. Oxytocin pathways and the evolution of human behavior. Annu Rev Psychol, 2014, 65: 17-39.

[4] Carter C S, Porges S W. The biochemistry of love: an oxytocin hypothesis. EMBO Rep, 2013, 14: 12-16.

[5] Garrison J L, Macosko E Z, Bernstein S, et al. Oxytocin/vasopressin-related peptides have an ancient role in reproductive behavior. Science, 2012, 338: 540-543.

[6] Grinevich V, Knobloch-Bollmann H S, Eliava M, et al. Assembling the puzzle: pathways of oxytocin signaling in the brain. Biol Psychiatry, 2016, 79: 155-164.

[7] Gouin J P, Carter C S, Pournajafi-Nazarloo H, et al. Marital behavior, oxytocin, vasopressin, and wound healing. Psychoneuroendocrinology, 2010, 35: 1082-1090.

[8] Modahl C, Green L, Fein D, et al. Plasma oxytocin levels in autistic children. Biol Psychiatry, 1998, 43: 270-277.

[9] Aragona B J, Wang Z. Dopamine regulation of social choice in a monogamous rodent species. Front Behav Neurosci, 2009, 3: 15.

[10] Stoop R. Neuromodulation by oxytocin and vasopressin. Neuron, 2012, 76: 142-159.

[11] Hurlemann R, Patin A, Onur O A, et al. Oxytocin enhances amygdala-dependent, socially reinforced learning and emotional empathy in humans. J Neurosci, 2010, 30: 4999-5007.

[12] Barraza J A, Zak P J. Empathy toward strangers triggers oxytocin release and subsequent generosity. Ann N Y Acad Sci, 2009, 1167: 182-189.

[13] Kosfeld M, Heinrichs M, Zak P J, et al. Oxytocin increases trust in humans. Nature, 2005, 435: 673-676.

[14] Zak P J, Kurzban R, Matzner W T. Oxytocin is associated with human trustworthiness. Horm Behav, 2005, 48: 522-527.

[15] Ferguson J N, Young L J, Hearn E F, et al. Social amnesia in mice lacking the oxytocin gene. Nat Genet, 2000, 25: 284-288.

[16] Marsh A A, Yu H H, Pine D S, et al. Oxytocin improves specific recognition of positive facial expressions. Psychopharmacology(Berl), 2010, 209: 225-232.

[17] Guastella A J, Einfeld S L, Gray K M, et al. Intranasal oxytocin improves emotion recognition for youth with autism spectrum disorders. Biol Psychiatry, 2010, 67: 692-694.

[18] Lee H J, Macbeth A H, Pagani J H, et al. Oxytocin: the great facilitator of life. Prog Neurobiol, 2009, 88: 127-151.

[19] Carmichael M S, Humbert R, Dixen J, et al. Plasma oxytocin increases in the human sexual response. J Clin Endocrinol Metab, 1987, 64: 27-31.

[20] Carmichael M S, Warburton V L, Dixen J, et al. Relationships among cardiovascular, muscular, and oxytocin responses during human sexual activity. Arch Sex Behav, 1994, 23: 59-79.

[21] Veening J G, de Jong T R, Waldinger M D, et al. The role of oxytocin in male and female

reproductive behavior. Eur J Pharmacol, 2015, 753: 209-228.

[22] Melis M R, Succu S, Iannucci U, et al. Oxytocin increases nitric oxide production in the paraventricular nucleus of the hypothalamus of male rats: correlation with penile erection and yawning. Regul Pept, 1997, 69: 105-111.

[23] Macbeth A H, Stepp J E, Lee H J, et al. Normal maternal behavior, but increased pup mortality, in conditional oxytocin receptor knockout females. Behav Neurosci, 2010, 124: 677-685.

[24] Gubernick D J, Winslow J T, Jensen P, et al. Oxytocin changes in males over the reproductive cycle in the monogamous, biparental California mouse, *Peromyscus californicus*. Horm Behav, 1995, 29: 59-73.

[25] Parker K J, Kinney L F, Phillips K M, et al. Paternal behavior is associated with central neurohormone receptor binding patterns in meadow voles (*Microtus pennsylvanicus*). Behav Neurosci, 2001, 115: 1341-1348.

第七章

积极情绪：血清素系统

精神奋发，高兴——一个精神奋发的人即使不发出真正的微笑来，也通常会显露出把自己的嘴角退缩的倾向来。由于愉快的激奋，血液循环就变得更加迅速起来，双眼发亮，面部的颜色也变得更加鲜艳。

——达尔文，《人类和动物的表情》

如果没有"人类的情绪"，那么绝不会而且不可能有人类对真理的追求。

——弗拉基米尔·伊里奇·列宁《书评：尼·鲁巴金〈书林概述〉第二卷》

一、与情绪相关的愉悦分子——血清素及其受体

动物在生存斗争中，经常会处于不利的逆境中，如天敌的威胁、恶劣的气候、伴侣的丧失、身处孤独危险境地，乃至饥饿与疾病等。逆境的压力可能使动物长期处于焦虑的情绪中，会失去生存的活力，甚至会使其出现忧郁症，降低其免疫能力，不能应对逆境压力的物种可能被淘汰。于是进化过程自然选择胁迫产生一种调节情绪的机制。大脑中产生的血清素（serotonin）就是与情绪状态相关的神经化学物质，它也被称为"快乐"激素之一，因为血清素与其受体及相关的神经元形成的大脑血清素系统有助于产生一种轻松自在的情绪，不仅可以缓和焦虑、减少抑郁，控制愤怒和攻击性，同时还有助于睡眠。血清素系统是进化产生的一种通过调节情绪导致轻松、愉悦感和幸福感产生的神经机制。

血清素又称为 5-羟色胺（5-hydroxytryptamine），是一种神经递质，也可以视为一种激素，因为其既作用于神经突触，也可作用于全身。图 7-1 为血清素的化学结构式。血清素在 20 世纪 40 年代末首次被分离并命名，被命名为血清素是因其最早是从血清中的血小板中分离出来的，且发现它参与血液凝固和血管收缩。其英文名 serotonin 的含义是：sero（来自血清）和 tonin（诱导收缩）。20 世纪 50 年代早期血清素在大脑中被发现。

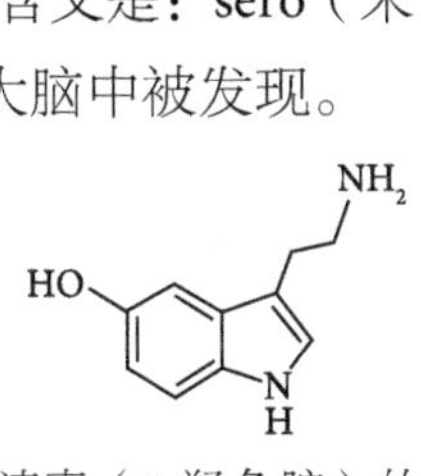

图 7-1　血清素（5-羟色胺）的化学结构式

　　分泌血清素的神经元主要集中于中脑至延髓的中线和中线旁区的中缝核团，这些血清素能神经元弥散地投射到中枢神经系统的广泛区域[1]。截至 2019 年，已经有超过 15 万篇关于血清素及其受体的文章发表。

　　血清素体内合成以色氨酸为原料，先经羟化酶催化产生 5-羟色氨酸，再经脱羧酶催化成为 5-羟色胺（图 7-2）。

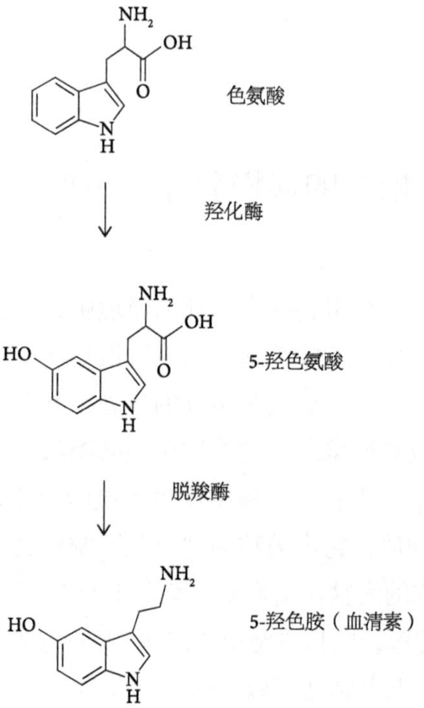

图 7-2　体内血清素的合成过程

　　色氨酸在体内经两步生物化学反应转变成血清素。色氨酸是体内血清素合成的唯一前体。血清素是人体中十分重要的一种神经递质与激素，在中枢神经系统中，它控制着情感、情绪、认知、学习等脑神经活动；在外周神经系统中，它又控制着生殖、代谢、血管收缩、骨骼发育等生理功能。食欲和睡眠也与它有关。临床上，它可以用来治疗偏头痛、肥胖症等疾病，还能用于抗精神分裂症、抑郁症等。目前占有很大市场份额的用于治疗情感障碍、抑郁症等精神类疾病的药物与血清素及其受体有关。

　　血清素何以如此神通广大？其中一个重要原因是在不同人体细胞膜上，分布着 14 种与不同功能关联的血清素受体。如果将血清素比作钥匙，它的受体比作锁，血清素就是一把能打开很多把锁的钥匙，在不同区域打开某些特定的锁，就能发挥特定的功能。

血清素受体（serotonin receptor）也称为 5-羟色胺受体（5-HT receptor），是一组位于中枢神经系统和周围神经系统的 G 蛋白偶联受体及配体门控离子通道，它们同时调节兴奋性和抑制性神经传导物质的传递。

血清素受体可分为 7 个亚科（5-HTR1～5-HTR7），除了 5-HTR3 受体是配体门控离子通道以外，其他的所有血清素受体都是含有 7 个跨膜区的 G 蛋白偶联受体，通过细胞内的第二信使 cAMP 来产生效应。哺乳动物体内表达的至少14 种不同的血清素受体亚型，不同的血清素能通路调节不同的反应。血清素受体的多样性与血清素系统的复杂生物学功能是相关的。血清素受体是多种药物的靶标，包括许多抗抑郁药、抗精神病药、减食欲药、止吐药、胃动力药和抗偏头痛药。本章后面几节将介绍两种研究的最为普遍的与情绪相关的血清素受体（5-HTR1A 和 5-HTR2A 受体）。

中国科学院上海药物研究所与美国斯克里普斯研究所的研究人员通过合作研究，于 2013 年解析了血清素受体 1B 和 2B（5-HTR1B、5-HTR2B）的晶体结构，这是首先被解析的血清素 G 蛋白偶联受体的结构，具有重要的科学意义[2]。最近，以中国科学院上海药物研究所为主的研究团队在前期研究积累的基础上，采用单颗粒冷冻电镜技术，首次解析了三种血清素受体结合不同配体的冷冻电镜结构，包括抑郁症和精神分裂症治疗靶点 5-HTR1A 受体、偏头痛治疗靶点 5-HTR1D 受体，以及多种精神类疾病潜在的选择性治疗靶点 5-HTR1E 受体的结构。这些结构为靶向血清素受体的药物开发提供了重要基础，该成果发表在 2021 年 3 月的《自然》杂志上[3]。

大脑中血清素与其受体等相关蛋白质组成的血清素系统是进化中产生的具有多种重要功能的系统，其一个非常重要的功能是对动物与人类情绪的调节。血清素是另一种能够影响人的情绪、抵抗悲伤的物质。这种产生于脑干神经元的神经递质对于调节我们的情绪不可或缺。恋爱的激情、社交情感、伴侣抚摸、回想快乐往事，都会激发这种物质的产生，它的作用就像是引发欣喜和欢乐的药物。研究发现，失去至爱亲人与沉浸在失恋痛苦中的人，都有血清素降低的现象。与大脑血清素水平降低有关的现象还包括易怒、冲动、焦虑、疲劳、慢性疼痛和焦躁不安等。血清素严重不足甚至可造成抑郁症。后面我们将讨论通过哪些措施可以提高体内血清素含量，从而提高我们的积极情绪，降低急躁情绪，改善睡眠，保持镇静，让人产生愉悦感和幸福感。

二、血清素与对抗逆境

动物在进化中为什么会产生各种情绪，至今仍然是生物学与心理学研究的热点。动物与人类情绪研究的开山之作是达尔文的《人类和动物的表情》，这是继《物种起源》之后达尔文完成的另一部影响深远的巨著。按照达尔文的观点，情绪的产生是动物为适应外界环境的变化产生的，情绪的表达是对动物的生存有意义或者说有用的。然而情绪产生的机制，特别是不同情绪产生的神经生物学机制，至今仍然是尚未完全解决而有待深入研究的问题。

情绪对动物和人类的生活与生存有很大的影响。逆境和挫折是动物和人类生活中必然遇到的，生活压力通常会使当事者产生焦虑和抑郁。动物实验和对人类的研究揭示，个体长期处于焦虑和抑郁的消极情绪下将损害健康，在生存斗争中失去优势。我们在讨论内啡肽和催产素时，都提到它们对动物和人类处于逆境和压力时产生的缓解焦虑与抑郁的作用，动物亿万年进化过程中还打造了另外一个系统参与此功能，那就是本节要讨论的血清素系统，即血清素及其受体与相关蛋白质，以及大脑中相关的神经元回路。这也从另一个角度表明，动物包括人类生活在地球上其实是很不容易的，遇到的逆境和挫折是经常的，远远超过安适无忧的时间，进化动员这些系统参与缓解压力，可以使动物在遇到食物短缺、天敌威胁、极端气候、身患疾病及伴侣亲朋丧失的逆境时保持继续生活的动力，这对于生存斗争中保持物种的延续是有重要意义的。

有动物实验表明，脑内和血液中血清素水平增加与积极情绪呈正相关。当提高血清素在动物体内的含量时，动物焦虑不安的行为及互相攻击行为明显减少。对人类的研究发现，抑郁症患者的血清素水平会降低，而大多数现代抗抑郁药物，即选择性血清素再吸收抑制剂（selective serotonin reuptake inhibitor，SSRL）都是通过增加大脑中血清素的含量来起作用的[4]。

研究发现，血清素调节动物情绪相关行为的作用是通过其作用于血清素受体实现的。血清素受体是一组 G 蛋白偶联受体，在哺乳动物血清素能和非血清素能神经元上均有表达。如果将血清素 5-HTR1A 受体基因进行敲除，小鼠表现出强烈的焦虑情绪与行为，这表明血清素对该受体的激活具有显著作用[5]。

美国南达科他大学的研究人员，采用一种动物焦虑情绪模型（利用焦虑的动物偏爱黑暗地方，并减少了在开放区域的时间的特性），测定到大鼠海马腹侧血清素水平的降低增加了实验动物的这种焦虑行为。而接下来通过注射选择性血清素再摄取抑制剂帕罗西汀，以增加海马腹侧突触间隙血清素水平，上述焦虑行为增加的情况可发生逆转。他们的研究结果表明，海马腹侧的血清素水平对调节焦虑行为至关重要[6]。

面对逆境，似乎会出现让人陷入两难的境地，是被动地忍受，还是通过主动行动来应变。英国伦敦帝国理工学院学者研究认为，血清素在脑内的主要功能是通过两种神经回路强化面对逆境的适应性反应：第一种是被动的应对途径，以改善对逆境与压力耐受性来实现；第二种是积极应对途径，与高度血清素回路的可塑性有关，是通过提高有机体对逆境或压力源的识别和克服能力，并通过某种计划性行动来实现的。至关重要的是，他们认为这两种功能分别是通过突触后血清素受体 5-HTR1A 与血清素受体 5-HTR2A 介导的，5-HTR1A 介导的抗逆通路主要在常规的逆境下发挥功能，当逆境达到非常严重的临界点程度时，5-HTR2A 信号途径将逐渐增强并居于主导地位[7]。

伦敦帝国理工学院学者同样通过实验研究认为血清素作为神经递质，介导了两种不同逆境的适应性反应，这在很大程度上是由两个研究最普遍的与情绪相关的血清素受体 5-HTR1A 和 5-HTR2A 实现的。他们的研究结果还显示，被动应对信号途径，即容忍压力来源，增加忍受力，是通过突触后血清素受体 5-HTR1A 信号介导的，其特征是在压力下被动地缓和情绪。相反，主动应对信号途径（主动应对压力来源），是通过血清素受体 5-HTR2A 信号介导并以增强可塑性（定义为改变应对压力的能力）为特征的。他们认为，5-HTR1A 介导的压力缓和可能是大脑对逆境的基本反应，但通过 5-HTR2A 受体介导的神经元可塑性改变，动物和人类处于逆境时实质性应对能力的提高可能是重要的。

另一项研究证明，血清素对逆境下情绪产生影响的研究是关于血清素转运蛋白基因（*5-HTT*）的研究。*5-HTT* 基因序列中激活区发生的变异将影响血清素转运蛋白基因的转录和表达数量，从而影响血清素在突触释放后的吸收，血清素转运蛋白变异基因的携带者，会导致该基因表达下调，使该基因携带者在面对逆境时更容易产生消极情绪[8]。

血清素除了上述对抗逆境和挫折引发的焦虑情绪，它对情绪的调节还表现在诸多方面。大脑血清素的减少会增加愤怒、敌意与攻击性，充足的血清素可以促进与群体其他成员的亲和性。血清素的这一情绪调节功能是通过突触后血清素受体 5-HTR1A 信号通路调控的[9]。5-HTR1A 受体是大脑中分布最广的血清素受体。

消极易怒与敌对情绪是诱发许多疾病的危险因素，如心血管疾病，少愤怒、少敌意、多亲和性是保持健康的重要因素。因而这也是大脑血清素增加的积极意义之一。

国立韩国交通大学的研究人员通过对酒精依赖患者的研究发现，连续 8 周的杨氏太极拳活动可以增加患者血液中血清素的水平，而这些患者血清素水平的提高，可以明显改善他们易怒和抑郁的不良情绪，并能降低酒精依赖[10]。

有研究显示，在血清素含量较低的时候，大脑中额叶部位和杏仁核部位之间的信号联系就会减少。杏仁核部位与愤怒情绪有关，而额叶部位发出的信号可以帮助控制这种愤怒，因此，在缺少作为"信使"的血清素时，"理智"的额叶就难以控制"愤怒"的杏仁核。人们常用"愤怒得失去理智"来形容一个人发怒的样子，其实这时并不一定是其大脑中没有理智，而可能是大脑中负责理智的部分缺乏血清素的帮助，因此难以控制与愤怒相关的大脑部位活动。

动物与人类在处于急性应激情况下，如面临猛兽威胁，突遇大火或突陷险境时，应激压力能够作用于大脑边缘系统的下丘脑-垂体-肾上腺轴，分泌一种称作皮质醇（cortisol）的激素，因此，皮质醇常被称为"压力荷尔蒙"。皮质醇亦称氢化可的松，它使身体可以快速启动起来，或是迅速逃走或是搏斗，该激素激活交感神经系统，使血压增高、心跳加快。皮质醇的分泌能释放氨基酸（来自肌肉）、葡萄糖（来自肝）及脂肪酸（来自脂肪组织），这些物质被输送到血液里充当能量产生的原料使用。但是，长期压力过大时，皮质醇浓度一直居高不下，会带来一系列影响，对健康是不利的，它会引起血糖升高、血压升高、情绪易怒、胃口增加、体重上升、性欲减退、骨质疏松，对感染抵抗力下降及疲劳。有研究表明，压力引起的皮质醇浓度居高与血清素系统有相关性，即血清素系统的激活可以抗衡皮质醇的影响。

荷兰马斯特里赫特大学的研究人员发现，有一种压力诱发的抑郁症，其表现不是情绪低下，而是表现出焦虑和攻击性，分析发现这种患者血液中皮质醇含量高于正常人，而且发现这些患者的特征是血清素合成受损，同时血清素受体 5-HTR1A 敏感度降低。采用选择性血清素受体 5-HTR1A 的激动剂可以缓解患者的症状，5-HTR1A 激动剂的维持治疗和心理干预可以增加患者应激阈值，从而使他们不易被激怒和产生攻击性[11]。

美国迈阿密大学的研究人员对源于烧伤疼痛和性虐待而产生抑郁症的患者，进行连续数日的按摩治疗，发现按摩治疗能够缓解抑郁症的症状，同时发现治疗后的患者唾液中的皮质醇浓度平均下降了 31%，而尿液中检测到的血清素浓度平均增加了 28%。说明经过按摩治疗的抑郁症患者症状的改善与体内血清素水平的上升和皮质醇水平的下降有关[12]。

综上所述，研究表明血清素系统的激活有利于情绪改善，脑内和血液中血清素水平增加与积极情绪呈正相关。好的情绪对动物和人类的生存是有积极意义的。好的情绪或者说积极的情绪并非一定是某种快乐兴奋的情绪，很多时候是没有焦虑与抑郁，没有压力与担忧，或者说没有某种心理上的束缚的、感觉自由自在的情绪。如同公元前 450 年的古希腊哲学家修昔底德所说的"幸福的秘密是自由"，而在这种自由自在、没有压力的情绪中的生活实际上是高质量的。学者认为大脑处于这种情绪下，将以一种更自由、更少约束的方式运作，因而更能激发灵感、更具有创造性，从某种意义上说更有幸福感[6]。

三、血清素与抑制冲动和增强耐心

大脑血清素的主要功能除了上述缓解焦虑和压力，还有抑制冲动、促进耐心和应对复杂环境的功能。这一点也有重要的进化上的意义。

动物在丛林与旷野中活动时，常常是回报稀少、险象环生。有时过强的欲望带来的冲动情绪与行为，可能招致惩罚甚至危及生命。在这种情况下，自然选择会使动物进化出一种机制，使其在可能遇到危险时，能抑制其冲动的情绪与行为，使其谨慎小心。过强的欲望与冲动的背后机制是多巴胺奖赏系统，研究人员发现，冲动行为抑制的背后机制中，血清素系统发挥了重要的作用。

研究发现，血清素在动物预期将得到某种惩罚时，可以抑制相关行为，从而避免其可能得到惩罚。例如，冒险进入不安全的地带就会产生许多危险，因此，在这种情况下，一个重要的普遍性的策略就是行为抑制，这一过程中大脑血清素系统发挥了作用。血清素明显关联到预测不利后果时的行为抑制[13]。

饥饿时多巴胺会使动物行为的动力增加，而预感有危险时，血清素系统会使其平静下来，就像多巴胺会影响饥饿时的活力一样，血清素与饥饿时的冷静相关。研究发现血清素关联的预测不利后果时的行为抑制，与大脑中缝背核血清素能神经元的激活有关[14]。

有人认为这种在预期危险情况下行为抑制的能力可以依赖学习，但这可能代价高昂。进化产生的血清素机制可能更为有效和迅速。

另外特别有意思的是，血清素系统还可以使动物在等待奖赏时更有耐心，不过于冲动与过早行动，以获取更大的奖赏。日本学者对大鼠进行了一项研究，大鼠要在按下第一个按钮和按下第二个按钮之间进行选择，每个按钮只有一次机会，按下第一个按钮总是会立即下降一个食物丸，而按下第二个按钮总是会下降四个食物丸，但这是在经过一段时间的延迟，即等待 25 s 之后 4 个食物丸才会掉下。研究发现，一些大鼠选择等待 25 s 而获得更大的奖赏，而这种有耐心的大鼠伴随有中枢血清素能神经元的激活。研究还发现，大鼠在等待延迟奖励的时间内，中缝背核血清素能神经元被特别激活，因而延迟奖励等待行为的关键是激活中缝背核血清素能神经元。相反，如果降低中缝背核血清素的水平会促进冲动行为，失去等待的耐心，无法抑制不恰当的行为。这些结果表明了中缝背核血清素能神经元的激活和等待行为之间的联系。研究者还提出了这种血清素能神经元最为富集的中缝背核对耐心的神经机制，眶额皮层、内侧前额叶皮层、伏隔核都有血清素能神经元的投射，这几个脑区之间的神经回路可能是这种等待机制的关键。日本学者还提出，这种中缝背核血清素神经元主导的"等待获得奖励"的神经活动与前面提到的和动物在可能出现危险的"等待避免惩罚"的行为抑制，可能有相同或者重叠的神经回路机制[15]。

四、血清素与睡眠

好的睡眠被认为是人生幸福的重要元素。

好的睡眠带来好的情绪，很多人都有此体验。研究发现，情绪调节因子血清素可以带来好的睡眠，这是一个很有意思且值得探究的因果关系。

　　夜间睡眠的潜在调节机制是复杂的，目前尚不完全了解。研究证明，血清素可能通过对脊髓上神经网络的积极抑制，在促进睡眠方面发挥了关键的抑制作用。有很多线索提示血清素系统与睡眠的相关性。例如，参与睡眠的最活跃的大脑区域是中缝核，它位于网状结构的脑桥和髓质。中缝核占所有大脑血清素能神经元的80%，它们的破坏在实验动物中引发了严重的失眠[16]。

　　有趣的是，中缝核神经元释放的血清素在白天达到峰值，而不是在晚上，而这一点可能是有道理的。因为学者认为，促进睡眠因子的合成被认为发生在白天，特别是在大脑活动增强的情况下，如持续的注意力、长时间的锻炼等。有人提出，白天活动增多可能导致在随后的睡眠中睡眠深度增加，其中一个原因可能与大脑温度有关，大脑温度升高可能会加速有助于入睡因子的合成和积累[17]。

　　下丘脑的视前区是一个涉及睡眠调节的大脑区域。人们认为，启动睡眠需要一连串的事件，一些促使睡眠的因子实际上是白天产生的。在白天，一些人体活动和行为产生的刺激或信号，传入中枢，再通过向上的投射达到基底前脑而释放血清素，从而可能导致有助于促进睡眠的"睡眠因子"的合成。研究证明运动和服用色氨酸因有助于血清素的合成而能改善睡眠。饮食中补充色氨酸（唯一的血清素前体）有利于血清素能神经元活动，促进睡眠，而急性色氨酸缺乏则会对睡眠产生有害影响。事实上，色氨酸已被证明是一种有效的温和催眠药。

　　大脑中快速色氨酸耗竭试验（acute Trp depletion，ATD）证明了血清素对睡眠的影响。已经证明，食用所有其他氨基酸但缺乏色氨酸的实验溶液，在摄食后约 5 h 可达到血液中色氨酸的最大耗竭程度，也就是说，将进入严重影响血清素合成的时间。美国加州大学圣地亚哥分校的研究人员，研究了摄入含有所有氨基酸但色氨酸缺乏（0、25%或 100%缺乏）的溶液及其对睡眠的影响。受试者遵循食用色氨酸含量很低的食物一天之后，在 18：00 分组摄入上述实验饮料，然后在 23：30 开始使用多导睡眠描记仪记录他们的睡眠情况。结果发现，服用完全不含色氨酸饮料的实验组，睡眠效率明显降低，睡眠推迟，睡眠潜伏期增加[18]。另有类似的研究还发现急性色氨酸缺失处理还会导致睡眠连续性下降（觉醒增加）、减少第二阶段睡眠、延迟快速眼动睡眠（REM），快速眼动睡眠是睡眠周期中的深度睡眠阶段[19]。

五、如何用非药物的方法增加血清素

在前面的讨论中，我们介绍了亿万年的进化选择产生的血清素系统参与了人类愉悦感相关的多个方面。在所有我们讨论过的快乐分子中，血清素的全能性似乎并不亚于多巴胺，它是积极情绪的推动者，它是浪漫爱情的协调者（见第九章），它是理想睡眠的促进者，它是身历险境的警示者，它也是抑郁症的克星。那么如何防止正常人血清素的缺乏，保证体内有充足的血清素作为我们愉悦情绪与和谐生活的维护者呢？这一问题随着人们对幸福生活的追求和抑郁症的预防日渐引人关注。

下面我们介绍经科学研究证明有利于增加体内血清素的策略。

积极的心理引导

加拿大蒙特利尔大学的研究人员使用正电子发射断层扫描技术，研究了情绪快速变化中健康参与者大脑中血清素合成的测量值，这些参与者分别接受了快乐、悲伤和中性情绪诱导。研究发现诱导产生出快乐情绪的参与者大脑的右前扣带回皮层（right anterior cingulate cortex）血清素水平增加，而诱导产生出悲伤情绪的参与者大脑右前扣带回皮层血清素水平降低。思想的改变、自我诱导或由于心理治疗，可以改变大脑神经元活动的理论早被人接受。也有研究证明心理诱导的思想改变可以影响大脑的血流量。但上述研究是首次报告自我诱导的情绪变化会影响血清素的合成，这一结果提示，血清素与情绪之间的影响或者说相互作用可能是双向的，血清素能产生愉悦情绪，而愉悦的感觉也能促进大脑血清素的合成。因此，如果我们经常对自己或者相互做积极的心理引导，多回忆快乐时光或者生活中经常开展愉悦身心的活动，能使我们产生更多的积极情绪[20]。

通过减压提升血清素

我们在本章第一节讨论中提到，生活压力通常会使当事者产生焦虑和抑郁，而很多研究证明焦虑和抑郁会减少血清素，极端的例子是抑郁症患者。这意味着我们应远离充满压力的生活境遇，为自己减压可以增加体内的血清素。因此改变一下产生压力的生活环境，主动放松一下自己，如与朋友聚会、做按摩足疗、观看喜剧表演、瑜伽、冥想、深呼吸、运动、自我表现（艺术）等很可能可以使我们大脑血清素增加，从而预防抑郁症。

每个人都可以找到适合自己的缓解压力的方法。关键词是"改变"，老百姓有个说法，"同一根神经颤动久了就会疲惫。"我们可以有一个稍微科学一点的说法，"让一个新的神经回路去代替一个工作已久的神经回路可以使人轻松，如同左手累了换右手。"

例如，下班后决不带公司的事情回家做，烦闷时去和朋友唱一次卡拉OK，紧张时主动放慢生活节奏，与人争吵过后去附近咖啡店喝一杯热的牛奶咖啡，连续写作后看一看远处的青山和树上的小鸟，长期加班后抽一天时间开车去郊区农家乐彻底放松一次。

阳光的功效

阳光对地球上所有生命都有意义，哺乳动物和人类都是在阳光照耀下进化而来的。目前发现有一个原因尚不清楚但却很有意思的结论，即体内血清素与阳光照射正相关。人们发现阳光明亮的夏天抑郁症的发病率要低于阳光缺乏的冬季。已有研究证明，明亮的光线是治疗季节性抑郁症的标准疗法，另一些研究也表明，它是治疗非季节性抑郁症的有效疗法[21]。在人死后的大脑中，血清素水平在夏天死者中更高，明显高于冬天死去的人[22]。

类似的结论来自对健康志愿者的研究，一项实验有力证明了明亮的光线和血清素系统之间肯定存在相互作用。前面提到急性色氨酸耗竭，即食用不含色氨酸的食物5 h后，会出现因血清素减少的情绪低落状态。但如果实验在强光（3000 lx）下而不是在暗光下进行，可以完全阻断健康女性急性色氨酸耗竭引起的情绪降低作用，即食用不含色氨酸的食物5 h后，不会出现情绪低落状态[23]。

数代人以前，世界上大多数人在工业革命前主要从事农业、渔业，户外活动较多，有更多亲密接触阳光的机会。而现代人似乎在阳光缺乏的室内生活时间更长，加之社会竞争与各种欲望和压力的增大，是否是当代抑郁症多发的因素呢？目前很难有跨越时间的比较研究来证明，但关于阳光照射有益健康的观点日益普遍。明亮的光照有利于产生积极情绪已被科学研究证实。现在为治疗季节性情绪失调而设计的高于室内普通照明强度的灯具已成为商品，斯堪的那维亚首创的"阳光咖啡馆"在更多北方国家出现，或许真有利于改善人的情绪。

体育锻炼促进血清素

一项关于运动和情绪之间关系的综合研究表明，体育锻炼具有抗抑郁和抗焦虑作用[24]。

诺丁汉大学医学院生理与药理学系的研究人员，对在跑步机上跑步的大鼠与在跑步机上不跑步的大鼠进行了比较研究。利用微透析技术测定大鼠腹侧海马区细胞外血清素的含量。他们让实验大鼠在跑步机上以 20 m/min 的速度跑步 60 min，并与放置在固定跑步机上 60 min 的对照组大鼠进行比较。研究发现，跑步的大鼠腹侧海马区细胞外血清素的含量明显高于未跑步的对照大鼠[25]。

法国航空航天医学研究所的研究人员也用大鼠做了一项类似的实验。他们让实验大鼠在跑步机上以 25 m/min 的速度跑步 2 h，这对于大鼠是极大的运动量。他们发现腹侧海马（ventral hippocampus）和前额叶皮层的血清素水平在运动 90 min 后显著升高，在运动停止后的 30 min 恢复期血清素水平达到峰值。而在其后前额叶皮层的血清素水平迅速下降，但腹侧海马的血清素峰值则维持较长时间[26]。

上述研究结果证明运动增加了血清素能神经元的触发率，导致了血清素的释放和合成的增加，这可能是体育运动能提高积极情绪的原因之一。人们一致认定的有氧运动可以改善情绪的结论，在此有了一条依据来回答为什么。至少可以给我们一个启发：体育运动也许能预防抑郁症。

食物与血清素

第五个有可能提高大脑血清素水平的因素是饮食。

根据实验证据，作为体内血清素合成的唯一前体，食物中的色氨酸是保证体内足量血清素的重要因素[27]。色氨酸实际上已被认为是一种有效的抗抑郁剂，用于治疗轻度到中度的抑郁症，在健康人群中，色氨酸被认为可以增加亲和性、减少争吵、改善情绪，但这是指纯化的色氨酸单体药物。色氨酸应该被视为一种药物还是一种饮食成分，这是一个有争议的问题。在美国，它被归类为一种饮食成分，但加拿大和一些欧洲国家把它归类为一种药物。将纯化的色氨酸作为药物进行治疗是可行的，首先，通常不存在因饮食原因而需要纯化色氨酸的情况，其次，纯化的色氨酸和含有色氨酸的食物，如蛋白质对大脑血清素有不同的影响，纯化的色氨酸能增加大脑中的血清素，但含有色氨酸的食物虽对血清素水平的提高有意义但作用不很显著。因为含有色氨酸的食物的消化代谢过程需要时间，更重要的是氨基酸是通过一个运输系统进入大脑的，而色氨酸是蛋白质中含量最少的氨基酸，这在各种氨基酸进入大脑的竞争中是不利的[28]。

因此，食用富含色氨酸的食物，如动物蛋白或大豆对健康肯定是有益的，但不能指望它马上改善情绪，或用于治疗抑郁症。

一个早期的理论认为，碳水化合物（糖类）的消耗改变了血液中氨基酸的平衡，增加了色氨酸进入大脑的速度，从而导致调节情绪的血清素的增加。尽管这种机制在实验室条件似乎是可行的，但在实际生活中情况有所不同。一顿饭中只要 2%～4%的卡路里是来自蛋白质，进入大脑的色氨酸就不会增加，正如上面介绍的，氨基酸进入大脑需要通过某种转运机制，色氨酸在蛋白质中的含量是最低的，竞争不过其他高丰度的氨基酸[29]。

不过研究发现，食物中有两个成分对体内血清素的增加有作用，它们分别是维生素 D 和 ω-3 不饱和脂肪酸（ω-3 polyunsaturated fatty acids，ω-3PUFA）。

研究发现，维生素 D 的缺乏与抑郁情绪相关，维生素 D 不足可使抑郁症发生概率增加 8%～14%，自杀倾向增加 50%[30]。维生素 D 有利于改善抑郁症主要是通过控制钙离子浓度与血清素脑内合成，维生素 D 可以增加细胞质膜 Ca^{2+}-ATPase 的表达，也可以诱导血清素羟化酶 2 的表达，其改善抑郁症的机制是通过维持脑内血清素的正常水平而实现的。因此，富含维生素 D 的食物，如鱼肝油、奶酪、蛋黄有利于积极情绪的产生及抑郁症的预防。

有研究表明，补充 ω-3 不饱和脂肪酸，特别是二十碳五烯酸（eicosapentaenoic acid），可降低抑郁症的发生率[31]，ω-3 不饱和脂肪酸除具有抗氧化作用外，其抗抑郁作用可能也与血清素系统的调节能力有关。因此富含 ω-3 不饱和脂肪酸的深海鱼油是对抑郁症有益的食物。

还有报道提出食用黑巧克力也能增加血清素。巧克力中的白藜芦醇能增加内啡肽和血清素，常吃的牛奶巧克力所含的可可（产生血清素的物质）比黑巧克力少。

综上所述，血清素这种兼有神经递质和激素功能的神奇物质，对于动物和人类应对变幻莫测的外在环境具有重要意义，对于高度社会化的人类更是不可或缺。血清素及其受体让我们具有积极情绪，可以缓解抑郁、促进睡眠，使性爱更和谐（详见第九章），这些都是与我们的幸福相关的重要因素。除此之外，血清素还与很多重要功能相关，包括认知学习、血管收缩、骨骼发育等。

写到此处，有一点让我为进化力的神奇所惊异，认为值得与读者分享。血清素的结构与组成人体蛋白质的色氨酸仅稍有不同，后者也是其体内合成的原料；而血清素受体的结构与体内 2000 多种 G 蛋白偶联受体采用基本相同的序列和结构框架。就是利用这些已有材料，竟产生出一套全新的具有如此神奇功能的新系统。

"进化大师"是何等高效、何等节约、何等睿智啊！

参 考 文 献

[1] Mark F, Bear B W C, Michael A. Paradiso. 神经科学-探索脑. 2 版. 王建军, 主译. 北京: 高等教育出版社, 2004: 490.

[2] Wang C, Jiang Y, Ma J, et al. Structural basis for molecular recognition at serotonin receptors. Science, 2013, 340: 610-614.

[3] Xu P, Huang S. Structural insights into the lipid and ligand regulation of serotonin receptors. Nature, 2021, 592: 469-473.

[4] Mitchell R L, Phillips L H. The psychological, neurochemical and functional neuroanatomical mediators of the effects of positive and negative mood on executive functions. Neuropsychologia, 2007, 45: 617-629.

[5] Piszczek L, Piszczek A, Kuczmanska J, et al. Modulation of anxiety by cortical serotonin 1A receptors. Front Behav Neurosci, 2015, 9: 48.

[6] Tu W, Cook A, Scholl J L, et al. Serotonin in the ventral hippocampus modulates anxiety-like behavior during amphetamine withdrawal. Neuroscience, 2014, 281: 35-43.

[7] Carhart-Harris R L, Nutt D J. Serotonin and brain function: a tale of two receptors. J Psychopharmacol, 2017, 31: 1091-1120.

[8] De Neve J E, Christakis N A, Fowler J H, et al. Genes, economics, and happiness. J Neurosci Psychol Econ, 2012, 5: 10-17.

[9] Sánchez C, Hyttel J. Isolation-induced aggression in mice: effects of 5-hydroxytryptamine uptake inhibitors and involvement of postsynaptic 5-HT1A receptors. Eur J Pharmacol, 1994, 264: 241-247.

[10] Oh C U, Kim N C. Effects of t'ai chi on serotonin, nicotine dependency, depression, and anger in hospitalized hlcohol-dependent patients. J Altern Complement Med, 2016, 22: 957-963.

[11] van Praag H M. Faulty cortisol/serotonin interplay. Psychopathological and biological characterisation of a new, hypothetical depression subtype (SeCA depression). Psychiatry Res, 1996, 65: 143-157.

[12] Field T, Hernandez-Reif M, Diego M, et al. Cortisol decreases and serotonin and dopamine increase following massage therapy. Int J Neurosci, 2005, 115: 1397-1413.

[13] Boureau Y L, Dayan P. Opponency revisited: competition and cooperation between dopamine and serotonin. Neuropsychopharmacology, 2011, 36: 74-97.

[14] Gruninger T R, LeBoeuf B, Liu Y, et al. Molecular signaling involved in regulating feeding and other motivated behaviors. Mol Neurobiol, 2007, 35: 1-20.

[15] Miyazaki K, Miyazaki K W, Doya K. The role of serotonin in the regulation of patience and impulsivity. Mol Neurobiol, 2012, 45: 213-224.

[16] Dugovic C. Role of serotonin in sleep mechanisms. Revue Neurologique, 2001, 157: 16-19.

[17] Horne J. Human slow wave sleep: a review and appraisal of recent findings, with implications for sleep functions, and psychiatric illness. Experientia, 1992, 48: 941-954.

[18] Bhatti T, Gillin J C, Seifritz E, et al. Effects of a tryptophan-free amino acid drink challenge on normal human sleep electroencephalogram and mood. Biol Psychiatry, 1998, 43: 52-59.

[19] Voderholzer U, Hornyak M, Thiel B, et al. Impact of experimentally induced serotonin deficiency by tryptophan depletion on sleep EEG in healthy subjects. Neuropsychopharmacology, 1998, 18: 112-124.

[20] Perreau-Linck E, Beauregard M, Gravel P, et al. *In vivo* measurements of brain trapping of C-labelled alpha-methyl-L-tryptophan during acute changes in mood states. J Psychiatry Neurosci, 2007, 32: 430-434.

[21] Golden R N, Gaynes B N, Ekstrom R D, et al. The efficacy of light therapy in the treatment of mood disorders: a review and meta-analysis of the evidence. Am J Psychiatry, 2005, 162: 656-662.

[22] Carlsson A, Svennerholm L, Winblad B. Seasonal and circadian monoamine variations in human brains examined post mortem. Acta Psychiatr Scand Suppl, 1980, 280: 75-85.

[23] Rot M, Benkelfat C, Boivin D, et al. Bright light exposure during acute tryptophan depletion prevents a lowering of mood in mildly seasonal women. European Neuropsychopharmacology, 2008, 18: 14-23.

[24] Salmon P. Effects of physical exercise on anxiety, depression, and sensitivity to stress: a unifying theory. Clin Psychol Rev, 2001, 21: 33-61.

[25] Wilson W M, Marsden C A. *In vivo* measurement of extracellular serotonin in the ventral hippocampus during treadmill running. Behav Pharmacol, 1996, 7: 101-104.

[26] Gomez-Merino D, Béquet F, Berthelot M, et al. Site-dependent effects of an acute intensive exercise on extracellular 5-HT and 5-HIAA levels in rat brain. Neurosci Lett, 2001, 301:

143-146.

[27] Young S N. How to increase serotonin in the human brain without drugs. J Psychiatry Neurosci, 2007, 32: 394-399.

[28] David B, Donohoe R T. The effects of nutrients on mood. Public Health Nutrition, 1999, 2: 403-409.

[29] Umhau J C, George D T, Heaney R P, et al. Low vitamin D status and suicide: a case-control study of active duty military service members. PLoS One, 2013, 8: e51543.

[30] Pouwer F, Nijpels G, Beekman A T, et al. Fat food for a bad mood. Could we treat and prevent depression in Type 2 diabetes by means of omega-3 polyunsaturated fatty acids? A review of the evidence. Diabet Med, 2005, 22: 1465-1475.

[31] Huang Q, Liu H, Suzuki K. Linking what we eat to our mood: a review of diet, dietary antioxidants, and depression. Antioxidants, 2019, 8: 376.

第八章

从舌尖到大脑：每天的愉悦

民以食为天。

——中国谚语

如果身体是上帝的圣殿，那么嘴就是通往圣殿的大门。

——西方谚语

一、美食的愉悦回路

食物是生活的必需，而吃是生活的一大乐趣。对食物的享受是每个人最普通、最经常、最基本的快乐。其背后的生物学机制是大自然亿万年生物进化独具匠心的源于生命体存在的第一要务——新陈代谢（吸取负熵）的杰作。

美食的快感来自舌尖的外在刺激与脑内食物的欲望和奖赏系统愉悦回路的结合。之所以是进化的一大杰作，是因为这个系统简直天衣无缝、奇妙无比，从外在刺激到脑内的调控与激励是一个完整的精细复杂的系统。进化的大师创造这个精妙的系统，是因为其太重要，生命的本质是从外界食物中吸取负熵，非此不能对抗热力学第二定律形成有序的生命体，非此生命体不可能存在。因此，如果动物和人类没有饮食的驱动力、如果饮食不能使动物和人类快乐，就很可能不会自动饮食，而没有饮食，就没有新陈代谢，动物和人类将失去对抗热力学第二定律魔神的法器，动物和人类迟早将灰飞烟灭。

下面我们具体讨论一下美食快感回路。

美食的快感首先来自舌头的味觉、鼻腔的嗅觉和口腔内触觉的结合。我们先简要看一下美食信号的感受器和源头——我们的舌头。西方有句谚语，如果身体是上帝的圣殿，那么嘴巴就是通往圣殿的大门①，因其带来每天食物的享受。

---

① 该谚语的原文是：If the body is God's temple，then the mouth is its gateway.

人的口中大约有 3000 个味蕾，主要分布在舌头表面，口腔及咽部黏膜的表面也分散着一些味蕾，每个味蕾是只有约 1 mm 高的小突起，每个小突起包含大约 50 个味细胞，味细胞是味觉的感受器，它们对不同的味道做出反应。总共有 10 多万根神经集合成两束，将味觉信息从舌头传递到大脑。人类能感受 5 种基本味感，即甜味、咸味、酸味、苦味和鲜味，这些味觉是进化赋予我们的，能帮助我们识别一种食物对我们是有利的还是有害的。甜味是能量来源的信号，咸味有助于维持我们体内的化学环境，酸味有助于我们保持酸碱平衡，苦味通常是食物中含有对身体有害成分的信号，鲜味是富含蛋白质的信号。鲜味感信号主要来自蛋白质中谷氨酸或游离的谷氨酸[1]，谷氨酸存在于肉类中，也存在于蘑菇、奶酪和番茄等食物中。上述不同程度的 5 种味感可以排列组合形成约上万种细微差异的味感。

美食的快感不仅仅是舌头尝到的味道，还在于它的香味。我们的嗅觉跟我们饲养的宠物，如狗与猫相比相差很远，但还是能区分成千上万种不同的气味。气味以两种方式到达鼻腔感受器：一种是直接的方式，用鼻孔吸入；另一种是间接的方式，嘴巴中的食物散发出的气味通过喉咙后部到达鼻腔的感受器。间接通道对我们体验嘴中食物的香味很重要，口腔里的食物发出的气味产生的嗅觉与味蕾感受的味觉及其他感觉整合在一起传送到大脑。

口腔的触觉也扮演了重要角色。口腔有能报告冷热的传感器，还有能识别质地的传感器——软的还是脆的、湿的还是干的，如棉花糖和焦糖的味道不同，虽然两者都是蔗糖做的。另外，还有一种传感器可以感知辣椒的灼烧感，从而对辣椒的辣度做出反应。几乎是无数的不同味觉的排列组合使我们对品尝到的每一种蔬菜、每一种水果、每一种肉类都能清晰分辨，如是菠菜汤还是苋菜汤。即使同一种食材，不同的烹调方法和不同的添加剂造成的区别我们都能感觉到，人类的口福真可有千种万种。

我们在享受美食时，每咬一口，舌头的每一个动作都会触发一套完整的电子信号，鼻腔感受的香味也能触发一套电子信号，这些信号本身并不等于愉悦，只有当它们传入大脑，在大脑中被接收到才会转化为愉悦。这些信号在大脑中的编码传递过程也是很复杂的，本书在此不做赘述，而最终导致愉悦感转化产生的，目前神经生物学学术界认为，主要通过两个系统，即我们在前面介绍的中脑多巴胺奖赏系统及与之关联的内啡肽-阿片受体系统。

正如我在第一章中所解释的那样，进化的大脑创造了积极的情感来引诱并奖励我们做出有益于生存的行为。中脑奖赏回路主要由腹侧被盖区、伏隔核、纹状体等和连接这些区域的神经纤维组成，其中的多巴胺能神经元系统可以与阿片能系统相互依赖地工作，多巴胺能神经元驱动对美味食物的期待与寻找，并触发第四章中提到的具有通用货币性质的愉悦感受网络，而内啡肽-阿片受体系统则可直接或间接因某种美食的刺激被激活而产生美食的快感[2]。

动物实验发现，进食很快引发了大脑内多巴胺的分泌。研究人员在大鼠的腹侧被盖区植入记录电极，当大鼠进食时，多巴胺能神经元得到激活，而且整个进食过程都有某种程度的持续激活，并检测到多巴胺的大量释放。本书第四章讨论多巴胺奖赏回路时，提到的瑞士学者舒尔茨对猴子进行的实验也是很好的证明。第五章介绍内啡肽系统时，列出的多个在动物和人体中的实验也证明进食过程明显激活大脑内啡肽的释放。正是上述这两个相互有联系的系统，让动物和人类每天产生对食物的欲望，每天通过享受食物带来的快乐，让我们感觉每天的生活成为一件有意思、有希望、有回报的事，给我们带来生活的动力，或者说至少是生活动力的一部分。

奖赏被定义为一种对内部和外部刺激的神经"反应"，刺激行为以增加生理或心理上的愉悦为特征。吃东西感觉愉悦本身就是一种奖赏，美味食物的色、香、味激活了奖赏系统，是否会造成过分的进食行为呢？是否会不停地追求美食的快乐呢？如果发生这种情况，好事将会变成坏事，进化的"魔术师"于是造就了另一种机制。实际上体内还有一套以下丘脑为核心的负责调节自我能量平衡的系统，该系统和快乐进食的神经回路通常被认为是高度整合、相互依赖地调节进食行为[3]。

20 世纪 50 年代就发现进食量由两个相互作用的下丘脑中枢调节：一个是兴奋性的摄食中枢——外侧下丘脑；另一个是抑制性的饱中枢——腹内侧下丘脑。也就是说下丘脑的外侧区与饥饿感有关，给它传递某种神经信号可使动物贪得无厌地吃食，而腹内侧下丘脑的兴奋则引起拒食。这两个脑区的功能或者其兴奋所产生的结果正好是相反的，因此下丘脑的外侧区被认为与饥饿有关，称为"摄食中枢"，而下丘脑的内侧区则与饱感有关，称为"饱中枢"。

如果大鼠的下丘脑腹内侧核受损，它就会表现出特别饥饿的样子，不断摄取食物并降低能量的消耗，因而逐渐变胖。而外侧下丘脑则刚好相反，如果这一区域受损，老鼠会表现出饱食的状态并拒绝进食，同时不断消耗能量，所以就变得越来越瘦。不仅老鼠如此，研究人员还发现各种哺乳类动物都有相同的现象。有观察发现，当人的下丘脑受损（通常是相邻的脑垂体长有肿瘤）时，患者食欲会明显增加，并逐渐肥胖[4]。

那么，动物进化产生的一种什么机制让大脑得知吃饱的程度呢？研究发现，肠胃周围存在细胞感受器，能向大脑传递食物的化学属性和机械属性，食物的化学属性包括糖分、脂肪、蛋白质含量，而机械属性则主要是肠道的伸展程度产生的某种刺激。肠道通过蛋白质激素的分泌向大脑发送不同的信号，且这些信号传递方式各不相同：有些信号直接通过血液传递，而有的信号则是通过激活神经元来传递电信号。这些上传的信号可以让下丘脑感知到饮食过程的情况，从而调控摄食中枢与饱中枢，这是一种比较迅速的饮食调控机制。除此之外，经研究证实还存在一条通过脂肪分泌瘦素（leptin）的较缓慢的调控下丘脑饮食中枢的信号通路，当动物食物充足，体内积累的脂肪增加时，会分泌一种称为瘦素的蛋白质激素，当血液中的瘦素作用于下丘脑某些部位的瘦素受体时，可以引发一系列生物化学反应，并通过神经系统抑制动物的饮食欲望。美国洛克菲勒大学的研究人员发现，一种发生基因突变的小鼠，由于不能产生瘦素，通过瘦素抑制食欲的调控回路不能工作，这种基因突变的小鼠变得异常肥胖[5]。

那么饮食奖赏系统与下丘脑的饮食调节有何关系呢？这个问题本身反映了我们大脑功能的复杂与精妙。

神经生物学研究者认为，下丘脑饮食调控系统对中脑多巴胺奖赏回路有调控作用，下丘脑外侧区是奖赏机制和内稳态机制整合回路的关键部位。下丘脑外侧区调节寻求奖励的饮食行为和来自体内的自我刺激[6]。下丘脑外侧区部分神经元可作为奖赏动机回路的调节器，直接调节腹侧被盖区和伏隔核的多巴胺系统。下丘脑外侧区的神经元亚型，尤其是含有进食相关激素[如促欲食素（orexin）]的神经元，从下丘脑外侧区投射到奖赏回路，并已被证明能改变多巴胺的释放[7]。另外，下丘脑外侧区参与关键的内分泌信号，包括饥饿素（ghrelin）、胰岛素和瘦素，反映了身体的短期和长期代谢状态，通过它们在腹侧被盖区上的受体对伏隔核中的多巴胺释放有直接影响[8]。例如，无论是小鼠还是大鼠，给腹侧被盖区使用饥饿素，都会增加多巴胺能神经元的细胞活性与突触形成，因此证明，饥饿素在中脑边缘的奖赏回路中起作用，增加动物对美味食物的寻找。另外，瘦素是一种脂肪因子，是由脂肪组织产生的一种小的化学信使，它通知大脑脂肪量的变化，这种信号对新陈代谢相关的进食途径和大脑相关区域的奖赏都有影响。瘦素作用于中脑边缘的奖赏通路，增加伏隔核中的多巴胺能神经元的激活，增加食物寻找行为[9]。这些相互作用表明，不仅在自我平衡和饮食奖赏系统之间存在相互作用，而且饮食奖赏系统直接受到周围代谢和营养指标变化的影响。这使得愉悦回路能够直接有效地对美味食物做出反应。

2021 年 6 月发表于《科学》的一项研究表明，有两个在下丘脑表达的基因，即名为 IRX3 与 IRX5 的基因，与小鼠的肥胖相关。美国芝加哥大学的研究人员发现，在敲除 IRX3 和 IRX5 这两个基因之后，小鼠果然变得更为"苗条"，证明它们的确和肥胖有关[10]。而且发现 IRX3 基因还控制了小鼠的进食行为，那些缺乏 IRX3 的小鼠，对甜食的兴趣也明显变弱了。该项研究还发现，上述两个表达于下丘脑并影响肥胖的基因，受另一个名为 FTO 的基因调控。该研究组以前就发现 FTO 基因的变异拷贝与肥胖有关，影响下丘脑的功能，研究人员建立了 FTO 基因里缺乏肥胖相关序列的小鼠模型，再去观察 IRX3 和 IRX5 基因在小鼠不同组织里的表达情况，发现在下丘脑及脂肪组织中，这两个基因的表达量果然有所下降。FTO 基因与 IRX3 及 IRX5 基因都位于第 16 号染色体长臂的同一区域，但 FTO 基因与后两者在序列上相隔有数百万个碱基，有可能 FTO 基因表达了 IRX3 及 IRX5 基因的增强因子，调控了后两者的活性。该项研究解决了一个重要发现的机制问题，研究人员发现，目前与肥胖最强的遗传关联是位于 FTO 基因内的一系列遗传变异，超过 40% 的人拥有这些变异的基因拷贝，大约有 16% 的人拥有两份变异的基因拷贝，这足以让他们的肥胖风险增加70%[11]。有意思的是，研究人员分析了一家面向消费者的测序服务公司的数据，发现如果某位消费者体内的 FTO 基因存在和肥胖相关的那些变异，那么那位消费者也有偏爱甜食的倾向。

中脑多巴胺奖赏系统与下丘脑饮食调控系统形成的一对矛盾，协调影响进食功能，把握着动物的饮食行为，前者带来快感，后者带来平衡。不过，这一对矛盾的主要方面还是奖赏系统，即饮食的欲望和带来的愉悦，因为没有其驱动将影响动物个体的生存。实际上，大多数情况下，动物是在一个食物资源稀缺的环境中进化而来，食物唾手可得的情况并不多，而更多的时候要为食物付出艰辛的努力。由于激烈的生存斗争，动物包括人类的祖先在自然界遇到食物短缺是经常发生的，常常饥肠辘辘，野生动物很少有过于肥胖的，因而需要更强烈的激励促使动物去寻找食物。这使奖赏系统更加强势，以致超过饮食调节功能。这也许是为什么很多人减肥常常显得困难的原因[11]。

二、食物成瘾与肥胖

近几十年来，肥胖症的患病率急剧上升，世界卫生组织（WHO）认为，肥胖症是发达国家面临的最严重的健康问题，肥胖可以根据体重指数（BMI）来定义，计算公式为：BMI=体重（kg）÷身高²（m²）。中国人正常体重指数在 18.5～23.9，超过 23.9 和 28.0 的个体分别被认为是超重和肥胖。

正如世上很多事情都有一定的度和界限，饮食的快乐如果过度，也可能乐极生悲。暴饮暴食产生的肥胖可引发严重的健康问题，如高血压、糖尿病、高脂血症、脂肪肝、阻塞性睡眠与呼吸暂停、骨关节炎和某些癌症等，这是愉悦转化为烦恼的典型例子。目前人群中肥胖流行的潜在原因是复杂的、多因素的，并有遗传和环境的影响。一方面，双胞胎研究表明，肥胖有 25%～50%的高遗传率，上一节讨论中提到，人类 *FTO* 基因的变异会导致肥胖，大约有 16%的人拥有两份变异的基因拷贝，这足以让他们的肥胖风险增加 70%。另一方面，现代城市环境中随处可见的美食广告与美食餐厅，促使很多人不加节制地增加美味的、高能量的食物摄入，电脑前久坐不动的工作习惯，体力活动的减少，经常被认为是导致肥胖的重要因素[12]。

食物上瘾和肥胖之间也并非绝对的等号，很多肥胖的人没有食物上瘾的症状，而有些食物上瘾的人也有正常的体重。成瘾的特征表现为先入为主及期待和渴望，强烈地或不可自制地反复渴求进行某种行为，尽管知道这样做会带来各种不良后果，但仍然无法控制，且一旦停止或戒断会产生消极情绪。

偶尔的过量饮食并无大碍。但确实有的人会出现食物成瘾（food addiction，FA），这却是一种病态。这是如何发生的呢？

奖赏系统对进食行为给予激励，该机制与进食行为调控系统的平衡维持动物和人类正常的能量与物质代谢。食物成瘾行为是对上述平衡的打破。成瘾行为的特征是强迫性物质寻求、不受控制的物质摄入和当物质不能得到时产生的消极情绪等状态。而成瘾药物之所以成瘾，是因为它们直接影响这一奖赏回路，从而产生某种过度的愉悦与奖赏效应，超越了或者抑制了与之制衡的机制。研究发现，实际上成瘾的机制就是发生在奖赏回路上，与奖赏回路上发生的某种神经生物学与生物化学的改变有关。美食成瘾与海洛因或大麻等毒品的成瘾有所不同，如果美食成瘾不造成肥胖等健康问题，人们会对它很宽容，甚至不会认为是一个负面问题，但它与后者在机制上有某些共同之处，即都与中脑奖赏回路相关。大多数成瘾药物被认为会导致大脑特定区域的共同变化，而这些区域正是这种行为模式的基础。中脑边缘多巴胺能神经通路连接腹侧被盖区和伏隔核，是大脑奖励回路的主要组成部分，也是涉及成瘾物质的共同行为效应的主要回路[13]。

虽然食物成瘾这个术语经常被用来暗示某种特定食物中的某些成分或固有属性导致了行为障碍，但众多食物中，究竟什么特定的营养素会导致暴饮暴食与成瘾的研究还很有限。一般认为上瘾的物质或多或少都与腹侧被盖区和伏隔核两个大脑区域相关，增加多巴胺能神经元的活动，并经一定时间后造成某种基础的改变。

研究发现，在人类的实验参与者中，对高脂肪饮食与甜食的渴望是成瘾性饮食行为较常见的，这两类食物都证明可激活中脑奖赏回路的相关脑区，但部位有所区别，较长时间的高脂肪饮食和甜食会导致某些脑区的常规基础的改变，这可能是食物成瘾的原因。

动物模型实验中，高脂肪饮食已被证明可以降低伏隔核中多巴胺 D2 受体的密度。我们在第四章曾提到，D2 受体定位在突触前，相当于多巴胺能神经元的自身受体，其激活可以抑制神经元的放电（如果在胞体或树突上）或抑制多巴胺的释放（如果在末梢），D2 受体主要起抑制和调节多巴胺的整体神经传导作用。D2 受体密度降低，会使多巴胺释放更多，从而使欲望更强。同时动物模型实验还发现高脂肪饮食会引起突触部位多巴胺再摄取的不足，同样会保持多巴胺的高浓度，使饮食欲望更强。

动物模型实验还表明，如果长时间食用高糖高脂肪的食物，会导致腹侧被盖区中的突触密度增加，以及伏隔核中多巴胺的耐受性和多巴胺基线水平的降低，需要食用更多食物才能满足欲望。这一情况类似于长时间服用可卡因等精神类成瘾物质。

澳大利亚新南威尔士大学医学院的 S.J.莫里斯等在他们的一篇有关奖赏回路与食物成瘾的综述中写道，肥胖人群中有近 25% 的人达到成瘾的标准。食物成瘾与中脑边缘多巴胺能回路的变化有关。在动物模型实验中，高脂肪饮食已被证明可以降低伏隔核中多巴胺受体 D2 的密度，接触含糖、含脂肪的饮食会导致腹侧被盖区中的突触密度增加。动物模型实验也表明，与肥胖相关的阿片信号在中脑边缘系统奖赏通路中发生了改变。阿片肽能信号通路变化的证据表明，反复暴露于美味食物降低了 μ-阿片肽受体的 mRNA 表达。这些奖赏回路与阿片受体回路实质性的改变使正常的奖赏系统发生变化导致非正常的成瘾。[6]

现代城市生活方式，长期在电脑与手机屏幕前工作，缺少体育活动，到处可见的美食广告，随处可得的高热量美味食物，生活与工作中的压力，经常的社交饭局的应酬，通常被认为是肥胖的促成因素。很多人的生活经验告诉我们，健康的生活方式与合理控制的饮食，会使我们更多地享受美食的快乐。

每天有一点饥饿感，某种意义上说是一种幸福感，它会让你在接下来的用餐时更加感受到美食的愉悦，而且会使你更健康。

这或许就是饮食行为的辩证法。

三、让饮食提升积极情绪

人的每一天都是在一定情绪下生活，有时轻松愉悦，有时忧心忡忡，有时快乐开心，有时悲伤惆怅，有时恬适平静，有时烦躁不安。如果我们每一天，或者说大多数日子里，我们有着轻松愉悦、快乐开心或者恬适平静的心境，我们会认为生活是幸福的。影响人情绪的因素很多，人们普遍认为，我们的饮食对我们的情绪有重要影响，通常是积极的影响，即便某一天你遇到很不开心的事，你仍可以从一顿平常的美食中得到一些愉悦和慰藉。

食物如何影响情绪？简单来说，食物中的物质与分子通过与人体食物相关的感受器的细胞和化学物质相互作用，刺激大脑中某些神经递质的释放，激活大脑中的情绪中心或奖赏回路，使情绪发生变化。其中一个重要机制是我们在第七章中提到的，有些食物可以增加体内血清素的释放，从而改善情绪。关于这一点请参看第七章，在此不再重复。

另外一个通过食物改善情绪的机制是直接通过奖赏系统，满足美食欲望导致的愉悦。偶有郁闷和不开心的事，通过一餐美食来缓解是可以的，但长期食用高脂肪、高糖、高蛋白的美食需要防止前面提到的成瘾与肥胖的问题。

饮食带来的积极情绪很多时候决定于你对某种食物的欲望和期待的快乐。欲望与快乐在决定食物的选择上扮演了重要的角色，因为人们倾向于消费的食物是他们喜欢吃的。对食物的渴望可以被描述为吃某种食物的冲动，想吃什么的渴望似乎很普遍，大多数人都有此经历。这可能与个人当前的身体需求有关，也与大脑中奖赏回路活动的经历在大脑皮层所保存的记忆相关。有研究表明，如果在饥饿时经常吃某种食物，那么对这种食物的欲望和食用时的愉悦感会增加[14]。

研究证明美食产生的愉悦感机制之一是通过内啡肽的释放作用于体内阿片受体实现的。吃我们喜欢的食物可能会改善心情，就像做我们喜欢的事情可能会让我们开心一样。有没有某些食物天生具有促进积极情绪的效果呢？对这方面的研究有很多。

研究发现，有很多较健康的食物能够改善情绪。数位中国和日本学者联合发表的一篇综述，专门讨论了可能影响人的情绪，或者有利于应对抑郁症的食物，虽然机制尚不完全清楚，但研究数据经统计学分析发现有些食物对改善情绪与对抗抑郁症有显著性意义[15]。

他们在综述中提到，近期进行的一项荟萃分析（meta-analysis），综合了10项研究涉及227 852名参与者的水果摄入量，以及8项研究涉及218 699名参与者的蔬菜食用情况证明，水果和蔬菜与积极情绪相关，经常较多地食用水果和蔬菜能够改善情绪。与此同时，一项在加拿大进行的大规模（超过8000人）调查结果显示，水果和蔬菜消费量与抑郁情绪及心理压力呈负相关，即多吃蔬菜和水果的人能缓解抑郁情绪和心理压力[16]。基于上述数据及水果和蔬菜的其他营养价值，经常吃水果和蔬菜是很有意义的。

上述中国和日本学者的综述中还提到，肉类食品中，鱼类食品可能对积极情绪更有意义。在芬兰成年人中，每周吃鱼超过一次的女性与不吃鱼的女性相比表现出更少的抑郁症状（27.0%对34.2%），另一项研究发现澳大利亚年轻人（26～36岁）吃鱼多于2次/周的女性比那些很少吃鱼的女性患抑郁症的风险降低了25%。但是尚没有研究报道吃鱼与否对男性的情绪或抑郁症的防治有明显影响。另有研究表明经常喝绿茶可降低抑郁症患病率，富含类黄酮的蓝莓饮料也可以提升积极情绪[15]。

有研究证明，巧克力对情绪提升有很大的积极作用，很多渴望巧克力的人倾向于在情绪低落时吃巧克力。有人提出巧克力提升情绪的特性反映了其含有类似药物的成分，包括咖啡因、苯乙胺、大麻素等类似物和镁，然而，这些物质的含量如此之低，以至于其影响可以忽略不计。所有美味的食物都能刺激大脑内啡肽的释放，这是巧克力最有可能导致情绪高涨的机制[17]。

　　有多项研究发现较高的碳水化合物摄入量与积极情绪相关，如对一组受试者在三个星期中分别食用高、中、低碳水化合物饮食套餐，每种食物套餐食用7 d后进行有关情绪的问卷调查，发现连续7 d食用低碳水化合物饮食与增加抑郁和紧张情绪有关[18]。然而，其机制仍不清楚。

四、食物与长寿

　　长寿是中国人的"五福"之一，美食带给我们每天的快乐，如果能让美食促进长寿，岂不美哉！快哉！还有什么比这更引人关注的呢？

　　从埃尔温·薛定谔关于生命的负熵理论可知，生命存活的每一天必须从食物中吸取负熵，一旦不能进食，生命终将完结。如果我们能活到100岁，我们的饮食功能也必须坚持到100岁，至少到临终前最后几天，其后，因为再没有负熵的支撑，热力学第二定律将使我们的躯体分崩离析，最终化为分子或原子回归大自然之中。

　　因此，每天充足的营养是长寿的前提。

　　每天的蛋白质、碳水化合物、脂肪的摄取是生命体物质和能量的必需，但是，即使每天有充足的食物，并不能保证你一定长寿。无数代人类的长期实践和近代以来生物学者的研究表明，食物及食物的选择与长寿有一定相关性，饮食是有深入的科学内涵的。研究证明人类从小到大的不同生长阶段，各种食物对健康的意义是不尽相同的。例如，高蛋白质、高脂肪与高糖的食物对青少年的发育成长是有意义的，但这些食物对中老年人却可能诱发很多代谢与心脑血管疾病。本节不想在此全面讨论饮食的营养学，有关的书籍和文章在书店和网上很容易找到。本节想与读者讨论一下近期比较热的关于"长寿维生素"的问题。

　　维生素（vitamin）又名维他命，通俗来讲，即维持生命的物质，是维持人体生命活动必需的一类有机物质，也是保持人体健康的重要活性物质。通常这类物质在体内既不是构成身体组织的原料，也不是能量的来源，而是一类调节物质，在物质代谢中起重要作用。这类物质在体内不能合成或合成量不足，所以即使需要量很少，也必须经常由食物供给。很多维生素是重要功能蛋白质的辅助因子，是蛋白质执行功能所必需的。

美国科学院院士布鲁斯·艾姆斯（Bruce Ames）教授 2018 年在《美国国家科学院院报》中提出"长寿维生素"的概念，即在人类发现的约数十种不同的维生素中，有的是当下生存所需要的，有的是维持长期健康所必需的，这些维持长期健康的维生素关系到未来患病的风险和寿命的长短，因而建议将它们命名为"长寿维生素"（longevity vitamins）[19]，以下我们讨论几种艾姆斯教授提到的比较重要的长寿维生素。

维生素 D

怎么又是维生素 D？是的，它确实重要。

维生素 D 是一种脂溶性维生素，是维持高等动物生命所必需的营养素，为一组结构类似的固醇类衍生物总称。最主要的是维生素 D3（胆骨化醇、胆钙化醇）和维生素 D2（麦角骨化醇）。膳食中维生素 D 摄入后在胆汁存在的情况下从小肠吸收，以乳糜微粒形式运入血中，在肝、肾中的线粒体羟化酶作用下转变为具有生物活性的 1,25-二羟维生素 D3，可刺激肠黏膜钙结合蛋白（CaBP）合成、促进钙的吸收、促进骨质钙化。人体内胆固醇衍生物 7-脱氢胆固醇贮于皮下，在日光或紫外线照射下可转变为胆骨化醇，为内源性维生素 D，能促进钙、磷的吸收。

大量证据表明，维生素 D 缺乏会导致许多影响老年人健康的疾病，如癌症、心血管疾病、糖尿病、大脑功能疾病等，并会提高全因死亡率（all-cause mortality），即指一定时期内各种原因导致的总死亡率。维生素 D 对健康长寿很重要，因此它是一种长寿维生素。

根据一项有关北美地区人群的调查显示，超过70%的人维生素 D 水平不足，特别是居住地在高纬度的深色皮肤的人都特别缺乏维生素 D。膳食中维生素 D 主要来自动物性食品，如鱼肝、蛋黄、奶油等。日光浴对提升维生素 D 水平有重要意义。

维生素 K

维生素 K 又称凝血维生素，维生素 K 是具有异戊二烯类侧链的萘醌类化合物，最初从植物绿叶中提取。维生素 K 是凝血酶原等 4 种凝血蛋白在肝内合成必不可少的物质，维生素 K 缺乏将导致凝血时间延长，出血不止，即便是轻微的创伤或挫伤也可能引起血管破裂，出现皮下出血及肌肉、脑、胃肠道、腹腔、泌尿生殖系统等器官或组织的出血或尿血、贫血甚至死亡。

维生素 K 属于骨形成的促进剂，临床和实验已经证明其有明确的抗骨质疏松作用，可以改善中老年骨质疏松症患者的状态。对老年人来说，他们的骨密度和维生素 K 含量呈正相关。经常摄入含维生素 K 的绿色蔬菜，能有效降低骨折的风险。维生素 K 既是日常健康所需要的，也是维持长期健康所必需的，因而也属于长寿维生素。

人类维生素 K 的来源有两方面：一方面由肠道细菌合成，在回肠内吸收，有些抗生素抑制上述消化道细菌的生长，影响维生素 K 的摄入；另一方面从食物中来，绿叶蔬菜、番茄和猪肝中含量较高，其次是乳制品及肉类。

牛磺酸

牛磺酸（taurine）即 2-氨基乙磺酸，也是一种重要维生素。牛磺酸广泛分布于体内各个组织和器官，且主要以游离状态存在于组织间液和细胞内液中，因最先于公牛胆汁中发现而得名。牛磺酸以游离氨基酸的形式广泛分布于人和动物的脑、心脏、肝、肾、卵巢、子宫、骨骼肌、血液、唾液及乳汁中，以松果体、视网膜、垂体、肾上腺等组织中的浓度为最高，在哺乳动物的心脏中，游离牛磺酸占游离氨基酸总量的 50% 之多。

牛磺酸是一种有机渗透的调节物质，其不仅参与调节细胞体积，还为胆汁盐的形成提供基础，在细胞内游离钙浓度的调制方面也起到了重要作用。诸多研究发现，牛磺酸是调节机体正常生理活动的活性物质，具有消炎、镇痛、维持机体渗透压平衡、维持正常视觉功能、调节细胞钙平衡、降血糖、调节神经传导、参与内分泌活动、调节脂类消化与吸收、增加心脏收缩能力、提高机体免疫能力、增强细胞膜抗氧化能力、保护心肌细胞等广泛的生物学功能。人体内牛磺酸合成能力较低，需要直接从膳食中摄入牛磺酸。

研究发现，除上述功能外，牛磺酸还有诸多其他重要的生物学功能，如在循环系统中可抑制血小板凝集，降低血脂，保持人体正常血压和防止动脉硬化；对心肌细胞有保护作用，可抗心律失常；对降低血液中胆固醇含量有特殊疗效。

牛磺酸能提高神经传导和视觉机能，抑制老年白内障的发生发展，同时还具有促进学习与记忆的功能。

一项国际流行病学研究发现，牛磺酸的摄入是降低缺血性心脏病风险的最重要因素之一。在日本，冲绳人牛磺酸的饮食摄入量最高，缺血性心脏病发生率最低，寿命最长。相比之下，在巴西的日本移民很少吃海鲜，且食用更多的肉和盐，会因为缺血性心脏病的高死亡率而缩短平均 17 年的寿命[20]。

由于牛磺酸可延长人的寿命，是人体健康必不可少的一种营养素，因而它也是一种长寿维生素。牛磺酸可用作飞行员、宇航员、运动员等的食品和饮料的优质添加剂，以增强体质、解除疲劳、预防疾病。老年人摄取足够的牛磺酸对健康长寿很有裨益。大多数牛磺酸从饮食中获得，主要来自鱼类和某些海洋植物，如紫菜，以及鸡蛋。

ω-3 不饱和脂肪酸

我们在关于血清素的一章曾提到过 ω-3 不饱和脂肪酸，它有可能通过增加体内血清素水平而具有抗抑郁的作用。这一组多元不饱和脂肪酸，常见于某些海洋生物体内（如三文鱼、沙丁鱼及海豹等）和某些植物中。在化学结构上，ω-3 不饱和脂肪酸带有 3～6 个不饱和键（即双键）。因其第一个不饱和键位于甲基一端的第 3 个碳原子上，故名 ω-3 不饱和脂肪酸。主要代表性分子是二十碳五烯酸（EPA，含 5 个不饱和键）和二十二碳六烯酸（DHA，含 6 个不饱和键）

ω-3 不饱和脂肪酸是人体无法自行合成的脂肪酸，只有靠外来食物补充这些油酸，才能让人体的生理机能得以正常运作。

ω-3 不饱和脂肪酸具有舒张血管、抗血小板聚集和抗血栓作用。可用于高脂蛋白血症、动脉粥样硬化、冠心病等心血管疾病。ω-3 不饱和脂肪酸还具有消炎作用，能减轻肿痛，纾解关节炎的不适感觉。ω-3 不饱和脂肪酸是构成脑细胞膜的必需成分，在中枢神经系统中含量很高，对大脑和视网膜的结构和功能很重要。经常服食 ω-3 不饱和脂肪酸不仅能增强学习能力、记忆力和专注力，亦能纾解压力情绪。研究发现红细胞中 ω-3 不饱和脂肪酸含量低与全因死亡率增加有关。一项荟萃分析报告称，血浆中 ω-3 不饱和脂肪酸每增加 1%，全因死亡风险降低 20%[21]。

有研究证明二十二碳六烯酸（DHA）与衰老过程中的神经系统疾病阿尔茨

海默病、帕金森病有相关性。每日补充 DHA（2 g）可增加认知障碍患者淀粉样蛋白斑块的清除率[22]。一项持续 5 年的研究显示，血液中 DHA/EPA 的低水平与细胞中端粒缩短速度加快有关，端粒缩短是细胞衰老的标志。这一结果很有意义，是进一步支持将 ω-3 不饱和脂肪酸归入长寿维生素的依据。

市面上 ω-3 不饱和脂肪酸来源有橄榄油、深海鱼油、亚麻籽、海藻等。

麦角硫因

麦角硫因（ergothioneine）的化学名为巯基组氨酸三甲基内盐，是一种来源于植物，并且可以在动物中积累的天然氨基酸，最初是在一种蘑菇中被发现的。麦角硫因是一种天然抗氧化剂，在人体内可以对细胞起到保护作用，是机体内的重要活性物质。它具有清除自由基、抗衰老、解毒、维持 DNA 的生物合成、细胞的正常生长及细胞免疫等多种生理功能。另外，麦角硫因具有和 DNA相近的吸收波长，可作为紫外线的生理过滤器。是一种非常有效的防晒成分。同时，研究表明麦角硫因在皮肤细胞中可以起到消炎作用。

麦角硫因已被证明存在于几乎所有的人类细胞和组织类型中，并发现通常以毫摩尔的水平存在于大脑、骨、眼晶状体和角膜及红细胞中，在这些地方它似乎扮演重要的抗氧化剂角色。其作为一种特殊的抗氧化剂的功能被认为与心血管疾病的预防有关。另外发现麦角硫因与老年认知能力有关，年龄超过 80岁，其脑内水平显著下降，在轻度认知障碍患者中发现麦角硫因水平显著降低。因此艾姆斯认为可以把它归于长寿维生素。

人类靠饮食摄取麦角硫因，大多数蘑菇，蓝藻和许多类型的土壤细菌都可以合成麦角硫因，动物和绝大多数植物不能合成。各种植物性食品都含有少量的麦角硫因，这些麦角硫因是植物从土壤中吸取的，吃这些植物的动物肉中也含有麦角硫因。一项详细的分析表明蘑菇是主要的麦角硫因来源，不同食用菌含有麦角硫因的量差别很大，牡蛎蘑菇和猪肝王菇的含量达到约 100 mg/kg，一般商业蘑菇的麦角硫因则只有约 1 mg/kg。另外已知含有中等水平麦角硫因的食物包括牛肉、猪肉、羊肉、鸡肉，以及燕麦麸、黑龟豆和红芸豆等。

吡咯喹啉醌

吡咯喹啉醌（pyrroloquinoline quinone，PQQ）是细菌代谢产物，通过土

壤细菌合成，并通过土壤进入植物，再通过食物进入人体。吡咯喹啉醌是含两个 N 原子的醌型结构物质，带有三个羧基。由于其是多种细菌脱氢酶的辅助因子（如葡萄糖脱氢酶或甲醇脱氢酶），因此许多类型的细菌都可以分泌。吡咯喹啉醌是一种非常强大的抗氧化剂，并且远比维生素 C（抗坏血酸）更加稳定。

　　由于维生素的定义是缺乏期间发生疾病状态，而吡咯喹啉醌缺乏时除所见的生长受损之外没有明显的功能障碍，因此它不被归类为必需维生素。而被认为是"维生素样的"物质。但是，研究发现吡咯喹啉醌在很多方面对健康，特别是老年人的健康有诸多益处，艾姆斯教授还是把它列入可能的长寿维生素之列。

　　吡咯喹啉醌已被证明对患有帕金森病的啮齿动物模型具有保护作用。体外研究进一步表明，这种保护作用通过减少氧化应激和保护线粒体，抑制细胞死亡而发生。另一项人体研究发现，吡咯喹啉醌对视力空间受损的老年人的认知功能有适度但显著的影响。吡咯喹啉醌可能有助于恢复认知功能受损的老年人的一些失去的认知能力，因而认为有助于治疗老年痴呆。另外也发现吡咯喹啉醌在刺激人体细胞快速生长，清除体内多余的自由基与抗氧化损伤，保护肝脏，降低炎症反应和神经保护方面有积极作用。

　　吡咯喹啉醌在糖尿病、抗氧化活性、神经保护、认知能力、降低 C 反应蛋白（炎症）等方面发挥作用。不仅如此，补充 PQQ 还能提高人体抗氧化能力，并且降低尿液中线粒体相关中间体和代谢物的水平，也就是说吡咯喹啉醌可提高线粒体的效率。

　　人体摄取的吡咯喹啉醌主要来自水果和蔬菜，发酵大豆（纳豆）中 PQQ 含量最高（61 ng/g）。蔬菜中的芹菜、青椒，水果中的奇异果、木瓜，饮品中的绿茶、乌龙茶，以及人们常吃的豆腐中都含有较高的吡咯喹啉醌，鸡蛋和脱脂牛奶等食品中也含有吡咯喹啉醌。

类胡萝卜素

　　类胡萝卜素（carotenoid）是一类重要的天然色素的总称，普遍存在于动物、高等植物、真菌、藻类的黄色、橙红色或红色的色素之中。它是含 40 个碳的类异戊烯聚合物，即四萜类化合物。典型的类胡萝卜素是由 8 个异戊二烯单位首尾相连形成。类胡萝卜素的颜色因共轭双键的数目不同而变化，共轭双键的数目越多，颜色越移向红色。

迄今，被发现的天然类胡萝卜素已达 700 多种，根据化学结构的不同可以将其分为两类，一类是胡萝卜素（只含碳氢两种元素，不含氧元素，如 B2 胡萝卜素和番茄红素），另一类是叶黄素（有羟基、酮基、羧基、甲氧基等含氧官能团，如叶黄素和虾青素）。

类胡萝卜素是体内维生素 A 的主要来源，同时还具有抗氧化、免疫调节、抗癌、延缓衰老等功效。例如，叶黄素具有抗氧化和光过滤作用，能够在一定程度上保护视力，防止视力衰退，预防白内障等眼科疾病。虾青素有很强的抗氧化能力，对于人体对抗炎症、免疫调节有一定的帮助。越来越多的学者认为很多重要的类胡萝卜素可归入长寿维生素。

类胡萝卜素通常含有 11 个共轭双键，这就是它们呈现出黄色/橙色/红色的原因。所有光合作用的植物都通过合成类胡萝卜素来抑制单态氧（singlet oxygen），单态氧是细胞在强光下产生的一种高能量且有毒的氧，具有氧化蛋白质、脂质和核酸的能力，可导致细胞死亡。一个类胡萝卜素分子可以破坏数百个单线态氧分子。

以下 6 种类胡萝卜素占了人类血液和大脑中发现的类胡萝卜素的 95%：叶黄素（lutein）、玉米黄质（zeaxanthin）、番茄红素（lycopene）、α-胡萝卜素、β-胡萝卜素及 β-隐藻黄素（β-cryptoxanthin）。另外一种类胡萝卜素对健康也具有重要意义，即一种海洋类胡萝卜素——虾青素（astaxanthin），包含 13 个共轭双键，也被认为是长寿维生素。

有充分的证据表明这些类胡萝卜素有助于维持健康、延长寿命。低摄入类胡萝卜素与全因死亡率有关，也与黄斑变性和由其产生的失明相关。类胡萝卜素不足可引起认知功能下降、心血管疾病、各类癌症、代谢综合征、DNA 氧化损伤、高血压、听力降低及衰老。众所周知，α-胡萝卜素、β-胡萝卜素和 β-隐藻黄素是维生素 A 合成的前体，因此上述健康问题可能是由于这些类胡萝卜素不足造成维生素 A 缺乏所引起的。

类胡萝卜素主要来自黄色、橙色及红色的水果和蔬菜，如番茄、胡萝卜、辣椒、甘蓝、酿酒葡萄等。

动物不能自身合成类胡萝卜素，但一些动物可以通过食物吸收并在体内积累相当高含量的类胡萝卜素。这类动物的组织可以成为类胡萝卜素食物来源，包括蛋类（鸡蛋黄的黄色是由类胡萝卜素引起的，其深浅由家禽的饲料决定）、乳制品[一般在牛可以吃到质量最好的牧草时（如初夏），其体内的类胡萝卜素含量最高]和水产品（虾、龙虾和其他甲壳类动物及软体动物的壳中都有很高含量的类胡萝卜素，鱼卵中也含有相当多的类胡萝卜素）。

综上所述，艾姆斯教授提出的长寿维生素的概念有重要意义。其实，这并非偶然发生的，而是动物亿万年进化过程中自然选择的结果。我们人类认识到食物中这些长寿维生素的价值，并主动地摄取它们，将进一步延长人类的寿命。

近几个世纪以来，人类的预期寿命大幅增加，一个日益引起人们重视的问题是，如何保证长寿的同时，让老年人享有健康的高质量的生活。长寿维生素很可能是解决上述问题非常值得重视的因素，因为它们几乎与所有影响老年生活质量的主要疾病相关联。

总而言之，美食给我们带来每天的愉悦，一日三餐是我们每天最轻松、最少烦恼的时刻，美食给所有人带来快乐。全世界不同民族、不同文化、不同信仰、不同阶层的人们，都有一个共有的习俗，凡要款待贵客、凡有喜事临门、凡有节日盛事，都必有美食的共享，这一习俗已成为人类生活的重要组成部分。

科学的美食不仅给我们带来每天的快乐，还会给我们带来包括长寿和健康在内的幸福。

参 考 文 献

[1] Kurihara K, Kashiwayanagi M. Introductory remarks on umami taste. Ann N Y Acad Sci, 1998, 855: 393-397.

[2] Berridge K C. 'Liking' and 'wanting' food rewards: brain substrates and roles in eating disorders. Physiol Behav, 2009, 97: 537-550.

[3] Münzberg H, Qualls-Creekmore E, Yu S, et al. Hedonics act in unison with the homeostatic system to unconsciously control body weight. Front Nutr, 2016, 3: 6.

[4] Linden D J. The Compass of Pleasure. New York: Penguin Books Ltd, 2012: 69.

[5] 大卫·林登. 愉悦回路. 覃薇薇, 译. 北京: 中国人民大学出版社, 2014: 68-69.

[6] Leigh S J, Morris M J. The role of reward circuitry and food addiction in the obesity epidemic: an update. Biol Psychol, 2018, 131: 31-42.

[7] Aston-Jones G, Smith R J, Moorman D E, et al. Role of lateral hypothalamic orexin neurons in reward processing and addiction. Neuropharmacology, 2009, 56 Suppl 1: 112-121.

[8] Liu S, Borgland S L. Regulation of the mesolimbic dopamine circuit by feeding peptides. Neuroscience, 2015, 289: 19-42.

[9] Davis J F, Choi D L, Schurdak J D, et al. Leptin regulates energy balance and motivation

through action at distinct neural circuits. Biol Psychiatry, 2011, 69: 668-674.

[10] Débora R, Amelia C, Zhang Q, et al. Extensive pleiotropism and allelic heterogeneity mediate metabolic effects of *IRX3* and *IRX5*. Science, 2021, 372: 1085-1091.

[11] Albuquerque D, Stice E, Rodríguez-López R, et al. Current review of genetics of human obesity: from molecular mechanisms to an evolutionary perspective. Mol Genet Genomics, 2015, 290: 1191-1221.

[12] Lee P C, Dixon J B. Food for thought: reward mechanisms and hedonic overeating in obesity. Curr Obes Rep, 2017, 6: 353-361.

[13] Pierce R C, Kumaresan V. The mesolimbic dopamine system: the final common pathway for the reinforcing effect of drugs of abuse. Neurosci Biobehav Rev, 2006, 30: 215-238.

[14] Gibson E L, Desmond E. Chocolate craving and hunger state: implications for the acquisition and expression of appetite and food choice. Appetite, 1999, 32: 219-240.

[15] Huang Q, Liu H, Suzuki K. Linking what we eat to our mood: a review of diet, dietary antioxidants, and depression. Antioxidants, 2019, 8: 376.

[16] Kingsbury M, Dupuis G, Jacka F, et al. Associations between fruit and vegetable consumption and depressive symptoms: evidence from a national Canadian longitudinal survey. J Epidemiol Community Health, 2016, 70: 155-161.

[17] David B, Donohoe R T. The effects of nutrients on mood. Public Health Nutrition, 1999, 2: 403-409.

[18] Keith R E, O'Keeffe K A, Blessing D L, et al. Alterations in dietary carbohydrate, protein, and fat intake and mood state in trained female cyclists. Med Sci Sports Exerc, 1991, 23: 212-216.

[19] Ames B N. Prolonging healthy aging: longevity vitamins and proteins. Proc Natl Acad Sci USA, 2018, 115: 10836-10844.

[20] Yamori Y, Liu L, Mori M, et al. Taurine as the nutritional factor for the longevity of the Japanese revealed by a world-wide epidemiological survey. Adv Exp Med Biol, 2009, 643: 13-25.

[21] Chen G C, Yang J, Eggersdorfer M, et al. N-3 long-chain polyunsaturated fatty acids and risk of all-cause mortality among general populations: a meta-analysis. Sci Rep, 2016, 6: 28165.

[22] Fiala M, Halder R C, Sagong B, et al. ω-3 Supplementation increases amyloid-β phagocytosis and resolvin D1 in patients with minor cognitive impairment. Faseb j, 2015, 29: 2681-2689.

第九章

爱情与性：综合的芭蕾剧

关关雎鸠，在河之洲。窈窕淑女，君子好逑。
求之不得，寤寐思服。悠哉悠哉，辗转反侧。

——《诗经·国风》

只有以爱情为基础的婚姻才是合乎道德的。

——恩格斯，《家庭、私有制和国家的起源》

一、爱情的神经生物化学

爱情是人类感受到的最强烈的情感。坠入爱河是人生最难忘的经历之一，性爱带来人能感受到的最强生理刺激。爱情是最典型的人性，是世界各民族古往今来恒在的不约而同的艺术主题。

一旦小爱神丘比特（Cupid）的金箭穿透你的心灵，你将得到人间最美妙也最捉弄人的体验。多少人企图探究爱情的秘密，或许我们能不断接近它，但可能永远不会彻底弄明白这个大自然和爱神的秘密。

性爱过程关系一个动物物种的繁衍延续，这一功能弱化的物种在生存竞争中将被淘汰，因而进化过程把这一功能的驱动力锤炼到特殊的强度是有道理的。进化的漫长岁月中，为了使性爱功能得以强化，进化力可以说是无所不用其极，除了促成性别发育成熟过程的雄激素和雌激素，还征用或者说调动了大脑中的多个系统。本书第四至第八章讨论的多个神经递质和受体系统全部参与了性爱过程，包括产生欲望的多巴胺奖赏系统，产生快乐感的内源性阿片肽系统，产生情感依恋的催产素系统，以及调节愉悦情绪的血清素系统，甚至征用了增加血压与心跳的去甲肾上腺素系统。在性爱过程前后的各个阶段（从坠入浪漫爱情阶段，形成稳定配偶阶段，到共同抚育儿女阶段）所参与的神经回路数目，神经递质与受体蛋白质种类数目，可能超过了动物的任何一种其他功能相关的神经回路数目。

性爱过程是多个大脑神经回路参与的综合的"芭蕾舞剧"。

由于爱情的神秘感，古希腊神话创造了爱神维纳斯（Venus），古罗马神话中则出现小爱神丘比特。丘比特是一个爱玩的神，他毫无规则地分发爱的神箭，爱神不仅与浪漫的感觉有关，还与性的吸引力有关。"爱情之箭"的概念可能源于公元前 430 年古希腊悲剧《逃不掉的一瞥》（*Inescapable glance*）中的一瞥之箭，古希腊哲学家包括柏拉图（公元前 427～前 347 年）和亚里士多德（公元前 384～前 322 年）也认为爱、激情或相思病会通过眼睛进入人体[1]。这一理论与眼睛通常被视为心灵之窗的观点不谋而合。现代生理学研究认为，视觉刺激是给予人类大脑最重要的外来刺激之一。它通过交感神经系统进入大脑，并通过去甲肾上腺素与 $\alpha1$ 受体的作用反映我们的内心情绪。强烈的情感包括愉悦和恐惧，引起愉悦的视觉刺激是由交感-肾上腺髓质系统处理系统引发作用，并引起瞳孔扩张。最初的一见钟情，或者说爱情与性唤起和瞳孔扩张有关。现代研究中，瞳孔扩张程度可以作为受试者对异性影像产生情绪唤起的评估指标。一见钟情是真实存在的，伴随当事人的生物学变化必定有瞳孔扩张[2]。

　　上述一瞥之箭只是一场浪漫剧的开场。浪漫的爱情几乎得到所有不同民族、不同文化的人类的承认、关注和描述。爱神之弓射出的那支简单的箭会让人神魂颠倒、寝食不安。浪漫爱情的感觉（也称"痴情爱情"或"酸涩爱情"）是人类已知的最强烈的感觉，其特征是难以言状的喜悦、焦虑、强迫性思考和对身心结合的渴望的混合。成功的浪漫爱情的当事人会认为自己是世界上最幸福的人，但也有不幸者会得上相思病，尽管相思病不再被视为一种疾病状态，但相关的绝望、抑郁和嫉妒会引发一系列有害行为，如跟踪、自残、伤害甚至自杀，造成悲剧。值得一提的是，性唤起和浪漫爱情的体验是不同的，虽然它们有几乎共同的大脑激活模式。人生中可能有很多次的性欲唤起，但刻骨铭心的浪漫爱情为数不多，也许仅一到数次。对上述浪漫爱情的生物学机制目前所知还很有限。这也许永远是大自然和爱神的秘密。

　　然而，这一社会关注度很高的问题的科学内涵一直吸引着神经生物学家、生理学家及心理学家的研究热情。虽然目前离基本阐明浪漫爱情机制可能还很遥远，但至少发现了一些神经生物化学水平的重要线索。下面简要介绍脑科学研究中发现的一些线索。

线索之一：浪漫爱情相关的脑区与生物化学

人类异性之间的吸引力和浪漫的爱情是建立在一套复杂的生物化学与神

经生物学网络上的，它涉及体内多巴胺、催产素、内啡肽、血清素及去甲肾上腺素水平的改变。这几种神经递质也与性唤起、动机和迷恋有关。由多巴胺能神经元高度支配的属于背侧纹状体的尾状核（caudate nucleus），是大脑奖赏系统的一部分。通过功能性磁共振成像研究，上述结构参与了浪漫爱情的早期和中期阶段的神经活动。

美国纽约州立大学石溪分校的研究人员，征集处于热烈浪漫爱情阶段的志愿者，参与研究的受试者平均热恋时间 7.4 个月，包括 10 名年轻女子和 7 名男子。研究人员使用功能性磁共振成像检查受试者。首先，研究人员让这些受试者看与他们没有情侣关系的朋友的照片，然后要受试者集中注意力想照片中的朋友。在此期间，科学家记录了受试者大脑的活动。然后给受试者看热恋中情侣的照片，并要受试者集中注意力想他们的情侣，同时第二次用功能性磁共振成像记录大脑影像。通过比较这两次脑成像结果，科学家可以看到当大脑专注于恋人时发生了什么。研究发现，当看到心爱的人的照片并联想时，脑区的激活发生在与哺乳动物奖励和动机相关的多巴胺能神经元丰富的区域，即右腹侧被盖区、右侧后背束核和内侧尾状核。研究人员发现腹侧被盖区的活动与面部吸引力得分相关，右前尾状核的激活与量化和浪漫激情强度的问卷得分相关，左侧苍白球壳核激活与视觉影响强度相关。研究结果表明，浪漫的爱情使用皮层下奖励和激励系统来关注特定的个体，该研究为富含多巴胺能神经元区域的重要性增加了证据，并表明主要活动的位点随着浪漫爱情的进展有所改变[3]。

研究发现这些脑区与中脑多巴胺奖赏回路大部分重叠，其中多巴胺能神经元在恋爱过程中明显活跃，其释放的多巴胺对求爱行为、恋爱初期的动机、持久力和能量都很重要。多巴胺作为我们在第四章提到的一种产生欲望的分子，在坠入爱河中起着关键作用。多巴胺的释放是两个人走到一起所必需的，它控制注意力和唤醒欲望。多巴胺还对恋爱过程中的其他关键分子，如催产素、抗利尿激素与血清素等产生积极的推动作用。

伦敦大学的研究者征集平均浪漫关系长达 2.4 年仍处于热烈浪漫爱情阶段的志愿者，美国纽约艾伯特·爱因斯坦医学院对坠入爱河不久、相爱时间 2~7 个月不等的恋人，做的类似的核磁共振脑成像研究，也得出了相近的结论。

上述研究的结果，与海洛因和可卡因影响下的大脑活动模式有较大的相似性，从神经生物学角度来看这并不奇怪，因为两者都与欲望相关，多巴胺都起着关键作用。多巴胺的释放是两个人走到一起所必需的，同时与快乐相关，也即与内源性阿片肽系统相关。

在爱情初期，血清素也发挥了作用。意大利比萨大学研究人员的一项研究表明，血清素转运蛋白与浪漫爱情有关，研究人员对刚进入热恋（6 个月内）的 20 位情人与作为对照的 20 位普通人的血清素转运蛋白进行了比较研究。他们发现处于恋爱关系早期浪漫阶段的受试者，其血清素转运蛋白的密度明显低于正常对照组。血清素转运蛋白的作用是与突触间隙中的血清素结合，并将其转运至神经元的轴突末端，降低突触间隙血清素的活性。因而血清素转运蛋白的密度越低，血清素的作用越强。该研究说明，血清素活性与早期的浪漫爱情存在正相关[4]。

线索之二：参与性交过程的多个神经回路及神经化学

性交过程从性欲唤起、交媾行为、性高潮，直到结束时缠绵的、意犹未尽的感觉，是长期进化过程形成的多基因编码的本能的行为，是由大脑控制的由多神经回路参与的复杂的生理生化过程。所有的细节都是经过长期的自然选择的锤炼而保留到今天，成为一种几乎不需要学习的本能行为。这是关乎物种延续的极其重要的行为，有着确定的科学内涵。

性唤起主要是主导欲望和动机的多巴胺系统的作用。多巴胺就像性行为的扳机，多巴胺在雄性性活动中扮演推动者角色。不仅在人类，在其他哺乳动物、爬行类、鸟类中也是如此。在啮齿动物中存在大量证据证明多巴胺能神经元的激活与多巴胺水平的提高可以促进性唤起与性交。促进释放多巴胺的一种药物安非他明可促进雄性大鼠的性交行为[5]。

20 世纪 70 年代对帕金森患者使用左旋多巴的研究发现，患者服用的这种多巴胺前体会刺激阴茎勃起和性行为。后来这种左旋多巴的作用在大鼠身上得以证实[6]。

作为一种生理现象，性交过程中男性和女性性高潮（orgasm）的感觉非常相似。研究发现男性和女性在达到性高潮时大脑的激活区域和模式基本相同。男性和女性的性高潮都包括了心率加快、血压升高、不由自主的肌收缩（盆骨肌、坐骨海绵体肌）和一种强烈的愉悦感。男性尿道壁肌肉收缩，导致体内精液射出。性高潮时的愉悦感则主要来自内源性阿片肽系统的作用。有动物研究的证据表明，大鼠和仓鼠的性交可以导致内源性阿片肽释放明显增加，雄性仓鼠射精后 30 s 内的血浆 β-内啡肽水平是对照组的 80 余倍[7]。这也可能是为什么吸食作用于阿片受体的药物，如海洛因与可待因的吸毒者，描述其吸毒后的感觉都提到"如同达到性交高潮"或"如同达到性交高潮若干倍"的原因。

除了多巴胺，另一主要的性行为调节器是血清素（5-羟色胺）。研究表明，中枢神经系统中血清素水平的升高可能通过血清素 5-HTR1B 和 5-HTR2C 受体提高射精阈值（推迟射精），而血清素水平的降低则降低射精阈值。射精阈值过低，导致男性性交过程中发生早泄，影响双方的性高潮，对性生活质量有很大影响[8]。性交过程的始作俑者是主导欲望的多巴胺系统，多巴胺就像性行为的扳机，而血清素则是性行为的调节器。大量药理学证据表明，血清素系统对雄性性行为存在适当有益的抑制作用，血清素好比性行为的刹车，将射精的时间调整到更合理，使性高潮的时间恰到好处。瑞典哥德堡大学研究人员对大鼠进行的实验证明，通过服用一种血清素前体——5-羟色氨酸（5-HTP），提高大鼠血清素水平，或者直接向脑内（伏隔核的局部）注射血清素会导致大鼠达到射精需要的插入次数增加，射精潜伏期延长[9]。进一步的研究认为，上述作用是内源性血清素通过刺激 5-HTR1B 受体实现的[10]。

有研究认为，性高潮的发生时间，由血清素系统与多巴胺系统之间的平衡决定，以确定射精的控制阈值，血清素水平过低会出现早泄，而血清素水平过高则会造成难于"打开性高潮的开关"，导致性高潮的缺乏[6]。

对人类而言，除了性高潮带来的强烈瞬间快感，还有一种温暖的、缠绵的、意犹未尽的感觉。这种美妙的体验被认为在性配偶关系的形成中起重要作用，是性伴侣维持关系的关键，不论男女，这种美妙感的产生都是受垂体释放的催产素调节，并受下丘脑的控制。阻断催产素释放不会影响性高潮和瞬间快感，但确实影响了这种意犹未尽的感觉。要提出的是催产素系统涉及了配偶关系形成的方方面面，而不只是性过程本身，在分娩和母乳喂养期间，母亲脑中催产素的变化是催化母亲和孩子关系发展的重要纽带[11]。

线索之三：维持持久的浪漫爱情的因素

前面提到，内啡肽及其阿片受体系统在性爱过程的愉悦感上发挥了作用。另有学者认为，内啡肽在维持性伴侣的配偶关系上也发挥了重要作用。浪漫爱情最初是会产生某种压力的，伴随某种思念、焦虑，甚至寝食不安，有缓解压力作用的内啡肽的释放，使恋爱由最初的兴奋期与压力期进入一个有安全感和平衡感的配偶稳定期，因而学者认为内啡肽的影响可能在爱情的后期处于主导地位，其作用有利于维持稳定的配偶关系[12]。

维持稳定的配偶关系在进化上是有优势的，特别是有利于对后代的抚育，除了内啡肽，还有其他神经递质系统可以促进稳定的配偶关系的维持，如催产素系统。而内啡肽似乎起了关键的作用。

有学者认为，稳定的一夫一妻制的配偶关系，需要情侣双方的相互信任与对爱的信仰（belief）。内啡肽作用于阿片受体产生的愉悦会强化这一信念，这种信念会影响皮层与中脑边缘系统对愉快经历的评价，从而可能会触发健康温馨的感觉，而这种感觉对于持久的关系和依恋是有积极意义的[13]。很多有过恋爱经历的人都知道，被爱神之箭射中的初始阶段，会因浪漫激情和感受到爱情压力而产生某种激烈不安的情绪，神经生物学研究者认为一些特殊的神经递质与荷尔蒙参与了这一过程，包括性激素和去甲肾上腺素等。在轰轰烈烈地爱过之后，内啡肽会来填补激情，以降低焦虑感，让人体会到一种安逸的、平静的、亲密的、温馨的感觉，这种感觉促进了稳定的配偶关系的维持。或许我们可以称内啡肽为月老激素或婚姻激素。

尽管有上述机制，在现实生活中热烈的浪漫爱情常常维持得并不长久。

社会心理学家也采访了一些拥有恋爱经历的人，发现他们最初热烈的激情通常只能维持 9 个月到 2 年，对多数情侣而言，热恋关系都会随着时间消退。有统计表明，新婚的年轻配偶第 4 年开始离婚率明显上升，生育了孩子的夫妇则在第 7 年开始离婚率明显上升，所以人们常有"七年之痒"之说。这件事的原因有没有与生物学相关的因素呢？

从多巴胺奖赏系统在浪漫爱情产生过程中的重要作用，人们推测上述热恋激情随时间减退可能与多巴胺系统有关，研究人员也确实发现了多巴胺系统参与此事的线索与证据。前面提到的伦敦大学与美国纽约艾伯特·爱因斯坦医学院的研究者对热恋中的情人的脑部核磁共振成像的研究，伦敦大学研究人员征集的是平均在 2.4 年的浪漫爱情阶段的志愿者，美国纽约艾伯特·爱因斯坦医学院研究人员征集的是坠入爱河不久、相爱时间 2～7 个月的恋人。如果详细比较他们的研究结果，会有一个重要发现，即刚开始浪漫爱情的恋人大脑腹侧被盖区的激活程度明显高于有 2.4 年浪漫爱情的志愿者。腹侧被盖区是多巴胺奖赏回路的主轴部位，因而该研究结果提示，浪漫爱情随着时间的延长，多巴胺系统发挥的作用在减弱。那么为什么会发生这种情况呢，目前还没有神经生物学研究的结果可以解释。然而，我们也许可以从下面介绍的另一个不同群体的研究中得到启发。

虽然离婚人群似乎在增加，但我们周围仍然有很多夫妻很多年保持十分恩爱甚至浪漫的爱情关系。美国纽约州立大学石溪分校的研究人员，征集了一批结婚时间平均为21.4年的夫妻志愿者，征集广告提出的条件之一是夫妻双方仍然热烈相爱，可比结婚之初。实验过程与前面提到的类似，即记录受试者看到自己配偶照片时的脑部功能性磁共振成像。以受试者非常熟悉的同事照片，以及其一位多年朋友的照片作为两个对照。测试时还进行了有关问题的问卷调查，如热爱对方的程度、性生活的频率等。功能性磁共振图像分析发现，这些受试者看到自己深爱的丈夫或妻子的照片时，与对照相比，明显被激活的脑区是多巴胺能神经元丰富的奖赏系统的脑区，如腹侧被盖区和背侧纹状体。这与前面提到的对处于早期浪漫爱情阶段的受试者的研究结果高度一致。与此同时，相比于对照，一些通常认为与母性依恋情感相关的脑区也有活化，如苍白球、黑质、中缝核、丘脑、扣带回等。结合问卷调查的情况分析，热爱对方的程度与腹侧被盖区和背侧纹状体的激活有相关性，下丘脑和后海马区的激活与性生活频率有相关性[14]。

该研究结果表明，多巴胺系统活性下降对于夫妻与恋人并非必然的。热烈相爱的夫妻即使共同度过20年，其多巴胺奖赏系统仍然可以如新恋人一样活跃。问题是如何实现长时间的热烈相爱呢？有研究认为，在某些长期关系中，浪漫的爱情可能是通过某种机制维持的。夫妻共同参与新奇和有挑战性的活动（一同去雪域高原自驾旅游、一同创建一家小型企业、一同在故乡建一座带花园的房舍，诸如此类），将会促进浪漫爱情的持续。持续的扩展和与所爱之人发生的新奇的、有回报的事件，可以给主导欲望和动机的多巴胺系统经常的刺激，将可能会促进相互之间热烈情感的维持[15]。一个普遍性的道理是，任何神经回路的活化都是需要新的刺激的。

前面提到，由于人类共有的生理特征，全世界各个国家大多数男性和女性选择一夫一妻制的家庭关系。心理学研究已经证明，维持长期的关系并不容易。例如，不仅是已婚的夫妻，即使是恋爱中的人也很难抑制对有吸引力的异性的注意力。人们如何维持一段浪漫的爱情关系一直是人类爱情研究的主要问题，有研究发现，负责人类高级认知思维和评估决策的前额叶皮层，对人们维持长期的爱情关系起了重要的作用。

日本京都大学的科学家采用功能性磁共振成像技术，研究拥有爱意情深的情侣在处理与其他异性联系的事件中，脑区会有怎样特殊的相关性。科学家对47位有不同长短时间爱情关系的男性做了一项有趣的实验，即给予这些男性一个是否去与一位陌生女性约会的决定任务，即思考去还是不去。并在做决定时记录核磁共振脑成像。之所以选择男性，是因为已有研究表明，与女性相比，男性通常有更强的欲望与较多的异性建立恋爱关系。这47位男性志愿者（平均年龄22.5岁）正与各自的女性情侣处于浪漫爱情中，但进入爱情的时间有长有短，有的才6个月，有的则3年以上。实验时，让他们在电脑屏幕上看48张陌生女孩的照片，其中24张为漂亮女孩的照片，另24张为不漂亮女孩的照片，这些照片以随机顺序呈现，要求见到照片后决定是否去与之约会。同时完成一个问卷调查，有多大程度想与某个女孩约会。他们的研究发现，在做出是否去与一位陌生女性约会的决定时，有长期爱情关系男性的右腹外侧前额叶皮层（right ventrolateral prefrontal cortex，VLPFC）明显活化，但这种活化，却不存在于那些有短期爱情伴侣的个体中。虽然对于是否接受与情侣之外的女性约会的问卷中，有长期与短期浪漫爱情关系的男子之间并无显著差异[16]。

脑科学研究者认为腹外侧前额叶皮层是与自主情感调节（deliberate emotion regulation）、决策、执行功能相关的脑区网络的一部分，这种控制功能被认为是通过抑制冲动的思想或行为来维持长期目标的。上述实验中，在考虑是否与陌生女子约会时，腹外侧前额叶皮层的活化，说明此时该脑区进行了自主情感调节并进行了决策、执行相关的活动，按通俗的话来说，即进行了某种思想斗争。那么为什么有长期爱情关系男性的右腹外侧前额叶皮层进行了这种脑区活动，而刚进入浪漫爱情关系的男子却未活化这一功能呢？

该项实验的研究者认为，有可能初期建立浪漫爱情关系的男子，主要是由中脑多巴胺奖赏系统主导的，在一段关系的早期阶段，对伴侣无意识的浪漫迷恋占主导地位，它允许个人在没有主动控制的情况下避免参与额外的情侣关系。这一行为是由无意识的倾向驱动的，它能有效地促使个人与重要的另一半保持在一起，这一行为由脑部的奖赏系统所维持。

而有较长时间爱情关系的男子，在考虑与新的女性约会时，出现了有更高级中枢主导的有意识的控制情况。可能较长时期的爱情关系，使男子与自己的性伴侣有更深的关系，更多的记忆，有更多的神经元之间的联系建立起来了，因此在考虑与其他女子约会时，需要动用更高级的认知中枢，来评估和决策。

　　爱情心理学研究结果表明，对现任伴侣充满激情的爱的强度是激励个人维持一夫一妻制关系的一个重要因素。此前的研究曾发现，存在一个潜在的有助于稳定恋爱关系的关键过程是"减损效应"（derogation effect），即与单身个体相比，有浪漫关系的个体倾向于表现出对新出现的异性伴侣的贬值，使有恋爱关系的独立个体能够抵制其他异性的诱惑。看来有限实验数据范围内在爱情关系的时间长短上，上述减损效应并无显著差别，所以对于是否接受诱惑与情侣之外的女性约会，有长期与短期浪漫爱情关系的男子之间并无显著差异。

　　腹外侧前额叶皮层更强的激活预示着各种成功的自我调节行为，特别是与长远利益相关的调节行为。为了维持稳定的长期一夫一妻制关系，有意识的行为控制过程可能是调节额外伴侣关系中利益的关键因素。腹外侧前额叶皮层活性的增加有助于以积极的方式维持关系，尽管腹外侧前额叶皮层的确切作用尚不明确。这有助于我们理解如何积极主动地维持一段长期的一夫一妻制关系。

　　上述研究结果提示我们，维持长久的两性关系，也是需要智慧的，需要前额叶皮层的认知、决策和执行功能。

二、人类家庭形式的生物学基础

　　虽然前面提到热恋的激情经常难持久，并且在神经生物学层面得到解释的线索，但世界不同民族不同文化的大多数人类选择了一夫一妻制，且多数夫妻保持较长时间甚至终生的稳定关系。这一现象并非偶然，并非主要来自社会与文化的约束和教育，其背后有着被科学研究证实的生物学机制和原因，这是人类特殊进化过程决定的。

　　超过95%的哺乳动物不会建立持久的配偶关系，不管是什么形式的配偶。实际上无约束的、放荡的性行为是雌性和雄性动物的普遍现象，这种随意乱交的后果之一，就是大部分雄性哺乳动物从不或很少照看自己的后代，它们往往都不认识自己的亲生骨肉。

　　人类配偶主要的法则却是一夫一妻，或者至少是在一定时间范围内的一夫一妻。关键的一点是，大多数人类女性在特定的排卵期内只会有一个性伴侣。

科学家通过遗传学方法检测了大量儿童的亲子关系后发现，绝大多数（90%以上）儿童的父亲确实是其母亲的丈夫或者长期生活伴侣，并且大部分父亲对其亲生骨肉给予了必要的照顾和支持，并有长期的甚至终生的情感。这种情况无论是在中国的上海、美国的纽约，还是在埃塞俄比亚的小村庄，结果都基本一样。这一现象使得遍及五大洲的不同国家的人类都有相似的家庭结构，即有明确的父亲、母亲、祖父、祖母和相关家系成员的家庭结构，这种清晰的家系可以追溯到数代甚至逾百年之前。而与之相应的有关家庭和家族的文化，全世界不同语言的表达内容都基本相同，这也是全人类具有共同的人性的又一例证。

人类为什么会这样呢？为什么与大多数哺乳动物明显不同呢？

关于人类的这种不同于绝大多数哺乳动物的配偶方式，美国学者大卫·林登认为，一个令人信服的生物学理由是，人类比任何一种哺乳动物都拥有更漫长、更无助的童年。这与进化产生的人类的超强功能、超大体积的大脑有关。因为成人大脑的体积比母亲的盆骨要大得多。人类成熟的大脑体积约为 1200 cm³，不可能通过母亲的产道。新生儿大脑的体积只有 400 cm³ 左右，大致相当于一个成年猩猩的大脑，少数母亲会在生产孩子时因难产而死，这是人类独有的问题。新生儿约 400 cm³ 的大脑会在出生后大幅度发展，特别是在 5 岁之前极速发展，之后变得缓慢，一直到 20 岁才最终发展成熟。在人类大脑发展的这 20 年里，孩子的认知和行为是逐渐变得成熟，从而能独立生活的。因此，雌性猩猩和灰鲸可以独立抚养后代，但人类传统社会的单亲妈妈却处于极度劣势，因为孩子的成长过程极为漫长和无助。人类的孩子需要精心照顾，直到他们巨大、成熟缓慢的大脑发育完成，这就决定了人类另类的配偶与交配方式，隐藏排卵期，实行较稳定的一夫一妻制特别是父亲对后代的关爱和照顾[17]，这种配偶方式在进化上更有利于物种延续。

大部分哺乳动物在断奶后便能够立即独立寻找食物，而人类小孩在断奶后的多年时间里都无法完全自立。让我们从人类大脑的另一个角度来描述这个原因。人类出生时，大脑从某种意义上说还是一个半成品，虽然它具有极大的潜能，但刚出生时，其庞大数目的神经元之间尚未建立广泛的联系，神经元之间信号传导的范围也受到严重的限制，刚来到世界上的人类幼儿要能够独立生活，就必须要建立大量彼此连接的、拥有千亿神经元和 500 万亿突触连接的神经网络。这个网络太庞大了，不可能由基因组编码来实现，不可能与生俱来，而是通过缓慢的，不断与外界环境、与父母及群体其他成员的相互作用和交往逐渐形成。这需要出生后长时间广泛的认知活动，婴儿不能完全自立，甚至初学走路的孩子和稍年长的孩子都无法妥善保护自己，因此人类母亲在某些方面要比其他雌性动物更需要异性的帮助[11]。这个漫长的成长过程对物种的发展也形成一种选择压力，单独由母亲难以完成此任务，如果没有父母共同的关爱照顾，对物种的繁衍是不利的，可能正是这个原因，使初为人父的男子，见到自己的孩子也会增加催产素的分泌，自发地产生关爱之情。这是进化过程中自然选择赋予人类的特性，这是有利于人类物种繁衍的。

由于人类物种的上述特点，如果女人能够与一个男人建立长期的配偶关系，并且迫使男人以某种形式对抚育后代做出贡献，那么她的繁殖效率便能够成倍提高。而男性心甘情愿地接受这种安排，可归咎于两个原因：一是如果他长期保持这种关系，他便能够确定与后代的亲子关系，这样他就不会浪费宝贵的资源去养育别人的后代；另一个原因是他能够享受这种关系中无竞争对手的频繁做爱，这种稳定的两性关系实际上对男性也有丰厚的回报。

上面我们从有利于物种繁衍的角度，讨论了世界不同民族不同文化的大多数人类选择一夫一妻制，并且多数夫妻保持较长时间甚至终生的稳定关系的生物学背景与原因。实际上，我们从下一节的讨论中会看到，稳定的一夫一妻制配偶关系，大多数情况下对双方的健康与生存也是有积极意义的。

三、性爱、婚姻与健康

婚姻的主要推动力是性爱，性爱无论对于男子还是女子的健康都是有重要意义的，其原因也许最终归属到进化和自然选择，因为健康的个体会有更强的生命力和繁衍后代的能力，这是一个双向促进的进化过程。

已有很多研究证明，性生活及性高潮不仅对繁衍后代有关键意义，而且无论对男女双方都具有减轻工作与生活压力、缓解紧张、缓解抑郁情绪、产生温暖和放松的感觉并增加幸福感的作用。

英国布里斯托尔大学社会医学系的研究人员曾对 918 名男性进行了一项关于性高潮获得率与死亡率之间关系的研究。在随访 10 年的调查中他们发现有着频繁性高潮男性死亡的危险度较之其他人群低 50%，具体说，每周有 2 次或多于 2 次性高潮的男性比每月少于 1 次性高潮男性的死亡危险度低 50%。即使对其他诸如年龄、社会地位、抽烟与否等影响因素进行控制，依然显示出性高潮频率和死亡危险度间很高的统计学负相关。也就是说，一定范围内，性高潮频率增加可降低死亡危险度。作者得出结论：性行为对男性健康具有保护作用[18]。

埃及亚历山大大学医学院泌尿系的研究表明，较频繁的性生活可能对前列腺癌的发生有抑制作用，而同性恋男性患前列腺癌的风险更大[19]。

四川大学华西医学院的研究人员做的关于"性行为与前列腺癌风险"的荟萃分析结果也表明，男子每周 2 次以上的性交射精频率与较低的前列腺癌风险有显著相关性[20]。

经常的性生活对女性的健康也有促进作用。有研究指出，女子的性高潮可以减少月经期腹部疼痛，也可以缓解偏头痛[21]。也有研究证明，经常获得性高潮的女子，可以避免子宫内膜异位等妇科病的发生[22]。

很多研究表明，婚姻关系特别是和谐的婚姻对男女的健康有显著积极意义。对于人类和很多动物物种来说，社会关系具有重要的生理后果，往往会对健康产生影响。社会关系也是幸福感的重要因素：大多数成年人的核心社会关系是婚姻关系；世界各国大多数成年人都是已婚的，并与他们的配偶住在一起。在许多调查中发现，已婚人士的幸福感和生活满意度比未婚人士高，单身人士比已婚人士更容易患抑郁症，离婚人士患抑郁症的比例更高。

根据调查统计分析，在各种急慢性疾病中，已婚人士的发病率和死亡率均低于未婚人士，包括癌症、心脏病和需要做外科手术的概率等。婚姻在促进健康习惯方面，对男性的影响相对大于女性。

但是婚姻质量更重要。考虑到婚姻关系占据大多数成年人生活的中心地位，紧张的甚至痛苦的婚姻是压力的主要来源，总的来说，婚姻不和谐、产生严重矛盾的人生活质量比未婚的人还要差。

一项涉及 364 对夫妻的深入调查评估，分析了他们连续 4 年每年提供的关于婚姻质量和疾病状况的数据，发现婚姻质量初始水平较高的参与者在研究开始时报告的身体疾病症状较少，婚姻关系紧张的夫妻伴随各种健康问题的出现，而且在 4 年期间婚姻质量的改善伴随着身体疾病自我报告的减少。调查研究显示，有严重慢性疾病的婚姻状况较差的患者死亡率也明显高于婚姻状况良好的患者[23]。

两项包括男性和女性的研究表明，婚姻的和谐与更好的睡眠及更少的看医生有相关性。较高的婚姻满意度与男性和女性较高的自我健康评价相关，相反，较长时间紧张的婚姻关系，是心血管疾病、肠胃疾病与失眠症的诱因，在关系紧张的夫妇中，婚姻痛苦对健康的影响，女性比男性更为敏感。不和谐的婚姻是男性和女性产生精神抑郁最主要的因素，患抑郁症概率与没有婚姻问题的夫妻相比，增加了 25 倍[24]。

中国人常说"婚姻大事"，因其对人生的确关系重大。美满的婚姻和失败的婚姻都将影响当事人很多年甚至一辈子的生活。理想的婚姻不仅带来快乐，也促进人的健康，然而，破裂的婚姻却不仅给当事双方带来痛苦，也损害双方健康。

营造满意的婚姻是需要智慧的，需要前额叶皮层的认知与决策功能，这也许也可以视为人类大脑进化的成果。实际生活中，生理上的快乐并不决定一个人一辈子的幸福，很多时候需要权衡得失。我们也不必为恋爱时期的短暂热情而感到悲观，不是所有的人因为多巴胺的减少就会选择分手，大多数的人因为责任、孩子、父母等因素选择了坚守爱情与婚姻，还有为数不少的人，还在源源不断地为爱情注入新的活力、新的内容，为爱情的天长地久做着不懈的努力，最终他们的人生获得的远远多于失去的。

我想用恩格斯在他的《家庭、私有制和国家的起源》这一伟大著作中的一段话结束本章。恩格斯说，如果说只有以爱情为基础的婚姻才是合乎道德的，那么也只有继续保持爱情的婚姻才合乎道德。不过，个人性爱的持久性在各个不同的个人中间是很不相同的，如果感情已经消失已经被新的热烈的爱情所排挤，那就会使离婚无论对于双方或对于社会都成为幸事。只是要使人们不要陷入离婚诉讼的泥潭才好[25]。

参 考 文 献

[1] Leonti M, Casu L. Ethnopharmacology of love. Front Pharmacol, 2018, 9: 567.

[2] Lick D J, Cortland C I, Johnson K L. The pupils are the windows to sexuality: pupil dilation as a visual cue to others' sexual interest. Evolution and Human Behavior, 2016, 37: 117-124.

[3] Aron A, Fisher H, Mashek D J, et al. Reward, motivation, and emotion systems associated with early-stage intense romantic love. J Neurophysiol, 2005, 94: 327-337.

[4] Marazziti D, Akiskal H S, Rossi A, et al. Alteration of the platelet serotonin transporter in romantic love. Psychol Med, 1999, 29: 741-745.

[5] Melis M R, Argiolas A. Dopamine and sexual behavior. Neurosci Biobehav Rev, 1995, 19: 19-38.

[6] Komisaruk B R, Beyer-Flores C, Whipple B. The Science of Orgasm. Baltimore: The Johns

Hopkings University Press, 2006: 112-115.

[7] Hawkes C H. Endorphins: the basis of pleasure? J Neurol Neurosurg Psychiatry, 1992, 55: 247-250.

[8] de Jong T R, Veening J G, Waldinger M D, et al. Serotonin and the neurobiology of the ejaculatory threshold. Neurosci Biobehav Rev, 2006, 30: 893-907.

[9] Hillegaart V, Ahlenius S, Larsson K. Region-selective inhibition of male rat sexual behavior and motor performance by localized forebrain 5-HT injections: a comparison with effects produced by 8-OH-DPAT. Behav Brain Res, 1991, 42: 169-180.

[10] Fernández-Guasti A, Escalante A L, Ahlenius S, et al. Stimulation of 5-HT1A and 5-HT1B receptors in brain regions and its effects on male rat sexual behaviour. Eur J Pharmacol, 1992, 210: 121-129.

[11] 戴维·J. 林登. 进化的大脑:赋予我们爱情、记忆和美梦. 沈颖, 等, 译. 上海: 上海科学技术出版社, 2009: 134-137.

[12] Stárka L. Endocrine factors of pair bonding. Prague Med Rep, 2007, 108: 297-305.

[13] Esch T, Stefano G B. The neurobiology of love. Neuro Endocrinology Letters, 2005, 26: 175-192.

[14] Acevedo B P, Aron A, Fisher H E, et al. Neural correlates of long-term intense romantic love. Soc Cogn Affect Neurosci, 2012, 7: 145-159.

[15] Aron A, Norman C C, Aron E N, et al. Couples' shared participation in novel and arousing activities and experienced relationship quality. J Pers Soc Psychol, 2000, 78: 273-284.

[16] Ueda R, Yanagisawa K, Ashida H, et al. Executive control and faithfulness: only long-term romantic relationships require prefrontal control. Exp Brain Res, 2018, 236: 821-828.

[17] 大卫·林登. 愉悦回路. 覃薇薇, 译. 北京: 中国人民大学出版社, 2014: 99.

[18] Davey Smith G, Frankel S, Yarnell J. Sex and death: are they related? Findings from the Caerphilly Cohort Study. Bmj, 1997, 315: 1641-1644.

[19] Kotb A F, Beltagy A, Ismail A M, et al. Sexual activity and the risk of prostate cancer: review article. Arch Ital Urol Androl, 2015, 87: 214-215.

[20] Jian Z, Ye D, Chen Y, et al. Sexual activity and risk of prostate cancer: a dose-response meta-analysis. J Sex Med, 2018, 15: 1300-1309.

[21] Komisaruk B R, Beyer-Flores C, Whipple B. The Science of Orgasm. Baltimore: The Johns Hopkings University Press, 2006: 47-49.

[22] Meaddough E L, Olive D L, Gallup P, et al. Sexual activity, orgasm and tampon use are associated with a decreased risk for endometriosis. Gynecol Obstet Invest, 2002, 53: 163-169.

[23] Robles T F, Kiecolt-Glaser J K. The physiology of marriage: pathways to health. Physiol Behav, 2003, 79: 409-416.

[24] Kiecolt-Glaser J K, Newton T L. Marriage and health: his and hers. Psychol Bull, 2001, 127: 472-503.

[25] 恩格斯. 家庭、私有制和国家的起源. 中共中央马克思恩格斯列宁斯大林著作编译局, 译. 北京: 人民出版社, 2018: 81.

第十章

前额叶皮层：感受与追求
幸福的司令部

人类的前额叶皮层对于正常执行和社会情感，以及一整套认知相关功能至关重要，这是人类在整个进化过程中，在复杂的社会群体和多变、危险的环境中导航所必需的。

　　——K. 斯门德弗里（K. Semendeferi）美国加利福尼亚大学教授

　　人类前额叶皮层看来与呼吸、体温调节等基本生存功能或任何一种感觉加工或运动协调并无关系，但与我们头脑中最复杂的方面，即我们个性的本质以及我们如何作为个体对外部世界做出反应等密切相关。

　　——苏珊·格林菲尔德（Susan Greenfield），《人脑之谜》

一、三重大脑与奖赏回路的升级

我们在第二章讨论动物大脑的进化时提到，进化过程中大脑结构的衍化，不是新的替代旧的，而是在原有基础上增加新的。我们的大脑结构仍然清晰地记载着动物大脑进化的三个阶段，这三个阶段是以最初发展得最强势的动物的大脑特征命名的：爬行动物大脑、哺乳动物大脑和人类大脑（图 10-1）。这三重大脑的概念最早是美国医生、学者保罗·麦克莱恩（Paul MacLean）提出来的[1]。

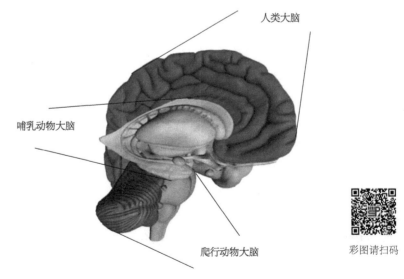

人类大脑

哺乳动物大脑

爬行动物大脑

彩图请扫码

图 10-1　保罗·麦克莱恩提出的人类的三重大脑示意图

人类大脑结构仍然清晰地记载着动物大脑进化的三个阶段：爬行动物大脑、哺乳动物大脑和人类大脑爬行动物大脑被认为是大脑区域中最古老的部分，它实际上就是人类大脑的脑干部分，小脑也属于脑干。它位于脊髓的上端，控制着生命的基本功能：消化、呼吸和心跳。脑干还控制着简单的动作，如弯曲和拉伸大腿肌肉，以及身体呈现的各种姿势。但最重要的是，脑干中的神经回路在最基本情感的产生中起着关键作用。饥饿和恐惧始于脑干，这是为什么蜥蜴也有恐惧的能力，甚至可以学会害怕某些刺激。但是脑干不仅是负面情绪如恐慌和愤怒的来源，还有兴奋和快乐，脑干使奖赏系统可以常规地处于工作状态。如果没有这个古老的大脑区域，奖赏功能也是不可能的。

爬行动物大脑的上一层称为哺乳动物大脑，又称为边缘系统大脑。这一层大脑实际上是在恐龙时代发展起来的，但直到第一批哺乳动物出现并开始在地球上成功地迁徙时，它们才初具规模。它使大脑的体积和功能在爬行动物大脑基础上有很大的增加，出现了一些新的结构，如海马体和杏仁体，这两个结构与记忆和情绪有关。它们使动物更容易学会区分朋友和敌人，定位食物来源，并记住哪些食物特别好吃。在第一批哺乳动物出现的同时，动物的情感技能也随之得到了很大的扩展，如照顾幼崽、与同伴或与同物种的其他动物为伴，以及享受玩耍的乐趣。享受玩耍是更高一层次的奖赏，爬行动物未发现有此功能。这些都需要比爬行动物更复杂的神经回路和大脑结构。哺乳动物养育后代的漫长过程需要更发达的大脑，因为必要的社会情感依赖于新的、更强大、更有能力的大脑回路。像鳄鱼这样大脑简单的物种对照顾后代几乎没有兴趣，尽管鳄鱼妈妈都小心翼翼地守护着自己的卵，照顾着自己的孩子，但不久之后，如果小鳄鱼不想被吃掉，它就不得不躲避父母。与此形成鲜明对照的是，一只小老鼠可被它的母亲吮吸、舔舐、抚摸好几个星期[2]。

哺乳动物大脑的上一层称为人类大脑，也称新皮层大脑。动物表现出的情感，在人类身上会更上一层楼，我们解释为爱，并上升到一种幸福的感受甚至成为一种理性的追求，这来源于新皮层大脑。大脑发展的最后一个阶段起始于约 1 亿年前，最古老的灵长类大约出现于白垩纪后期（1 亿～6600 万年前），这一时期大脑皮层高度扩展，并发展到出现人类新皮层的最高水平，所以人类大脑也称为新皮层大脑。新皮层大脑像一个圆屋顶一样横跨大脑的旧区域，这些拥有大而新的大脑的动物可以比其他动物学习得更好更快，它们可以适应变化的环境，达到以前无法想象的程度。进化过程中大脑的扩大使它们能够提前计划行动，追求得到愉悦的奖赏，欺骗其他动物，共同生活在复杂的群体社会中，或使用一种语言与同一物种的其他动物交流，具备在复杂的社会群体和多变、危险的环境中导航生存所需的一整套认知能力[2]。

非常值得一提的是，人类新皮层大脑具备极大的潜能，其内部巨大数目的神经元之间的联结具备极大的可塑性。人类每天新的经历，都会使大脑皮层中无数神经元生长新的轴突或建立新的突触联系，我们的大脑皮层，放大一万倍，就像一个布满藤蔓的花园。它每天都在改变，你学会一种新的游戏，尝试一种新的食物，学会一支新的歌曲，这个花园里都会长出新的枝叶。从这个意义上说，我们感受到的幸福是可以增加的，感受幸福的能力，也是可以提升的。

人类与哺乳动物的奖赏回路结构在中脑和边缘系统的部分基本相同，因而哺乳动物也有愉悦与快乐，但是人类与哺乳动物大脑皮层部分却有天壤之别。由于有极为发达的大脑皮层的参与，人类大脑的奖赏回路较动物的奖赏回路有质的飞跃。人类与大鼠等哺乳动物的愉悦回路组成基本相似，但人类的大脑皮层特别是前额叶皮层，无论从神经元数目到相互连接网络的复杂程度都远超其他动物。由于以前额叶皮层为"首席执行官"的人类大脑皮层的参与，人类大脑的奖赏回路已不再局限于很多哺乳动物具备的简单的食物与性及相互嬉戏的愉悦，而是使人类的愉悦感更加有生命力，更加有光彩和深度，使人类更能适应复杂的社会化生活，使人类能感受到很多其他动物不能感受到的愉悦，如音乐美感、视觉美感、幽默、心流乃至发明创造等。特别是以前额叶皮层为主导的预测未来、认知、评估与决策，以及情绪调节功能与中脑奖赏回路偶联、交织形成的更复杂的奖赏系统网络，能使人类在类人猿时代就有的愉悦感受提升到更有时间维度的、更含有认知成分的幸福感，更重要的是对幸福的预计、决策和追求，正是这种对幸福的追求，创造了今天的人类文明。

二、大脑之冠——前额叶皮层

人类大脑的最主要特征是大脑皮层，人类大脑皮层是中枢神经系统发育上最晚完成和功能最重要的部分。人类大脑皮层有超过140亿神经细胞，主要由神经细胞胞体密集而成，其下部由髓鞘化了的神经纤维所构成，其结构的精细化与其无与伦比的功能相联系。进化中扩展了的皮层面积远远超过颅骨所能容纳的程度，大脑皮层于是在颅内皱折和卷绕起来。从外观上看，大脑由左、右两个大致对称的半球构成，两个半球的外层就是大脑皮层，人类大脑皮层的皱褶形成了许多沟回和裂，按照这些沟和裂，可把大脑皮层分为额叶、顶叶、枕叶和颞叶。之所以本章集中讨论额叶特别是前额叶皮层，是因为它与本书的主题，即人对幸福的感受、认知和追求最直接相关。从外观上看，现代人类有宽而突出的前额，而猿类的前额低平。人类考古发现，越早期的人类头骨化石前额越低平，越到晚期前额越高耸，证明了人类额叶的进化发育远远超过了其他脑组织。宽阔突出的前额表明额叶的进化，这是智慧（包括对自然的认知和对社会的认知）的物质基础。

从人类进化的观点看，突出丰盈的额头确实是现代人类的标志，从绝对意义上说，人类脑结构的额叶与我们现存的近亲类人猿的额叶相比，是后者的三倍。而额叶结构中，前额叶皮层是进化中最后形成的结构，是使现代人类超越其他灵长类成为今天地球主宰的最关键的大脑结构。

前额叶皮层覆盖哺乳动物大脑额叶前部，是指初级运动皮层和次级运动皮层以外的全部额叶皮层。人类前额叶皮层的不同区域关联到不同的功能，学术界目前虽还没有十分严格的功能分区界限，但基本上可将全部前额叶皮层分为背外侧前额叶皮层、背内侧前额叶皮层、腹外侧前额叶皮层、腹内侧前额叶皮层和眶额皮层（图10-2）。从本质上讲，只有灵长类动物才可以被称为前额叶皮层，而人类大脑的前额叶区域在质量和功能上都是独一无二的。大脑皮层在进化过程中，人类前额叶区域相对于大脑皮层的其他部分的体积增大最明显，达到整个皮层区域体积的约30%。此外，绝对大小可能不是人类区别于其他灵长类动物的唯一变量，人类在整个进化过程中，在复杂的社会群体和多变、危险的环境中导航所需的一整套认知能力使得特定的神经回路发生了重组。与猿类相比，前额叶皮层的微观结构确实存在显著差异，突出表现在神经元之间联络的复杂程度上[3]。

前额叶皮层被认为是研究人类智力和创造力起源的最重要的大脑区域，这一点得到了几条证据的支持。例如，人类的前额叶皮层占大脑皮层约30%，在灵长类哺乳动物中所占比例最大。前额叶皮层比其他皮层发育成熟的时间要长，这说明前额叶皮层不参与基本的感觉或运动信息处理，而是参与更复杂和高度整合的功能[4]。从前额叶皮层受伤的患者的症状来看，它与体温、呼吸、视觉、听觉、运动等基本功能无任何关系，但与大脑的更高级的功能紧密相关。

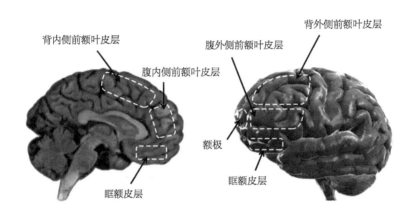

图 10-2　人类前额叶皮层的分区图

右图为左侧大脑皮层的外侧面图，可见两部分外侧前额叶皮层。靠近顶部的部分被称为"背侧"（dorsal），就像海豚的背鳍，而靠近底部的部分则被称为"腹侧"（ventral，来自拉丁语的"肚子"一词）。最底部为眶额皮层。额叶皮层的最前端为额极。左图为左侧大脑皮层的内侧面图（两半球纵向剖面），可见背内侧与腹内侧前额叶皮层，最底部为眶额皮层

前额叶皮层也是本书的主题——与幸福的感知与追求这一人类特有功能相关的最重要大脑结构。我们前面讨论奖赏回路时，提到前额叶皮层，实际上它是对基于奖励的信息做出评估与行为决策的"司令部"，本章后面将介绍人类特有的幸福感，如视觉美感、幽默、音乐、心流等都与前额叶皮层的功能相关。人类的前额叶皮层参与人类学习、预见、决策、联想、语义记忆和抽象思维，也在人类的情绪、情感、社会认知等方面起重要作用，可以说，在很大程度上前额叶皮层的功能决定了我们的智慧、个性和人格[5,6]。

三、前额叶皮层与情绪调节

我们在第二章介绍大脑结构时，提到边缘系统是与情绪密切相关的，实际上，无论是在解剖上还是功能上，前额叶皮层与边缘系统都是密切相关的。我

们在第四章讨论奖赏系统时，也提到前额叶皮层与中脑和边缘系统间有密切的神经元投射。这是人类与其他哺乳动物的重要区别之一。人类对情绪的调节功能更为复杂和强大，主要是由于前额叶皮层的参与。

我们前面提到很多生物活性物质，包括脑啡肽、血清素、催产素及它们的受体，这些物质关联到动物和人类的情绪。也提到包括杏仁核在内的边缘系统在情绪产生、识别和调节中起着重要的作用。情绪是动物对客观事物的态度体现及相应的行为反应，在生物进化过程中及现实生活的社会交往中有重要作用。例如，恐惧是一种基本的、使动物避开危险的情绪，它可以激发一系列防御机制，使动物在面临威胁时能生存下来。对于人类来说，还有一个更高层次的情绪调节机制，这是与人类超强大的大脑皮层所具有的认知、学习、记忆，乃至思考决策功能相关联的。例如，我们常有"控制好自己的情绪"的理念，这对动物是绝不可能的。前额叶皮层在这一高层次的情绪处理中起着至关重要的作用，简明扼要地说，前额叶皮层可以通过学习与认知调节情绪。

生活中充满了具有情感色彩的事件，如第一次与恋人约会的快乐，可能发生大海啸的预报所带来的恐惧，以及汶川大地震数百小学生被埋废墟的新闻所唤起的悲伤和同情等。情绪产生与调控的核心是与前额叶皮层相关的一系列评估（appraisal）过程，这些脑功能过程评估当时发生的实际事件，并想象对我们的生活和生存的意义。研究认为多个前额叶皮层亚区都在评估中起作用，这些评估的信号通过前额叶皮层与皮层下参与情绪过程的边缘系统之间的神经元联系调节情绪的产生[7]。

研究人员认为前额叶皮层对情绪的调节是通过多种方式进行评估而实现的，不同形式的情绪调节依赖于前额叶皮层亚区评估的特定组合。一个例子是恐惧消退范例，我们生活中常有某种恐怖情绪，经过一定经历会出现消退的情况。例如，儿童初次在医院打针产生的疼痛会使他对打针产生恐怖情绪，这是一种初始的学习（也就是说，学习到一个特定的刺激预示一个疼痛的结果），如果这个小孩以后连续几次遇到一位技术高超的医生或护士打针时几乎没有疼痛时，他对打针的恐怖情绪会逐渐消退，这就是前额叶皮层调控的结果。前额叶皮层对新的学习结果进行了评估。有学者认为皮层获得的新知识比旧知识在表达方面更具竞争力，研究者发现包括杏仁核在内的皮层下区域，对刺激结果关联的初始学习至关重要，而前额叶皮层的几个亚区域对恐怖消退的表达至关重要，也就是说这几个亚区的激活参与了恐怖情绪的调控。

不列颠哥伦比亚大学的研究人员认为，前额叶皮层特定区域参与了情绪的产生和调控这两个过程，如当个体在心理上想象即将到来的学校考试时，一定额叶皮层区域可能会导致焦虑的产生，但随后，或者个体通过回忆之前的成功考试，这一评估可能产生情绪调节，导致焦虑情绪的抑制。类似的，如在卧室里有一只大蜘蛛，前额叶皮层特定区域通过评估产生担忧情绪，当采取行动把蜘蛛赶出去后，这一皮层区域也可能通过更新基于行动价值的评估，使情绪得以调节。另一个例子是，当一个朋友对一个人的舞蹈动作做出轻蔑的评论时，前额叶皮层的一定区域可能会导致消极的自我评价和尴尬情绪的产生，但是当得到来自另一个朋友肯定的评论时，可能会通过更新自我评价来恢复这个人的自尊和减轻尴尬[7]。

虽然前额叶皮层是情绪调节的关键神经基质这一事实已被证实，而且是通过其认知功能实现的，但其参与情绪调节的神经元回路的机制尚未清楚。

前额叶皮层还会为我们所记忆的事件打上情绪标签，这是一项无与伦比的功能。我们一生之中会有很多经历，许多是终生难忘的，我们的很多记忆如果被打上情绪标签将被长久记忆。你所有的感觉，如恐惧、喜悦、热爱、愤怒、忧伤，都会使得你经历的事更具有色彩与立体感，更具有重要性，更值得保留，更加难忘。它们成为你大脑中自传性记忆的主要内容，它们会在将来派上用场，将成为你逻辑推理、社会认知、行为决策的基石，甚至关系到你的个性与人格。前额叶皮层通过各种神经通路与我们的长期记忆联系在一起，可能是因为这些联系，当我们情绪低落时，我们往往会回忆起悲伤的记忆，当我们情绪很好时，更容易想起快乐的往事，这在心理学实验中也得到了证明。

前额叶皮层的损伤与异常会造成严重情绪失常，出现精神疾病，包括自闭症和精神分裂症。左前额叶皮层受到影响的人往往会陷入严重的抑郁，显然，调节积极情绪的系统被破坏了。另外，右前额叶皮层的血凝块可能产生相反的效果，使患者处于持续的快乐状态[2]。

前额叶皮层的损伤造成严重情绪失常最著名的例子是一位名叫菲尼亚斯·盖奇（Phines Gage）的美国工人的例子[8]，他是 19 世纪中期一位铁路施工队的工长。铁路施工总需要时不时地进行爆破来移除障碍和填平路基，25 岁的盖奇需要完成一项工作，就是用一根铁钎将爆炸材料塞进爆破孔，正当他站在钻洞上方夯实爆炸填料的时候，一个小火花引起了恐怖的爆炸，爆炸造成铁钎以锐角从他的左颊和眼睛穿过，通过眼窝刺入头骨，在左侧额叶穿开了一个大洞，并穿透了头骨上部。图 10-3 展示的是，他去世很久后，对其颅骨扫描后画的图像，铁钎也画在了相应位置。令人惊讶的是，在床上躺了几周之后，盖奇几乎完全康复了，伤口的感染也消退了，他可以走路、说话、动脑筋做算术。他的长时记忆完好无损，但改变了的是他的情绪、人格和判断力。所有报道都说他在事故之前很和蔼、稳健、友善，具有领导魅力，可是伤愈之后，他变得傲慢、固执、冲动、粗鲁，而且很自私。额叶的伤害让他从一个好人变成了一个让人讨厌者，曾经的同事不能忍受他了。"他不再是原来的盖奇了"，一个朋友在报道中说。铁钎事故 12 年后，盖奇去世了。盖奇的病例证明前额叶皮层关系到一个人的情绪与性格，而后者与人的生活愉悦和幸福是重要相关的。

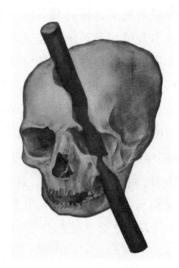

图 10-3   菲尼亚斯·盖奇头部被铁钎穿透致伤示意图

图中所绘是盖奇去世很久后，根据对其颅骨扫描所揭示的伤口绘制的示意图，铁钎也画在相应位置。铁钎在左侧额叶穿开了一个大洞，并穿透了头骨上部。铁钎伤害了其左侧前额叶皮层，但并未伤害其中脑与脑干的负责呼吸、心跳、血压及体温等的生命中枢，也未伤及负责运动的小脑，因而没有影响其基本生命活动。同时也未伤及负责记忆的海马与负责语言的其他大脑皮层，因而他仍可以正常与人交流[9]

四、人类的笑容与前额叶皮层

亚里士多德说："人类是唯一会笑的物种。在婴儿还没发出第一声咯咯笑前，他们还没有灵魂。"虽然发现他所说的前一个结论有所偏颇，因为现代动物行为学研究已发现一些灵长类动物，如黑猩猩在特定场合也有笑的行为，但亚里士多德将笑视为人类灵魂的外露还是有远见的。笑是人类情绪的外在表达，是经过长期的进化过程产生的由大脑皮层控制的适应生存的一种功能。

人类是唯一具备丰富的面部表情的物种。人类的情绪有快乐和悲伤、恐惧及愤怒，也有焦虑与厌恶，所有的情绪会不由自主地表达在脸上，通常难找到没有内在情绪的表情，也难找到没有外在表情的情绪[9]。全世界不同地域、不同民族、不同文化的人，其快乐、悲伤、恐惧、厌恶和愤怒的表情都几乎完全相同。调查中更显示，比起其他表情，更常看到人们对彼此微笑，我们每天会笑 15～20 次，所有的笑都是发自大脑皮层的，是不由自主的，几分钟内假笑三次是感觉难受的。

人类的情绪也是在进化中产生的，其意义是使人将注意力集中在引起情绪的事件上。面部表情则是内在情绪的外在标志，在进化上也有重要意义。

达尔文在他的《人类和动物的表情》一书中，对人类的笑曾做过生动的描述。他在该书的第八章写道："快乐在达到强烈程度的时候，就引起各种不同的无目的的动作来：舞蹈、拍掌、踏步等，同时也引起大笑来。笑大概是快乐或者幸福的最初的表情。我们可以从一群在游戏的小孩中清楚地看到这一点：这时候他们几乎连续不断地在发笑。"达尔文也曾对自己的婴儿的笑做了生动的描述，"我的一个婴孩在出生到 45 天的时候，而且又同时处在愉悦的心绪里的时候，就发出微笑来，就是：嘴角向后退缩，同时双眼发出明显的光辉来。"[10]

那么，从进化的观点看，笑这一功能的出现有何意义呢？人类在进化过程中，作为一个群居的社会性的物种，在复杂的社会群体生活和多变、危险的环境中，需要相互间传达各种信息，面部表情可以传达各种情绪信息，以获得社会成员之间的理解，而产生协调的行动，一张快乐的脸实际上可能会鼓励对方做出回应。笑作为表达内心愉悦的一项互动活动，能增进彼此关系，可在遇见陌生个体要形成新的社会联结时消除紧张与敌意，笑具有一种社会情感功能，对个体和种群的生存都是有意义的。

另外，笑在缓解压力和不安上也有积极意义。当发生了意想不到的、需要提高警惕的事情时，人会紧张起来，但当弄清情况后，如果发现这个事情对自己并没有威胁，人会笑出来。也就是说，人感到危险时会紧张，但当发现危险并不存在时，就会自然而然地笑出来。在心理学中，对这种状况的解释是：笑是缓和某种紧张状态的方法，人通过笑可以达到心理上的平衡。可能相声中的包袱也是先让人产生一种好奇或疑问，然后包袱甩出时，一下子达到心理平衡而发出笑声。

还有更重要的一点是，笑实际上是奖赏机制产生的愉悦感的外在表达。奖赏机制是进化中产生的对有利于个体生存和种群繁衍的行为使个体产生愉悦感的机制，把这种愉悦感通过笑容表达出来，既是愉悦感的自发释放，也可向其他成员传达积极情绪，促进有利于个体生存和种群繁衍的行为。

对于达尔文曾描述的婴儿的微笑，在进化上也有积极的意义。《人类和动物的表情》中文译本"导读"的作者上海师范大学陈蓉霞教授在该文中写道："在灵长动物中，在婴幼儿时期，唯有人类婴儿会微笑，幼猴或幼猿都不会笑。这是一个意味深长的事实。它源于这一事实，即人类的婴儿极度软弱无助，以致离开成人的看护就难以成活。于是，人类婴儿不得不通过某种方式来取悦于母亲，同时，护犊心切的母亲也演变出了回应方式，当母亲沉浸于婴儿的微笑并心甘情愿被它所套牢时，微笑就是婴儿的一种适应性状。"[11]因此，人类婴儿的微笑有利于增加母亲的关爱，与此同时，婴儿的微笑也给母亲提示其健康状况，因而有利于婴儿的生存。

对于笑这一几乎是人类独有的、有着积极的进化上的意义的功能，其在神经生物学上的机制我们目前的了解还很肤浅。根据一些相关的研究结果，目前我们知道的是，笑可能与奖赏回路有关，而在情绪控制中发挥关键作用的前额叶皮层可能也是触发和控制笑的核心。

美国斯坦福大学精神病理实验室的科学家迪安·莫布斯（Dean Mobs）做了一项研究，探究人们读笑话时，他们的大脑发生了什么事。他给受试者看一些漫画，同时用功能性磁共振成像监测他们的大脑。84幅漫画中，选出一半特别好笑的，而另外一半则移除好笑的部分。他的目的是想看大脑的哪些部位在好笑的测试中会变活跃。莫布斯发现，所有的漫画都会让受试者大脑的部分脑区变得活跃，但有一小部分脑区只对好笑的漫画有回应，这些脑区为腹侧被盖区、伏隔核、杏仁核，以及前额叶皮层。这些脑区的相关之处是什么呢？它们是奖赏回路的关键组成部分[11]。

第二个研究同样是监测受试者的大脑，但这次实验者给受试者看的是英国电视节目，由罗温·艾金森主演的《憨豆先生》。这一系列影集主打艾金森的肢体笑料，当他处理日常生活中的大小麻烦事时，常带着孩子般的疑惑，这一系列作品独具一格，特色是几乎没有对白。基于这个特点，实验中让受试者观看好笑与不好笑配对的撷取片段，两者的差异只有内含的幽默程度，一半的影片取自节目中最好笑的片段，而另一半则完全没有任何幽默的元素。实验者指示受试者，就算觉得不好笑时也要模仿着假笑一下。结果在大脑中，看到好笑部分时表现最活跃，而看到不好笑时就不活跃的区域，就是多巴胺奖赏回路的主要目标区，即腹内侧前额叶皮层，那也是负责区别真笑和假笑的区域[11]。

加拿大多伦多罗特曼研究所（Rotman Research Institute，RRI）的研究人员，对不同年龄的儿童对微笑和愤怒的面容做出的反应进行了大脑功能性磁共振成像分析。研究发现前额叶皮层的左侧眶额区在面对面部表情的情绪调节和认知控制中起重要作用，并发现面对笑容和愤怒的面容，激活的眶额皮层的神经元核团有所区别。他们的研究发现，年龄较大的儿童在左侧眶额皮层中对快乐脸和愤怒脸的反应也更强烈，可能是由于有较多的对面部表情认知的积累[12]。

当前的神经生物学虽然对人类笑的研究发现了一些线索，但还有很多机制不甚明了。例如，幽默使人发笑的神经元回路和机制还并不清楚。但可以推测，这一基本专属于人类的奇妙的愉悦机制很可能是由前额叶皮层控制的。

五、前额叶皮层的工作周期：睡眠的幸福

几乎所有的人都体验过，好的睡眠带来愉悦。一觉醒来，空气清新、精神爽快、疲惫全消，第二天会有更高的生活质量，工作也更有成效，幸福的生活不能没有好的睡眠。不仅如此，研究证明长期剥夺睡眠的大鼠体温逐渐下降，免疫系统被破坏并最终死亡。显然，不管是人还是大鼠，都需要睡眠方可生存。于是就产生了这样的问题：睡眠如此重要，它的生理作用究竟是什么？漫长进化中产生的睡眠有何利于生存的功能呢？

一个容易被接受的观点是，睡眠有使整个机体恢复的功能。有研究发现，无论是在大脑还是在其他组织中，睡眠时细胞生长及包括基因表达和蛋白质合成在内的修复功能似乎会加速。也有人提出睡眠的作用是保存能量，很多栖居

在寒冷气候中的小型哺乳动物，它们的体表面积与体重的比例较高，因此更容易失去热量，于是经常会在隔热的洞穴中久眠。睡眠的另一个可能的作用是限制动物在特定时间活动，很多种动物，包括人，都是在夜间睡眠，白天活动的，在这一时段它们的活动会富有成效，它们易于找到食物，而成为其他凶猛动物的猎物的概率很低[8]。

另外有研究认为，睡眠对于清除大脑中代谢过程产生的废物分子有重要意义。白天大脑处于工作状态时，大量消耗吸入的氧气，代谢速率是很高的，因而会积累很多代谢产生的废物分子，睡眠对清除大脑中的废物分子有重要意义[13]。一项研究证明，睡眠小鼠的大脑有着更好地清除废物的能力，这类废物之一是β-淀粉样蛋白，这是一种与阿尔茨海默病（老年痴呆）有关的蛋白质，研究人员用荧光标记物来标记β-淀粉样蛋白并观察到，在睡眠小鼠中，β-淀粉样蛋白流出大脑的速度会快2倍，实验证明，小鼠在清醒态流出大脑的废物是其在睡眠时的5%[14]。

除了上述意义外，近期研究发现，睡眠与大脑奖赏回路的正常调控有关，而这一调控的主要参与者是奖赏回路中的前额叶皮层。研究表明，人类睡眠时脑电波变化是有规律的，入睡后，脑电波逐渐从低幅度的非同步化波形转变为高幅度的同步化振荡慢波，研究者认为这标志着人进入了深度睡眠期，其后的一个深度睡眠阶段伴随着快速眼动（rapid eye movement，REM），称为快速眼动期。在这段时间里，脑电波频率变快，振幅变低，同时还表现出心率加快、血压和体温稍升高、肌肉松弛，是一个很重要的熟睡阶段。在快速眼动期，相比于杏仁核、前扣带皮层的激活状态，前额叶皮层，尤其是背外侧前额叶皮层是失活的，而这一区域是大脑在决策性功能（判断、逻辑、计划）和工作记忆中的关键的部分，它们的失活有助于解释梦的不合逻辑性及为何做梦人可以接受怪诞的、不可能的场景和情节[9]。前额叶皮层在深度睡眠期的失活，是其功能恢复过程所需要的。一天的大部分时间前额叶皮层参与奖赏系统的动机和行为的调控，参与记忆、认知和决策，处于高度集中的工作状态，正如疲劳的肌肉需要休息恢复一样，前额叶皮层也需要一个不工作的休整过程，以清除代谢废物，恢复神经递质的储备，以及必需蛋白质的合成使神经元的连接恢复到正常敏感状态。

很多研究发现，无论是人类还是实验动物，睡眠都是调节大脑奖赏过程的一个重要因素。在急性睡眠剥夺（sleep deprivation）之后，在多种实验模式中都观察到非正常的积极情绪的放大和寻求奖励动机的增强。近期的一些研究发现，在人类和动物中，缺乏睡眠往往导致非正常的更大的对奖赏的寻求动机，导致健康风险。例如，美国匹茨堡大学的研究人员通过对急性睡眠缺乏的小鼠的行为与神经生物学研究，发现急性睡眠缺乏的小鼠对蔗糖的寻求动机和行为都加强，而总食物的摄入却减少。他们事先训练小鼠学会按压打开提供蔗糖和平常食物的按钮，并在实施睡眠剥夺前测定小鼠服用蔗糖和平常食物的基线量，然后在小鼠出现睡眠症状时，通过刺激其尾部和身体，或摇晃笼子，连续干扰其睡眠 6 h。他们发现剥夺睡眠后的小鼠，会更频繁地按压获得蔗糖的按钮，以获得甜味的奖赏，而食用正常食物的量则明显减少。他们研究了出现这一情况的机制，结论是急性睡眠缺乏导致内侧前额叶皮层向伏隔核的谷氨酸能神经元投射的信号传递被选择性地削弱，或者说急性睡眠剥夺选择性地降低了内侧前额叶皮层向伏隔核的兴奋性传递[15]。这一研究结果表明，睡眠是调节大脑奖赏过程的一个重要因素，睡眠对前额叶皮层对奖赏回路的调控有重要意义。

人们在生活中常有在睡眠不足的情况下会做出糟糕决定的情况，杜克-新加坡国立大学医学院认知神经科学实验室的研究人员通过一项赌博任务，研究了人在睡眠缺失的情况下，对决策、风险的判断能力，以及对决策产生的后果的反应的影响，并通过功能性磁共振成像研究相关脑区的影像变化。他们发现连续 24 h 睡眠缺失的实验对象，会提高对收益的预期，赌博中更具冒险性，这也是一种寻求奖励动机增强的表现。同时实验对象还表现出对决策后可能的风险损失不太在乎，睡眠剥夺还可能降低从风险行为的负面后果中学习的能力。研究发现睡眠缺失者在赌博任务中所做的选择与大脑腹内侧前额叶皮层受损的患者相似。他们对受试者的脑部影像进行了分析，发现睡眠缺失者的腹外侧前额叶皮层，左眶额皮层激活明显减少，葡萄糖代谢降低。该研究说明睡眠对前额叶皮层调节奖赏回路的功能非常关键，前额叶皮层需要经过睡眠，方能恢复在奖赏回路中的功能[16]。

寻求奖赏追求愉悦会推动动物的生活向前发展，追求幸福也是人类大多数行为的目的，这都需要大脑的前额叶皮层处于良好有效的工作状态，而这需要高质量的睡眠，因此，好的睡眠是幸福生活的保证。

六、前额叶皮层与音乐的愉悦

前额叶皮层给人类带来的动物所没有的愉悦之一是音乐。

我们每个人都有体验到优美音乐的经历，无论是德沃夏克的《自新大陆》，还是贝多芬的《命运交响曲》或者是中国名曲《二泉映月》都让我们有百听不厌的愉悦。人类是唯一能够享受音乐并制作美妙音乐的物种，人类生活中出现音乐至少有 4 万年的历史[17]。达尔文 1871 年所著的《人类的由来》（*The Descent of Man*）一书中关于爱慕、欢乐和情感的章节中，他也提到了"音乐的奇妙力量"。美妙的音乐伴随我们一生，一些歌曲和音乐的旋律让人刻骨铭心、终身不忘，让我们回忆起很多激动人心的时刻或温馨幸福的时光。

千万年的进化，为什么会造就人类具有神奇的从音乐中获得愉悦的功能呢？这个问题其实很复杂，并没有一个简单的回答。进化研究者、行为学家、心理学家、音乐研究者、神经科学家都对这个问题进行过探索，虽说并无最终答案，但的确获得了很多线索。

从某种意义上说，音乐的愉悦也是一种奖赏，人类独有的更高层次的奖赏。德国学者斯蒂芬·克尔施（Stefan Koelsch）在他所著的《大脑与音乐》（*Brain and Music*）一书中指出，通过正电子发射断层显像术和功能性磁共振成像的研究证明，听愉快的音乐会激活负责奖赏及愉快体验的大脑结构，包括伏隔核、腹侧被盖区，以及前额叶皮层，这是奖赏回路的关键部位[18]。我们前面已经介绍过，获得美食与性爱可以激活愉悦回路、获得奖赏，因为其有利于个体生存和种群繁衍。那么，音乐为什么会获得奖赏呢，音乐对人类的生存有何意义呢？

音乐对人类生存的意义是多方面的。

人类是作为群体和高度社会化的物种进化和发展起来的，与他人建立联系是人类的一项基本需求，社交过程中的愉快情绪与个体的生存功能有关。而社会隔离是致病及致死的一项高风险因素，社会联系是实现其他社会功能的前提条件。音乐是一种通过节奏和旋律唤起情绪而促进人类相互建立联系与交流的一种方式。如果说，前面提到的笑容是通过视觉相互交流的方式，那么音乐则是通过听觉相互交流的方式。研究证明，音乐能够激发并促进交流、合作及团队凝聚力形成等社会性功能，这些社交功能是满足个人基本社会化需要所必需的，并且对个人的幸福健康也是至关重要的。

人类在共同劳动中，需要相互联系，彼此协调动作，通过有节奏地呼喊或简单地敲击器皿发出有节奏的声音，这是劳动号子的起源，也可能是最早的音乐。人类似乎是灵长类动物中唯一能够跟随外部节拍进行同步运动的动物。

共情（compathy）对人类相互建立感情上的联系是很重要的，共情即相互间感同身受，使个体间的情感状态变得更加一致，可以分享快乐、分担不幸，减少生活中的压力和冲突，提升群体的凝聚力。音乐则是促进共情的重要渠道，音乐通过沟通对其他成员的情绪带来影响。在幼儿时期，聆听父母唱摇篮曲会对孩子的情绪带来影响。聆听演奏音乐，演奏者会用音乐的情绪感染听众。特别是集体歌唱、集体演奏同一音乐时，一起共同通过音乐表达某种情感，能够使参与者感受到一种幸福。此外，音乐可以增强个体对他人和群体的社会认知（social cognition）能力，在聆听音乐时，个体会自动进行心理状态的归因，即对听到的音乐心智化，试图推测音乐演奏者的意图、渴望及信念。聆听音乐会自动调用负责社会认知的脑结构（如使负责对心理状态进行归因的大脑网络激活，用以理解演奏者的意图）。这些过程对增强个体对他人和群体的社会认知及个人心智是有意义的[20]。有研究表明拥有长期活跃的业余音乐经历的个体在执行过程、注意力和非语言记忆任务上比不参与这类活动的个体表现得更好。对老年人群的研究发现，每周一次钢琴课和每天一定时间的练习，其记忆力和认知注意力都得到了改善[19]。

音乐虽然不是实质性的可以吃或喝乃至触碰的物质性事物，但有研究发现，聆听音乐或者演奏音乐，都对心理和生理健康有好处，因此也有益于提升个体的生活质量。音乐能促进包括自主神经、内分泌系统及免疫系统的再生恢复。音乐调节免疫反应的结论，已通过增加自然杀伤细胞、淋巴细胞和干扰素的活性得到证明。音乐增强免疫系统有可能是令人愉悦的音乐通过缓解压力改善情绪来实现的[20]。

上面从进化的角度说明音乐对人类的意义，这是自然选择造就的人类独有的一种功能。如果我们问一个更深入的问题：音乐为什么会带来愉悦感呢？音乐不像食物与性爱那样提供明显的好处刺激奖赏系统，音乐这样具有审美价值的抽象艺术是如何与愉悦回路相关联的呢？这个问题长期以来一直使学者感到困惑。

首先音乐本身是由乐音（musical tone）组成，乐音的特点是振动起来是有规律的、单纯的，并有确定的振动频率，即确定的音高。从最低音（每秒振动16 次左右）到最高音（每秒振动 4186 次），整个乐音体系中约有 97 个音。现代标准的钢琴是音域最宽的乐器，有 88 个键，能奏出 88 个音高不同的乐音。生活中我们还听到的另一类声音是噪音（noise），其特点是没有确定的有规律的振动频率，其声波是杂乱无章的。乐音因其有规律的正弦波给人类的听觉系统带来舒适和谐的感觉。但单独的乐音并不等于音乐，众多的有特定音色的乐音按一定的规律组织起来才成为音乐，音乐有确定的旋律与节奏。音乐带来愉悦的机制更为复杂。

人类对不同音乐的感受与复杂的心理学和神经生物学因素相关，其深入的机制尚不十分清楚。音乐诱发的情感，最引人注目的是愉悦。长期以来，科学家们一直试图理解和解释音乐是如何转化为愉悦体验的。

有学者认为音乐使人愉悦是通过前额叶皮层参与的某种预期机制带来的。听到一首进行中的乐曲时，大脑会根据前面的乐段对后面的乐段进行预测编码，通常音乐的进程依据其调性和旋律具有一定可预测性，同时又具有一定的不确定性，大脑对后续乐段依据音乐上下旋律关系会产生预测，如后续音乐出现突然和戏剧性的变化，会刺激奖赏回路带来某种惊喜，使大脑产生愉悦[21]。

例如，如果你是第一次听圣桑的大提琴曲《天鹅》，当你听到该曲的第一乐句优雅、温柔的旋律| i 7 3 6 5 1|2 – 2 3 4 – –|，你的前额叶皮层会自动对这段缓慢平展的乐句的可能的后续旋律产生某种预测和期待，其后续旋律是不确定的，有各种可能，很可能也是平缓舒展的。但是，当你听到下一乐句|6 – 7 1 2 3 4 5 6 7|3 – – 3 0 0 0|时，这是一段逐渐上行的、华丽而明亮的旋律，有点出乎意料。这会给大脑的多巴胺奖赏系统带来某种刺激，大脑便会感觉惊喜和愉快。

那么对于一支你熟悉的乐曲，如《二泉映月》，预期的作用会引发某种共鸣，在聆听的过程中，后续的旋律是你明确预期到的，它们的出现会与你的期待产生某种类似共鸣的作用，也会刺激奖赏系统产生愉悦。

另外音乐的愉悦可能来自音乐以外的联想，将音乐与特定的情感反应联系起来。这些可能包括情绪感染、视觉印象、情景记忆等。这些也与前额叶皮层的功能相关联[22]。

音乐这一人类独有的幸福体验是与人类独有的巨大而复杂的大脑皮层相

关联的，参与奖赏回路，同时参与认知、记忆和情绪调控的前额叶皮层发挥了核心作用。

音乐的结构主要由两个元素组成：其一是曲谱上（spectral）的，即每个音在线谱上的高低；其二是时间上（temporal）的，即每个音延续时间的长短。德国莱比锡马克斯–普朗克人类认知与脑科学研究所的研究人员，研究了一段乐曲上上述两个元素的改变，对人的音乐感受的影响，以及与音乐感受相关联的大脑影像变化，他们想通过研究曲谱和时间结构变化所产生的效应，探索音乐审美的神经机制。

他们招募了39名健康志愿者，平均年龄25岁，女性16人，绝大部分为学生或非音乐领域的人士。实验设计者选取了25段曾经受到普通听众欢迎的器乐曲，分别在曲谱和时间结构上做了两种改变，曲谱的改变是选择几个音降低半音，时间结构的改变是使一些音的时间长短改变，这样一个原始乐曲出现2乘2因素的4个修改版本（FC、FD、BC、BD）。每位志愿者在听原始版本和4个修改版本时，进行功能性磁共振脑成像扫描，同时听完后即刻表达对乐曲的主观感受，共4种选择：1非常不愉快、2不愉快、3愉快、4非常愉快。每个乐曲的实验重复两次。

他们对结果进行了综合分析，在功能激活分析中，他们发现腹内侧前额叶皮层对最愉快和最不愉快的音乐感受表现出相似的血氧水平的激活。而且该脑区对当前数据中音乐的曲谱改变和时间结构改变都表现出了敏感性，因此推测有可能是腹内侧前额叶皮层与其他脑区的功能连接被改变了，而不仅是该区域局部的活动。

他们发现部分曲谱和时间结构的改变，产生某种不和谐的音乐，导致主观愉悦度下降。与之相关联的是发现听觉系统和边缘系统的血氧水平信号下降。这些区域包括双侧下丘（inferior colliculus）、腹内侧前额叶皮层、伏隔核、杏仁核与丘脑。

在之前的研究中，这些解剖结构被报道参与了音乐诱发情绪的处理过程。研究发现音乐的时间和曲谱组织的改变之间存在着显著的相互作用，影响听者的主观感受，腹内侧前额叶皮层可能参与了感受的调节。他们得出的结论是，在前额叶皮层与边缘系统中，包括腹内侧前额叶皮层、伏隔核、尾状核及壳核与曲谱和时间改变之间存在显著的相互作用。他们进一步发现，与原始音乐相比，听这两个结构元素都有变化的音乐片段时，腹内侧前额叶皮层和右侧额下回（inferior frontal gyrus）之间的功能连接减少了。由于腹内侧前额叶皮层被认为是边缘系统和额叶皮层之间的一个枢纽，在与奖赏相关的处理过程中起着调节作用，他们认为这种额叶皮层和边缘系统之间的相互作用可能与音乐情感欣赏的认知过程有关。通俗地说，一段音乐是否使人愉悦与该乐曲的曲谱和时间结构相关，而腹内侧前额叶皮层在这种音乐审美的认知中发挥了关键的作用[23]。

台湾大学音乐研究所的研究人员的另一项研究，从音乐的另一个方面证明了人类前额叶皮层在音乐感知上的重要作用。

音乐的一个重要特征是调性（tonality），它的特征是一组特殊的音符，称为音阶，这组音符的中心音称为主音。例如，G 大调调性的音阶包括 G、A、B、C、D、E 和升 F（在简谱中唱为 1、2、3、4、5、6、7 即 do、re、mi、fa、so、la、xi）。借助于音调模式，听众可以很容易地识别出音高之间的层次关系。G 大调调性中 G（主音）和 D（属音）是两个突出的音阶音符，而升 F（导音）是最不稳定的音阶音符。在一首音乐作品中，为打断片段结构或产生情感效果，作曲者可能会让调性改变，调性的变化被称为音乐调制或调性调制。研究证明，有经验的听者能够察觉音调的变化并跟踪音调。例如，中央 C（频率为 261.6Hz）的音在 C 大调中被命名为"do"，而在降 E 大调中被命名为"la"。当一段音乐从 C 大调过渡到降 E 大调时，听者需要通过认知控制来更新音调，成功地消除同音异义的问题。

为了探索调性变化的中枢神经处理机制，台湾大学的研究人员设计了一项实验，通过功能性磁共振脑成像分析，研究调性改变的乐曲在大脑相关部位产生的效应。他们设计了一组 2 乘 2 因素（调性变化与调性不变，和谐与不和谐）的调性变化乐曲，每支乐曲长 8 个小节，由钢琴弹出。参与者（16 名健康成人，平均年龄 22.4 岁，所有的参与者都有听音乐的习惯）被要求默默地唱出听到的乐曲音高名称，并且唱出所听到的旋律。在上述过程的同时进行功能性磁共振脑成像数据采集。

他们的研究发现，音调变化的旋律与左腹外侧前额叶皮层和左侧颞上极（superior temporal pole）的激活增加有关。左腹外侧前额叶皮层可能是支持记忆音名规则的认知控制的基础。当一段音乐从一种调性转换到另一种调性时，参与者可以根据音乐上下旋律的线索，招募左腹外侧前额叶皮层来检索音高命名规则。另外，左侧颞上极可以整合音乐的旋律/和声背景和情感意义。他们还发现和谐与非和谐旋律的对比产生了中脑和海马回后部的激活。这项研究为音乐的认知和情感处理提供了一个新的视角。功能性磁共振脑成像研究证明，内侧前额叶皮层能够被情景记忆引发的怀旧歌曲的旋律所激活，并参与怀旧的音乐片段调性变化的跟踪[24]。

综上所述，音乐这一人类独有的幸福体验不仅来自我们的听觉，更是与人类独有的巨大而复杂的大脑皮层相关联的。参与奖赏回路，同时参与认知、记忆和情绪调控的前额叶皮层在音乐的认知、情绪感受和情景记忆上发挥了核心作用。

七、前额叶皮层与视觉美感

人类生活中另一个经常带来愉悦感的体验是视觉美感（visual aesthetics），以及由之而来的美学艺术。人人都体验过壮丽的山水风景、秀美的花卉和精彩的美术作品带来的愉悦，而且这种视觉美感在不同人眼中有高度的一致性。无论是你、我，还是其他人，如果来到内蒙古呼伦贝尔草原，看到蓝天白云之下，翠绿的草原上，那风吹草低见牛羊的景色都会产生愉悦的美感。那么，当时我们的脑部是否会产生某些特殊的反应呢？

人们普遍认为，视觉美感，即赋予某种外形图式、颜色或姿态动作以不同程度的美的感受的能力，是人类在进化中与灵长类动物分道扬镳后获得的一种特征。尽管黑猩猩有低级的绘画能力，但与美感相关的艺术欣赏似乎是人类独有的特征，视觉美感是艺术的基础，艺术是美感能力的表达。这一现象在5万～4万年前就已被"艺术大爆发"所证实。艺术的爆发始于非洲，盛于冰河时期的欧洲，当时正是人类走出非洲的时期。新欧洲人在深洞的墙上画栩栩如生的动物，用珠子和穿洞的动物牙齿装饰他们的身体，用象牙和石头雕刻精美的小雕像。学者认为5万年前人类在非洲有过一次与美术相关的行为革命[25]。

实际上，美的感知与追求可以视为人属动物进化中认知能力增加的最有标志性的一步。这是任何类人猿都没有的能力。

人类的所有功能都是在进化过程中经历了千万年的自然选择，因其对人类的个体生存与物种延续有某种意义而发展出来的，那么视觉美感，即鉴赏美的能力这一人类的普遍特征和功能对人类有何意义，是如何被进化选择出来的呢？这是一个非常激发人好奇心的问题。

对这一问题的研究是有一定难度的，因为任何化石中都找不到与这一问题相关的线索，另外美是否仅为人的一种主观感受，美是否为一种客观存在，美的东西和不美的东西有没有客观的标准？女电影明星的貌美与波光粼粼的海边落日之美是如此不同，有没有内在的规律？这些问题一直是美学与心理学关注但尚无定论的问题。但从达尔文的进化论出发，视觉美感的出现应该与我们的祖先对环境的适应有关，有没有这种能力应该影响到我们的祖先应付外界环境时有没有某种优势，从而在自然选择下保留为一种本能。

对这一问题目前有一些有价值的推论。美国学者安简·查特吉（Anjan Chatterjee）在其著作《审美的脑》中提到，对于我们的以狩猎与采集为生的祖先来说，当他们看到美丽的风景时，这些地方往往是安全又有丰富资源的地方[26]。

成片绿色的树木意味着安全的栖息地，盛开的鲜花意味着果实，繁茂的草原意味着存在可捕猎的动物，这样的风景意味着更适合生存，而对这种风景敏感和偏爱的个体生存机会更大。凡看到这样的风景会激活大脑的奖赏机制，带来一种愉悦感，这就是美感，以鼓励我们的祖先去寻找这样的地方生活，因为这样的地方对生存有利。与之相反，那些单调、荒凉、没有生气的地方，往往对生存不利，不会带来奖赏效应，则不产生美感。长期的进化选择将这一特征保留在人类大脑中，成为一种本能，而没有这一本能或这一能力弱的个体则被淘汰。这就是为什么到今天，你、我，以及几乎所有人看到绿水青山，看到开满鲜花的山坡，看到杂树点缀的草原会产生愉悦的美感的原因，这是一个包含有达尔文理论的科学故事。

我们对人的外貌和身体产生的美感可能更复杂一些，但仍然应当与达尔文的自然选择有关。即我们判断某人的外貌和体态是否美，也是一种与生俱来的能力，这种能力对于人类的发展是有意义的。安简·查特吉认为，被认为美的人一般更为健康、更有生活能力、更吸引异性，因而更能繁殖后代。他认为用来衡量外表美的三个参数是平均性、对称性及性感性（区分男性与女性的特征）。

平均性意味着非极端，极端的生理特性通常意味着不健康。如果一个人长得很怪，不同于大多数人，很可能有不健康的内涵。对称性也与健康有关，对称性能反映出健康的生长发育，多种发育异常都会导致生理上的不对称。对称性还能反映出健康的免疫系统，在人类演化过程中扮演重要角色的寄生虫，可导致动物、人类外形上的不对称。而性感特征则与较强的生育能力和生活能力相关联。因此我们对人的面貌和体态能产生美感的能力可以引导我们找到更健康的同伴或异性[29]，长期的进化选择将这一特征保留在人类大脑中，成为一种本能。这又是一个包含有达尔文理论的美感产生的科学故事。

我们也许可以从生命体的本质来理解人类的这一本能。但凡是生命体，都是通过吸取负熵对抗热力学第二定律而形成有序的结构，复杂而有序是生物体的特征，人类是高度复杂也是高度有序的生命体。你可以留意美的风景与生物体，它们都有一定复杂度且也是有序的，而混乱的无序的场景或物体则不产生美感。因而美的事物意味着与存在生命或适合于生命体相关，这或许是视觉美感的另一层含义。

那么，回到本节开头时提出的问题，当我们感受到视觉美感时我们的脑部是否会产生某些特殊的反应呢？是什么大脑结构赋予我们人类这种独特的功能呢？

虽然关于视觉美感的神经生物学机制目前还很不清楚，但近年的探索已经取得了一些实质性的研究结果。现在人们相信，人类这种审美功能的出现，与人类独有的不同于其他动物的大脑皮层，特别是前额叶皮层的功能是直接相关联的。

西班牙巴利阿里群岛大学与加拿大麦吉尔大学开展了一项功能性磁共振脑成像研究，以探索视觉美感与人的大脑不同脑区的相关性。研究人员征集了 8名女性受试者（平均年龄 20 岁），都为神经生物学专业的学生，之前没有接受过艺术或艺术史方面的培训。所有受试者视力、色觉正常，都是习惯用右手。受试者被要求看一批包括美术作品和大自然彩色摄影作品。图片分为 5 组：40张抽象美术图片、40 张古典美术作品、40 张印象派美术作品、40 张后印象派美术作品，以及 160 张风景、文物、城市场景照片，所有的图片被调整到相同的分辨率和尺寸大小，排除所有带有人脸的图片，以免带来面部识别大脑机制的激活。受试者被要求判断看到的图片是美还是不美，他们被要求不用语言，而是通过举起手指来执行审美任务（以免激活语言相关脑区）。在受试者进行判断时，用功能性磁共振脑成像记录受试者的大脑活动。

实验结果表明，不同的受试者对判断所看到的图片是美还是不美有相当高的一致性。重要的是，当参与者产生美丽的感受，认为图片是美的时，无论是对美术作品还是风景照片，受试者的左背外侧前额叶皮层均被激活，且达到统计上的显著性差异（$P < 0.01$）。研究人员还发现前额叶皮层的激活，与相应的视觉皮层（枕叶皮层脑区）的激活相比有 400～1000 ms(毫秒)的延迟。研究者认为时间是至关重要的，因为它表明是一个多级的过程，先有视觉皮层的视觉信号接收处理，后有前额叶皮层的评估与认知[27]。

他们在研究中发现，在受试者判断为美的时刻，即审美条件下，前额叶皮层的活动在左半球更为活跃。这可能与这些受试者都是右撇子有关。他们认为这些受试者产生视觉美感时，是由于大脑中一个特定的区域，即左脑的背外侧前额叶皮层的激活产生。

长期以来，无论何种形式的艺术体验都被认为是感官和智力上的愉悦，那么视觉艺术产生的愉悦是否与大脑的奖赏系统有关呢？美国埃默里大学和波士顿学院的一个联合研究组进行了一项研究，他们征集了一批志愿者，使用与事件相关的功能性磁共振成像，测试受试者在观看艺术品和非艺术品图像时脑区被激活的情况[28]。

研究者征集了 8 位年轻受试者，他们没有接受过正规的艺术教育，对美学知识了解很少。然后由一位研究艺术史的专家挑选一批艺术水准较高的作品(绘画或摄影)图片，同时对每一张艺术作品匹配一张艺术水平较低（非艺术）的作品图片，匹配的艺术-非艺术配对在内容上高度相似。将这些图片随机展现给每个受试者，并要求他们回答这样一个问题：你认为这个图片是一件艺术作品吗？要求他们以五分制对图片进行评分，1 = 一点也不，5=绝对是，同时进行功能性磁共振成像分析。

他们的研究发现参与者在判断艺术或非艺术的图片上表现出良好的一致性（88.3% ± 2.6%）。研究还发现，受试者的奖赏回路相关的脑区被艺术图片所激活，特别是左右脑的腹侧纹状体，选择性地被激活的区域还包括双侧下丘脑、右内侧眶额皮层、视觉皮层的多个区域，还有前额叶皮层的右侧额下沟（inferior frontal sulcus）和内侧额上回（medial superior frontal gyrus）。研究者在分析中发现，上述脑区被艺术图像激活的情况，是由独立于内容的图片的艺术水平所激活的，即是依据于作品的艺术水平。

腹侧纹状体是奖赏回路的重要组件，腹侧纹状体包括伏隔核，延伸至腹内侧壳核（putamen）和尾状核（caudate），高艺术水平的美术作品的视觉刺激对这一脑区的激活表明，对美术艺术的感知关联到中脑多巴胺能神经元组成的奖赏系统。

上述研究结果不仅表明前额叶皮层在人类美术艺术的感知中有重要作用，而且美术艺术的感知与奖赏回路有相关性。

近年采用脑核磁共振成像技术开展了很多研究，探索与视觉审美体验相关的脑区。不久前意大利罗马大学的研究人员对这些工作做了一个荟萃分析，在他们发表的综述中提到，视觉审美体验相关的脑区在两个大脑半球广泛分布，审美反应不是由独立于感觉、知觉和认知过程的一个特别的回路所承担的，换句话说，它是一个与感觉、知觉和认知相关的很复杂的过程，它涉及一个神经网络系统，而不是单一的神经区域[29]。

他们综合数十个视觉美感的脑核磁共振成像研究结果发现，比较一致的被视觉美感激活的脑区包括与视觉皮层相关的枕下回（inferior occipital gyrus）、枕中回（middle occipital gyrus）、舌回（lingual gyrus）；参与情景记忆的楔前叶（precuneus）；参与学习记忆的海马旁回（parahippocampal gyrus）；参与情感功能的前扣带皮层（anterior cingulate cortex）；参与奖赏回路的杏仁核、腹侧纹状体（ventral striatum）；以及参与认知思维等高级功能的前额叶皮层相关脑区，包括眶额皮层、背外侧前额叶皮层、额下回（inferior frontal gyrus）、内侧额中回（medial frontal gyrus）等。结果显示，视觉审美体验与前额叶皮层的多个部位有重要的相关性。

他们认为，总的来说，这些结果表明，视觉艺术是对人类认知的一种多方面的表达，因此它调动了大脑多个区域的功能。人们已经假设艺术是一种独特的人类活动，并不是仅仅为了创造美的对象而产生的，而是作为一种交流的形式。通过荟萃分析结果证实，对艺术品的审美反应不仅仅是单纯的反应，而是人类认知的另一个特征，具有多种神经解剖学基础。

上述研究结果表明，人类独有的视觉审美体验是与人类独有的前额叶皮层相关联的。进化成就的前额叶皮层为人类带来一种动物所没有的愉悦体验，即视觉美感的愉悦，这种愉悦推动了人类美术等视觉艺术的创造。

最近美国加利福尼亚大学研究人员，在他们的综述中介绍了 20 个视觉美学实验所激活的脑区，结果总结于表 10-1，从表中可以看出，除了视觉感知与处理相关的脑区，视觉美学感受激活的脑区可主要归因于两部分，一部分与奖赏系统和情绪相关，另一部分与认知、评估与决策相关，而第二部分的关键部位是前额叶皮层的所属脑区。

表 10-1　20 个视觉美感实验中被激活的脑区[30]

被活化的脑区	出现次数	参与的神经活动与功能
腹内侧前额叶皮层	1	
前内侧前额叶皮层	5	认知基础状态
后扣带皮层	1	
楔前叶	2	
黑质	1	
海马体	5	
背侧纹状体（尾状）	3	
腹侧纹状体（伏隔核）	4	
杏仁核	2	奖赏回路与情绪
岛叶	4	
前扣带皮层	6	
眶额叶皮层	5	
颞极	3	
背外侧前额叶皮层	3	判断、认知与决策
腹外侧前额叶皮层	4	
运动皮层	4	
枕叶皮层	8	
海马旁皮层	1	
颞顶交界处	1	视觉感知与处理
顶叶皮层	2	
下顶叶皮层	2	

　　人类的审美感是很复杂的，多种因素影响的审美标准（社会的、历史的、文化的、生物的、教育的和个性的）无疑会在美学知觉的研究中产生分散的实验结果。但上述研究结果提示我们，人类似乎共享着美学艺术体验的"共同点"。在很少或没有接受过正式的艺术或美学培训的参与者中，存在着感知艺术的基础，其中人类大脑的前额叶皮层发挥了重要的作用。美学的感知节点可能最终存在于前额叶皮层中。人类视觉审美体验的神经生物学机制目前还远未研究清楚，目前认为是不同认知过程协调的结果，与广泛的神经网络相互关联区域的激活有关。

大脑对美的反应大致如下：外来的图像信息由我们的眼传到枕叶，枕叶是主要的视觉信息处理皮层。在评判美时，除了这些视觉区域，顶叶、额叶的中部及颞叶的神经活动也会加强。当我们喜欢看到的对象时，会使情绪区域与奖赏区域（如杏仁核、伏隔核、眶额皮层）的神经元发放信号，边缘结构的奖赏（愉悦）系统开始运作，奖赏系统会对美的风景和面孔产生反应，有吸引力的面孔能加强额叶皮层与伏隔核的神经活动。当我们在审美体验过程中运用与个人相关的记忆与经验时，颞叶开始运作。当我们被美丽的对象吸引并产生反应时，顶叶与额叶皮层会被激活[26]。

视觉审美体验的神经生物学目前还是一门新启的学科，上面提到的一些局部的零散的发现，与人文美学的丰富性和多彩性相比尚显肤浅乏味。我们期待随着脑科学基础研究的深入，将会使这一令人好奇的学科出现新的突破。

本节希望给读者传达的信息是：美感的愉悦，这一几乎天天在我们身边发生的感受，是进化赋予人类独有的功能，是与我们的前额叶皮层的功能密切相关的。

前面两节我们讨论了音乐和视觉美感给人带来的愉悦在大脑皮层的机制，介绍了一些目前的研究发现。其实我也很想寻找有关中国的诗词和书法给我们带来美感享受的脑科学层面的研究结果，遗憾的是至今在中外文献中没有发现这方面的研究结果。但从上面两节介绍的内容推断，中国那些脍炙人口的，无论平仄韵律还是内容带来美的享受的诗词很可能也激活大脑特别是前额叶皮层的特定区域，与那些低水平的不产生美感的作品是有区别的。与此同时，公认高水平的给人美感的书法作品，如启功先生的行书，与一般平庸的书法，在大脑中激活的脑区很可能也是不同的，或许不久的将来会有这方面的研究结果公布于众。

八、前额叶皮层与心流

20 世纪 70 年代，美国著名心理学家米哈里·契克森米哈赖（Mihaly Csikszentmihalyi）提出了一个积极心理学的重要概念"心流"（flow）。他通过多年追踪调查一些特别成功的人士，发现这些人都有一共同的特点：当他们做自己特别喜欢的事情时，经常进入一种最佳心理状态，他们沉浸在活动中，精力集中、全身心投入，并有内在的兴趣，忘记自我、忘记时间，享受一种最优体验和即时的幸福感。他把这种状态称为心流[31]。

米哈里·契克森米哈赖在他的专著《心流：最优体验心理学》一书中写道："我在研究中试图尽可能精确地分析幸福的感觉及这些感觉形成的原因。我的早期研究对象包括数百位艺术家、运动员、音乐家、棋坛高手及外科医生，他们都以自己喜爱的活动为职业。根据他们的陈述，我在'心流'概念的基础上，建立了最优体验的理论。心流即一个人完全沉浸在某种活动当中，无视其他事物存在的状态。这种体验本身带来莫大的喜悦，使人愿意付出巨大的代价。我在芝加哥大学的研究小组成员及后来遍布世界各地的同仁借助这套理论模式，访问了几千个来自各行各业的人。研究结果显示，不论男女老幼、不分文化差异，所有人对最优体验的描述大致都相同。心流的体验并非富裕的精英分子所独享，韩国的老妪、泰国与印度的壮年人、东京的青少年、印第安纳瓦霍族的牧人、阿尔卑斯山区的农夫及芝加哥装配线上的工人，谈起这些体验，使用的词汇都基本相同。"[32]

所谓"心流"，很多人其实生活与工作中都体验过。就是当你特别专注地做一件目标明确而又有挑战的事情，而你的能力恰好能接受这个挑战时，你可能会进入的一种状态。例如，你与一位水平相当的球友进行一场乒乓球友谊赛，或者练习一首难度适中的钢琴曲，或者与相同或相近段位棋手之间的一局博弈，或者进行一次有一点挑战性但又有能力胜任的攀岩活动。它的特征是你做这件事的时候会忘记自己，忘记时间的流逝，你全神贯注，精力会完全集中在手头的任务上，一点小的进展会给你强烈的愉悦感。

概括说来，一个人产生心流的过程有以下特征：第一，有一个他愿意为之付出的目标，那目标是什么不要紧，只要那目标来自发自内心的动机；第二，高度的注意力，全身心地投入；第三，有即时的回馈，过程中包含快乐，即从事的这一活动并非到终结时才感受愉悦，如乒乓球比赛每得到一分即能令人兴奋；第四，因全神贯注于此，日常恼人的琐事被屏蔽；第五，达到忘我状态。米哈里认为处于心流状态的人能触发一种内在奖励的愉悦感觉。因此，那些在特定活动中体验到心流状态的人都会增加他们参与该活动的欲望和动机[33]。

心流的功效是能够提升我们自己的幸福水平。如果我们平日有更多的心流体验，我们会有更多当下的幸福感。因而印度学者拉杰·洛格纳汗（Rajagopal

Raghunathan）在他的著作《幸福的科学》（*If You're so Smart，Why Aren't You Happy*）一书中，提出的提升幸福感的 7 个习惯中，将追求心流列为第二位。书中提到："与追求外在奖励（名利）相比，追求心流不仅能更好地提升长期和短期的幸福水平，而且还能促成成功。" [34]

有关心流的神经生物学机制目前研究很少。因为其研究难度较大。虽然学术界对于心流状态的存在已有共识，但是经过约 40 年的研究，对于心流的严格结构及如何测量它，研究人员之间似乎存在重大分歧。最近有研究者提出目前心流深入研究存在以下问题：首先是在实验研究中，捕捉"心流"难度大，"流"和"非流"之间的边界应该设置在哪里难于把握，而且缺乏定量的尺度；其次，研究不同职业不同领域的人的心流的一致操作化尚未建立，缺乏标准化的操作；最后，尚有一些概念还没有统一，如心流过程的构造是离散的还是连续的[35]。

尽管有难度，研究心流的神经生物学机制还是有重要意义的。首先我们希望知道，人们在进入心流，感受当下愉悦的过程中，我们大脑中产生了哪些神经生物学活动，哪些脑区参与这一过程。

不久前，几位日本关西学院大学的科学家研究了心流过程与脑电图（electroencephalogram，EEG）的相关性，他们也想尝试建立一个可靠的心流状态的测量方法，他们认为脑电图与各种脑功能有关，一个人进入心流状态在其脑电图上应有所反映。他们招募了 16 位有一定心算训练基础的志愿者，这些人也是心算活动的爱好者，参与者分几次进行心算测试任务，这些任务计算难度有所不同。当受试者沉浸在他们的心算过程、处于忘我的心流状态时，观察他们脑电图的变化。研究人员在三种不同的任务难度条件下对受试者的大脑活动进行了比较：无聊状态、心流状态和超负荷状态。无聊状态的特点是任务难度低，对参与者来说挑战性很小。心流状态采用动态调整，使任务难度始终与参与者的技能水平相适应，从而提供了一个具有适当挑战水平的情况。超负荷状态则给予一个过高难度的任务。他们也对大脑活动和自我报告的心流体验之间的关系进行了研究，每次提交计算结果后，要求受试者回答一个与心流特点相关的问卷调查，如"你是否完全沉浸在计算任务中？""这个计算任务是否有挑战性？""你是否觉得处于兴奋状态？""你觉得有兴趣还是觉得无聊？""过程中有没有感觉时间的进展？"等 11 个问题。他们的研究发现，在心流状态下额叶部位的脑电图与无聊状态脑电图之间存在显著性差异，额叶区域的 θ 波活动明显高于无聊情况，右侧额叶区域和额叶中心区域的 α 波活动随着任务难度的增加而逐渐增加。

在左、右侧额叶 θ 波与 α 波的振幅变化与 11 个问卷调查问题的情况的相关性上，则出现 3 种情况：无显著相关性、有正相关性和有负相关性。例如，右侧额叶的 α 波与三个问题有正相关性，与另外三个问题有负相关性，与其余 5 个问题则无显著相关性。但这些相关性的内在含义仍难于解释。他们还提出脑电图研究的结果不足以建立客观的指标来量化心流强度[36]。

然而重要的是，他们的结果证明了心流过程与额叶皮层的活动有关。

德国亚琛工业大学的研究人员开展了一项心流状态中的核磁共振脑成像研究，他们招募了 13 名德国男性志愿者（年龄 18～26 岁），研究他们在沉浸于电子游戏且处于心流状态时大脑不同区域的成像特征。他们分析了游戏的内容，游戏内容中关注了以下因素：明确的目标、能力与挑战的平衡、集中专注、行动结果的直接反馈和对情况/活动的控制，认为这些因素可能引发心流状态，并重点关注这些因素与大脑多个区域的活动的相关性。他们的研究发现，与奖赏系统、认知系统和情感系统相关的多个脑区都与心流状态有一定相关性。眶额皮层、前扣带皮层、丘脑、中脑奖赏系统等脑区在心流状态中都出现活性状态变化的现象，其中眶额皮层的活动与心流状态中的集中注意特性相关[37]。

德国乌尔姆大学的研究人员也采用功能性磁共振脑成像技术检测了在体验心流时的大脑活动。他们对 27 位受试者给予一组心算任务，在三种不同的任务难度条件下使受试者分别处于无聊状态、心流状态和超负荷状态，并对三种状态下的大脑活动进行了比较。他们的研究发现，内侧前额叶皮层、杏仁核、左额前下回（anterior inferior frontal gyrus）和左壳核（putamen）等脑区的活动与心流状态有明显相关性。他们发现内侧前额叶皮层在心流状态下激活程度是降低的，他们认为这表明内侧前额叶皮层在心流状态时自我参照加工（self-referential processing）功能降低[38]。自我参照加工是心理学的概念，指对外来信息处理加工与自身相联系的过程，如对外来信息与自己已有自传性记忆相联系。已有研究证明内侧前额叶皮层是参与自我参照加工的主要脑区，该脑区活性减弱表明自我参照加工功能弱化。这也许就是心流状态下人们常常进入忘我状态的原因。

综上所述，心流这一心理学上的最优体验，这一我们日常生活中使我们快乐在当下的经历，尽管我们对其神经生物学机制和参与的神经回路的了解几乎还是空白，但研究让我们有了一点重要线索，即心流与我们大脑的前额叶皮层的功能相关联。心流是人类独有的一种感受幸福的方式，因为只有我们具有如此神奇的人类的前额叶皮层。

九、前额叶皮层与未来预测

人类超越动物成为今天地球上最成功的动物物种，在其进化中产生的能力中，能够预见未来是至为重要的。也正是由于能预见未来，人类方可设定未来获得快乐与幸福的目标，并付之于追求的行动，预见未来的功能是追求幸福的基础。研究证明，前额叶皮层在人类预见未来的功能上发挥了关键的作用，因而也在人类追求快乐与幸福的行动中发挥了关键的作用。

在从猿到人的进化过程中，为应对充满危机、复杂多变的生活环境，人类必须要有很强的记忆能力，并根据经历的往事留下的记忆，对未来事件进行模拟，帮助一个人预测未来的目标和需求，或预测未来的风险。如果一个人为了满足未来的需求或避开未来可能的危险而改变当前的行为，这种模拟的能力在进化上是有利的。

神经影像学证据表明情景记忆和未来想象之间有紧密的联系。情景记忆过程是记忆过去经历和想象未来经历之间的认知的关键驱动因素，情景记忆能够灵活地使用过去的经验来想象新的未来场景[39]。

研究证明，前扣带皮层和腹内侧前额叶皮层在检索自传式记忆和想象未来事件时发挥关键的角色。

美国哈佛大学著名认知心理学家丹尼尔·夏克特（Daniel Schacter）的研究团队，通过功能性磁共振成像技术研究了人类与回忆过去和预见未来相关的大脑区域。他们通过词语提示受测试的志愿者（16 位平均年龄 23 岁的健康成年人），回忆一周、一年或 20 年前发生的一件事，或预见将来会发生的一件事，所有经过选择的事件都是场景化的，尽量减少情感因素对个人意义的重要性的影响。当志愿者认为他们头脑中已出现过去或未来事件的场景时，他们通过自己按键启动核磁共振脑部成像数据采集，实验要求志愿者停留在出现的场景中至少 20 s。每个参与者平均贡献了 20 个过去事件和 19 个未来事件，每次实验时，受试者激活的脑区的部位、体积和强弱的影像即为实验的原始数据，通过对数据的归类，归一化和统计学处理得出分析结果。综合分析结果表明：受试者回忆过去事件与预见未来事件所激活的脑区有较大的重叠，左侧海马与视空间后区（posterior visuospatial region）在回忆过去和预见未来的事件结构中均被激活；右顶下小叶（right inferior parietal lobule）、左枕上回/楔叶（left superior occipital gyrus/cuneus）和右侧枕中回（right middle occipital gyrus），在回忆过去和预见未来的事件时也都被显著激活。

在预见未来事件的过程中，左侧腹外侧前额叶皮层和右额极皮层（frontopolar cortex）被激活更明显。说明预见未来事件时，左侧腹外侧前额叶皮层和右侧额极皮层得到主要征用。而右侧海马仅参与了预见未来事件，却未参与过去事件的回忆[40]。

无论是过去的事件或未来事件都包括事件构建和精细化两个过程。他们发现，与事件构建阶段相比，精细化阶段的特征在自传体记忆检索网络相关区域中有更加显著的重叠，当你回忆过去，想象未来时，你必须利用已储存的信息。其中包含自传体信息，即个人亲身经历的事件留下的记忆信息。记忆检索网络在对过去事件的检索和对未来事件的想象之间存在大量重叠，说明两者有一定的共同的神经基础与认知机制。

他们的研究还发现，在预测未来事件时，特别是在事件构建阶段，右额极皮层也被招募进来，这一发现与其他学者的研究相吻合，即右额极皮层在前瞻性思维中起着重要的作用。也有研究发现，右额极皮层受损的患者，不能把握未来的结果，做决策时对未来可能发生的结果不敏感。

记住过去和想象未来是不同的，至少在时间方向上是不同的，因此一些独特的认知过程和神经区域应该与它们相关。目前已有多项研究表明，对过去事件的检索会激活支持记忆搜索和检索后处理的右侧前额叶外侧区域（right lateral prefrontal region），相比之下，未来的事件预计则由左外侧前额叶皮层（left lateral prefrontal cortex）（以支持新事件的创造），以及额极皮层（以调节前瞻性思维和未来规划）参与[41]。

回忆过去事件与预见未来事件功能相关的脑区有较大的重叠，这已经在脑部受伤的患者的症状上得到验证。一项对 9 名额叶损伤的患者和 9 名正常人的比较实验证明，与对照组相比，前额叶损伤的患者在记忆过去事件和想象未来事件方面都表现出了缺陷。因受伤完全丧失情景记忆的患者，同时也无法想象他个人未来的具体事件，比如问他："你明天将要做什么？"，他没有能力回答。研究结果表明，前额叶结构的损伤会影响对过去事件的回忆和对未来事件的构建。在参与过去和未来的心理时间旅行时，前额叶结构对产生情景性的具体事件细节至关重要[42]。

想象未来的事件需要把细节结合成一个连贯的事件，要么是重新整合记忆痕迹，要么是把不同的细节重新整合成连贯的未来事件。这需要对过去记忆事件的检索和检索后的处理，这是通过右外侧前额叶皮层的功能实现的。而未来事件的构建是由左外侧前额叶皮层的功能实现的。

正是由于前额叶皮层主导了对未来事件预测的能力，而对未来幸福的追求是建立在对未来事件的预测能力基础上的，同时由于前额叶皮层也参与了认知决策，因而其成为人类大脑对幸福追求的司令部。

十、追求幸福的司令部

追求幸福是人类的天性，属于达尔文所说的"复杂而奇妙的本能"。在本书的第一章我们曾讨论过，从现代神经生物学的角度来看，对幸福的追求归根结底是人类大脑的功能，但其机制是十分复杂的。追求幸福的过程，包括对幸福的认知、对幸福的预测、对可能目标的评估，以及对最终行为的决策等。每一个环节都关联到极其复杂的脑区结构与神经回路，对它们的神经元水平的机制我们还远未搞清楚。对这一与本书主题相关性最大的研究领域，目前的发现仍是极其有限的，在神经生物学层面讲清楚这一故事还非常遥远。目前我们仍然只能说了解到一些重要踪迹，不过，目前至少有一点是比较明确的，那就是上述追求幸福的各个环节都与我们人类大脑的前额叶皮层的功能密切相关。

动物每日的活动主要是在奖赏回路的控制下寻求奖赏，如捕猎食物与争取异性以获得愉悦，一些社会化的灵长类动物还可以通过相互嬉戏和抚摸获得愉悦。而人类对幸福的追求与上述动物对愉悦的追求相比有根本的质的提升，尽管在进化上两者有共同的起源。这主要是由于人类具有动物不具备的认知和预测未来的能力。

由于有高超的认知与预测未来的能力，人类可以确定多种多样的目标以获得幸福。

你可以为你今后的一段时间设定一个目标，如获得某一领域的某种学位，完成一次驾车环球旅行，创建一个小型企业，或者写出一部小说。当然你也可以确定一些小一点的目标，如坐一回海上旅游邮轮，学会一支你喜爱的新钢琴曲，下个月买一部 SUV 新车，在即将举办的单位乒乓球赛上获得冠军，或者对你 50 年前的启蒙小学做一次故地重游。当你以努力的行动实现你决策的目标时，你会获得你预期的幸福，你会非常愉悦，并有满足感和成就感。

前面我们介绍了人类对未来事件的预见能力与前额叶皮层的关系，这对幸福的追求是不可或缺的。下面我们来看看对追求幸福目标的认知、决策与你的前额叶皮层的关联性。

首先是对幸福的理解，也就是什么是幸福，怎样能获得幸福，什么样的目标是会给自己带来幸福的，这需要大脑的认知（cognition）与社会认知（social cognition）的功能。按心理学的概念，认知是指个体知识的获得、转译、表征、贮存和提取，以及知识反过来对注意和反应的指导[43]。通俗一点说，认知是指人脑以感觉、知觉、记忆、思维等形式反映客观事物特性及其关系的心理过程。确定什么样的目标是会给自己带来幸福，什么样的目标是值得追求的，并判断经过努力实现目标的可能性，这是需要一个人的认知能力的。已有心理学和神经生物学相结合的研究证明，多个前额叶皮层区域参与了认知的协调与控制过程。前额叶皮层受损的人会出现不同程度的认知和决策障碍[44]。

其次，已有动物实验证明，前额叶皮层的功能完整性对啮齿类动物的认知灵活性至关重要。这种灵活性表现在应对任务需求变化而在不同策略之间灵活转换的能力，以及在干扰因素存在时保持策略的能力[45]。另外，对人类的研究证明，情绪会对认知过程带来影响，如焦虑情绪会干扰正在进行的目标导向行为和认知功能，特别是认知灵活性和决策，焦虑阻碍了应对任务需求变化而在不同策略之间灵活转换的能力。而大脑中对认知和行为灵活性最关键的区域是前额叶皮层。研究证明前额叶皮层在处理焦虑引起的认知灵活性缺陷中起关键作用。焦虑情绪干扰正在进行的目标导向认知功能与前额叶皮层的功能失常相关联[46]。

追求幸福目标也需要社会认知能力，因为现代人类的几乎所有活动，都不同程度地与他人和社会发生联系。社会认知所关注的是我们如何理解自我、他人与社会。在日常生活的社会认知中，我们对自己所遇到的人和当时的情境知道些什么？我们如何利用这些已有的社会知识进行社会判断，以及我们的情感和愿望如何影响社会判断[47]。

研究发现，腹内侧前额叶皮层受损的患者表现出共情和面部表情识别方面的缺陷[48]。对人类大脑的功能性磁共振成像研究发现，腹内侧前额叶皮层在道德认知的过程中是持久被激活的，该区域的损伤导致道德判断出现异常。社会生活中人们经常要进行道德判断，如无论在日常生活中还是在法庭上，我们要判断一个人的行为是恶意的还是无意的，是有罪还是无罪，都取决于我们推断行为主体人意图的能力。美国南加州大学著名脑科学家安东尼奥·达马西奥（Antonio Damasio）团队研究发现，双侧腹内侧前额叶皮层受损的患者，尽管他们的一般智力、逻辑推理、社会和道德规范的陈述性知识被保存下来，但他们对明显的伤害他人的恶意动机不能判断，不能区分无意还是恶意的行为[49]。

由腹内侧前额叶皮层参与的社会认知功能的另一个领域是自我相关信息的处理。人脑功能成像研究已经可靠地表明，在需要进行自我关注思考的任务，如判断一个人格特征是否从属于自己，在一个假想的情境中想象自己的感受，或者回忆一段自传体记忆时，展示出了腹内侧前额叶皮层的活性[50]。

研究还证明，前额叶皮层的两个重要区域，腹内侧前额叶皮层与背内侧前额叶皮层都在社会认知的多个方面有重要作用，如共情、面部情绪识别、心智和处理自我相关信息。这些功能是通过这两个区域之间，以及它们与后扣带皮层（posterior cingulate cortex）、楔前叶（precuneus）和杏仁核的相互作用来实现的[51]。人类之所以具有其他动物所没有的预见未来的能力，也源于认知能力中的思考和推理功能，以及超强的记忆能力，前额叶皮层在这些功能中都起了关键作用。

在我们追求幸福的过程中，将某个目标交付于行动的决策也许是最重要的环节。

决策通常是在不同的选项之间做出的，这些选项经常以不同的，或者非常抽象的属性表示（如买车与度假，选择与某人交朋友还是选择一份职业）。这样的决策是通过计算一种抽象的效用来做出的，这种抽象效用允许定性上不同的选择在定量上具有可比性。神经生物学研究发现，前面提到的动物奖赏机制中的奖赏，表达在前额叶皮层、纹状体和中脑的区域网络中。前额叶皮层是多个亚结构组成的复杂区域，在基于奖赏价值的决策的多个阶段中发挥着广泛的作用，从表达奖赏的主观价值，比较可用奖励之间的价值差异，激励决策过程本身，到指导决策的灵活性。这些与奖赏相关的过程在皮层的三个关键部分中（即背侧前扣带皮层、腹内侧前额叶皮层和眶额叶皮层）被具体执行。这些前额叶区域通过中皮层通路接收来自中脑多巴胺能神经元的大量投射，它们自身也依次以高度有组织的方式投射到纹状体。这个前额叶和皮层下区域的网络构成了大脑奖励网络的核心，也就是这个网络促成了基于奖励的决策[52]。

研究表明，前额叶皮层对于基于奖赏价值的决策至关重要。其中眶额皮层作为这个网络的一部分，参与了基于奖励的学习和目标导向的行为决策。美国马里兰州国家精神卫生研究所研究人员进行的一项针对猴子的实验证明，双侧眶额皮层前部皮受损，破坏了奖赏导向的决策。进行了眶额皮层手术的猴子，与完好的猴子一样愿意为食物奖励而工作，并且其物体辨别学习能力、对熟悉的食物赋予价值的能力没有受影响。但是，眶额皮层受损的猴子，对实验中奖赏价值的改变，难于做出正确的行为应对，对奖赏改变的适应性行为反应明显被削弱。而正常的猴子对食物奖赏的改变会做出相应的行为改变，以获得更好的食物[53]。

美国艾奥瓦大学医学院的研究人员针对腹内侧前额叶皮层损伤的人类患者的研究和临床观察发现，腹内侧前额叶皮层区受损的患者在现实生活中决策能力会受到严重损害，尽管他们在其他方面仍具有一定的智力。这种缺陷在个人与社会发生关系的领域尤为明显，他们经常违背自己的最佳利益，无法从他们的错误中学习并吸取教训，上述腹内侧前额叶皮层区受损的患者的决策一再导致消极后果。研究人员设计了一项赌博任务实验，该任务要求受试者在任务的前提和后果不确定，即风险不确定性的情况下做出决策。他们发现，与对照相比，前额叶皮层损伤患者对其行为的未来后果是不清楚的，这些被试者通常对未来的结果，无论是积极的或消极的结果，都缺乏敏感性，难以做出有意义的决策。因此表明他们对依据价值的决策有严重障碍[54]。

上面讲了一些与追求幸福相关的神经生物学机制，让我们从这些专有名词和至今尚不十分清晰的脑科学机制回到幸福目标追求本身。有人说过，幸福不是跟随得到，而是追求得到的。大而言之，无论是追求亚里士多德所定义的纯净而持久的幸福，还是中国人的富贵寿考齐备；小而言之，无论是参加一场交响音乐会，还是赢得一场乒乓球赛。人们每天都在为选择的目标而行动，期待它一旦实现后会得到一种愉悦或一份幸福感。

通过大脑决策使人生有目标是人类最基本的需求之一。人生有目标行动才有方向，预期的幸福才有实现的可能。人生有目标的好处不仅如此，有研究证明，在生活中有一个目标还可以帮助减轻现实生活中的各种压力，减少抑郁、焦虑和其他心理问题[55]。

更有研究发现，生活有目标与降低死亡率有关[56]。

当人们在生活中有了目标，生活会更加平衡，情绪会更加稳定，更少出现惶惑、不知所措的心理状态，这可能会对他们周围的人产生积极的涟漪效应。有生活目标的人往往在日常生活中有更健康积极的生活方式，会关注健康和体育锻炼，生活会更有规律，不会轻易陷入吸毒和赌博成瘾的困境。生活中有一个目标可以同时对精神和身体健康有益。

通过决策设定目标我们即会获得愉悦感。设定目标，表明你有了一个具体的欲望，我们前面介绍过，多巴胺是一种欲望分子，实际上，你跃跃欲试设定目标的时候，奖赏回路中的多巴胺就开始分泌了。人们在朝着认为自己一定能够实现的长远和有意义的目标而努力的时候，他们的状态是最好的。例如，当你在追求某个学位或者想要获得工作升迁的时候，这不仅是因为当你最终实现这一长远目标后多巴胺会大量释放，而且是因为你做出每一步努力，让自己离实现目标更进一步的过程中都会引起多巴胺的释放。

人类个体的一切基本活动都是在大脑的指挥下特别是以前额叶皮层为司令部的奖赏系统的驱动下追求愉悦与幸福，也是在以前额叶皮层为主的预见、认知和决策功能的控制下设定能够获得愉悦的具体目标并转化为行动。决策和确定目标的过程本身就会产生愉悦感，而当追求的目标实现时更能获得愉悦感，一系列目标的实现和行动的成功的集成，你将感受到生活的满足感和幸福感。也正是由于以前额叶皮层为主的大脑的复杂功能，获得奖赏产生愉悦感的行为不仅是基本生理需求（如食物与性）的满足，更有特有的艺术的享受，未知世界与自然规律的发现，利他行为的实施、团队活动的成功、被他人与社会的认同，以及源于信仰的某种期待的实现。

然而，对大多数人来说，找到自己的人生目标并不容易。现代生活使人们偏离他们的真正目标，许多人发现很难定义他们生活的目的，特别是在年轻的时候。很多时候，人们承受着拥有"完美"生活的压力，以求按别人的评价标准向他人展示他们做得有多好，而不是追随他们内心深处的价值观和激情。很多人的经历和感受告诉我们一个非常重要的事实：无论一个人在生活中多么成功，自己认可的目标将增强幸福感，而追求他人认可的目标则不一定。发自内心激情的目标一直与更大的主观幸福感相关联。例如，根据自己的喜好选择自己的学习专业和职业道路可能比按照别人的想法生活更令人满意。如果按照别人的眼光去追求某种世俗的目标，即便成功，也不会感受到强烈的快乐，甚至可能会觉得自己是在过别人的生活。

一旦有了自己的价值观，一旦内心出现某种激情，最好尽快确定与之相关的具体目标，并付之于行动。如果人们没有明确自己的具体目标，他们就有可能失去自己的核心价值观和激情。心理学研究揭示，当人们在确定追求在未来获得某种幸福的目标时，也就是思考和推敲未来半年、一年或者五年的行动目标时，一些积极的干预是有帮助的。有心理学研究证明，认真反思和用笔在纸上写下个人目标对于帮助人们找到目标并过上充实的生活是有重要帮助的[57]。

确定今后一段时间的行动目标，且使其具有客观的可行性和获得成功的把握，仅一般化地思考是不能保证的，认真地花一点时间把思路写在纸上是有帮助的，超过 15 min 的写作效果更好。具体来说，通过认知和行为之间的联系，将预期的目标和具体行动写下来，因为这将为实现预期的行动奠定基础。明确清晰的语言处理会促进行动与目标的关联，因为用文字将想象的行动固化下来，写下一个人想要的目标和采取的行动，并描述实现这些目标内心的感受，可能会使人们更有可能把他们的行为和行动微妙地转变成与目标相关的行为。此外，写作可以确保人们意识到关于目标的实际状态和期望状态之间的差距，并作为行动自我控制的起点[57]。

上面这段话似乎有点抽象，让我们举一个例子来说明上述操作吧。

假如，你未来要追求的一件事是在故乡父母的老屋的宅基地上建一幢新房，你可以在你的日记本上或者取出一张白纸写下你思路的要点。第一句你写上"在桃花溪（故乡的地名）建房，两层楼"。注意，这不是写文章，也不是给别人看的，不必是大段的文字。然后你要反思一下，这件事是发自内心的激情，而不是因为别人在盖房，你也要盖房。也许你父母的老屋是简陋的旧木房，但保留你很多美好的童年回忆，风景独特，前面有一条小河，后面有竹山，你眼前会浮现出未来依山傍水的两层小楼的形象，心中的确有点激动。你一直想为你父母做点什么，回报两位老人给你带来的一切，你眼前又浮现出你父母在你未来的新房中高兴的笑脸，你心中又有点激动。也许你现在工作的城市离故乡大约两个小时车程，你设想将来周末假期回家，甚至将来带朋友和同事到你建的乡间别墅体验农家乐的情景，你心中更有点激动。于是，你可以将这件事的意义的要点这样写下来："价值，故乡的温馨、独特的风景、父母的晚年、周末的别墅。"现在，你开始考虑具体的行动了，你可以写下："设计，五间卧室、三个洗漱间、一个客厅、一间书房、一个厨房、屋前小花园""可行性，政策允许，可获当地政府建房批准；预算约 40 万～50 万，问题不大；当地有专业施工队，所有建材可当地购买。"然后，你可以思考行动的时间计划了，你可以写下："时间安排，1 个月完成设计和建房手续；1 个月完成建房准备，落实建材采购，施工队和监管人；房屋主体施工 6 个月，外装修 1 个月，内装修 3 个月，总计 12 个月。"当你完成这 15 min 的思考和简要的写作，并在最后写上当天的日期时，未来这两层小楼的形象又会浮现在你眼前，一种跃跃欲试的激动心情油然而生，你可能会握紧拳头，在胸前用力一挥，默默地对自己说，"好啦，就这样定下来了！"。

这个时候，你的大脑里，特别是你的前额叶皮层里会发生什么呢？在这不长的时间内，你的前额叶皮层已做了巨大的工作，无数神经元为你确定的目标和即将开始的行动发出大量的神经递质，整个前额叶皮层、纹状体、海马和中脑多巴胺回路不断被激活，此长彼消，在此过程中大量的葡萄糖和氧气被消耗，出现了新的神经元间的连接，或者出现神经元突触连接的可塑性的改变，你大脑中的回路就会发生改变，新的连接在你的神经细胞网络中形成。你的大脑，特别是前额叶皮层，将以新的面貌引导和指挥你今后的生活。

讨论到这里，为了给本章做一个小结，让我们再回到本章第一节的"三重大脑与奖赏回路的升级"。我们的大脑结构仍然清晰地记载着动物大脑进化的三个阶段：爬行动物大脑、哺乳动物大脑和人类的新皮层大脑，本章着重介绍的前额叶皮层被称为人类新皮层大脑的 CEO，即首席执行官。人类大脑是宇宙中物质世界进化的极致，由细胞形成的生命组织与结构的巅峰之作，而它创造的令人惊叹的奇迹并非仅表现在其无与伦比的结构上，更表现在本书的主题，即最初激励生命体生存行为的奖赏机制史诗般的进化上，它让人类感受到音乐、绘画、诗歌、幽默、心流乃至发明创造的幸福。让动物也具有的愉悦感受上升到人类独有的更有时间维度的、更有认知含量的幸福感受，更为重要的是让人类通过预测未来、认知、思维和决策去追求心目中的幸福。

参 考 文 献

[1] Holden C. Paul MacLean and the triune brain. Science, 1979, 204: 1066-1068.

[2] Klein S. The Science of Happiness. Cambridge: Da Capo Press, 2002: 77.

[3] Teffer K, Semendeferi K. Human prefrontal cortex: evolution, development, and pathology. Prog Brain Res, 2012, 195: 191-218.

[4] Funahashi S. Working memory in the prefrontal cortex. Brain Sciences, 2017, 7: 49.

[5] Carlén M. What constitutes the prefrontal cortex? Science, 2017, 358: 478-482.

[6] 苏珊·格林菲尔德. 人脑之谜. 杨雄里, 等, 译. 上海: 上海科学技术出版社, 2012: 15.

[7] Dixon M L, Thiruchselvam R, Todd R, et al. Emotion and the prefrontal cortex: An integrative review. Psychol Bull, 2017, 143: 1033-1081.

[8] 戴维·J. 林登. 进化的大脑: 赋予我们爱情、记忆和美梦. 沈颖, 等, 译. 上海: 上海科学技术出版社, 2009: 148.

[9] Ekman P. Facial expression and emotion. Am Psychol, 1993, 48: 384-392.

[10] 达尔文. 人类和动物的表情. 周邦立, 译. 北京: 北京大学出版社, 2009: 129, 136.

[11] 斯科特·威姆斯. 笑的科学: 解开笑与幽默感背后的大脑谜团. 刘书维, 译. 上海: 生活·读书·新知三联书店, 2017: 26.

[12] Todd R M, Lee W, Evans J W, et al. Withholding response in the face of a smile: age-related differences in prefrontal sensitivity to Nogo cues following happy and angry faces. Dev Cogn Neurosci, 2012, 2: 340-350.

[13] Yin D. Is carbonyl detoxification an important anti-aging process during sleep? Med Hypotheses, 2000, 54: 519-522.

[14] Xie L, Kang H, Xu Q, et al. Sleep drives metabolite clearance from the adult brain. Science, 2013, 342: 373-377.

[15] Liu Z, Wang Y, Cai L, et al. Prefrontal cortex to accumbens projections in sleep regulation of reward. Journal of Neuroscience, 2016, 36: 7897.

[16] Venkatraman V, Chuah Y M, Huettel S A, et al. Sleep deprivation elevates expectation of gains and attenuates response to losses following risky decisions. Sleep, 2007, 30: 603-609.

[17] Conard N J, Malina M, Münzel S C. New flutes document the earliest musical tradition in southwestern Germany. Nature, 2009, 460: 737-740.

[18] 斯蒂芬·克尔施. 大脑与音乐. 周晓林, 南云, 等, 译. 杭州: 浙江教育出版社, 2017: 226.

[19] Sheppard A, Broughton M C. Promoting wellbeing and health through active participation in music and dance: a systematic review. International Journal of Qualitative Studies on Health and Well-Being, 2020, 15: 1732526.

[20] Pauwels E K, Volterrani D, Mariani G, et al. Mozart, music and medicine. Med Princ Pract, 2014, 23: 403-412.

[21] Gold B P, Pearce M T, Mas-Herrero E, et al. Predictability and uncertainty in the pleasure of music: a reward for learning? J Neurosci, 2019, 39: 9397-9409.

[22] Stark E A, Vuust P, Kringelbach M L. Music, dance, and other art forms: new insights into the links between hedonia (pleasure) and eudaimonia (well-being). Prog Brain Res, 2018, 237: 129-152.

[23] Kim S G, Mueller K, Lepsien J, et al. Brain networks underlying aesthetic appreciation as modulated by interaction of the spectral and temporal organisations of music. Sci Rep, 2019, 9: 19446.

[24] Janata P. The neural architecture of music-evoked autobiographical memories. Cereb Cortex, 2009, 19: 2579-2594.

[25] Appenzeller, Tim. Art: evolution or revolution? (cover story). Science, 1998, 282: 1451-1454.

[26] 安简·查特吉. 审美的脑: 从演化角度阐释人类对美与艺术的追求. 杭州: 浙江大学出版社, 2016.

[27] Cela-Conde C J, Marty G, Maestú F, et al. Activation of the prefrontal cortex in the human visual aesthetic perception. Proc Natl Acad Sci USA, 2004, 101: 6321-6325.

[28] Lacey S, Hagtvedt H, Patrick V M, et al. Art for reward's sake: visual art recruits the ventral striatum. Neuroimage, 2011, 55: 420-433.

[29] Boccia M, Barbetti S, Piccardi L, et al. Where does brain neural activation in aesthetic responses to visual art occur? Meta-analytic evidence from neuroimaging studies. Neurosci Biobehav Rev, 2016, 60: 65-71.

[30] Cela-Conde C J, Ayala F J. Art and brain coevolution. Prog Brain Res, 2018, 237: 41-60.

[31] Csikszentmihalyi M. Flow: The Psychology of Optimal Experience. New York: Harper & Row Press, 1990: 7-33

[32] 米哈里·契克森米哈赖. 心流: 最优体验心理学. 张定琦, 译. 北京: 中信出版社, 2017: 67.

[33] Csikszentmihalyi M, Rathunde K, Whalen S. Talented Adolescents: The Roots of Success and Failures. Cambridge: Cambridge University Press, 1993.

[34] 拉杰·洛格纳汗. 幸福的科学. 蔡山美, 译. 北京: 中信出版社, 2018: 70-83.

[35] Abuhamdeh S. Investigating the "flow" experience: key conceptual and operational issues. Front Psychol, 2020, 11: 158.

[36] Katahira K, Yamazaki Y, Yamaoka C, et al. EEG correlates of the flow state: a combination of increased frontal theta and moderate frontocentral lpha rhythm in the mental arithmetic task. Front Psychol, 2018, 9: 300.

[37] Klasen M, Weber R, Kircher T T, et al. Neural contributions to flow experience during video game playing. Soc Cogn Affect Neurosci, 2012, 7: 485-495.

[38] Ulrich M, Keller J, Hoenig K, et al. Neural correlates of experimentally induced flow experiences. Neuroimage, 2014, 86: 194-202.

[39] Schacter D L. Implicit memory, constructive memory, and imagining the future: a career perspective. Perspect Psychol Sci, 2019, 14: 256-272.

[40] Addis D R, Wong A T, Schacter D L. Remembering the past and imagining the future: common and distinct neural substrates during event construction and elaboration. Neuropsychologia, 2007, 45: 1363-1377.

[41] Beaty R E, Thakral P P, Madore K P, et al. Core network contributions to remembering the past, imagining the future, and thinking creatively. J Cogn Neurosci, 2018, 30: 1939-1951.

[42] Rasmussen K W, Berntsen D. Deficits in remembering the past and imagining the future in patients with prefrontal lesions. J Neuropsychol, 2018, 12: 78-100.

[43] 罗伯特·索尔所(Robert L. Solso). Cognitive Psychology(英文版). 北京: 机械工业出版社, 2010: 4-5.

[44] Widge A S, Heilbronner S R, Hayden B Y. Prefrontal cortex and cognitive control: new insights from human electrophysiology. https://pubmed.ncbi.nlm.nih.gov/31602292/ [2004-04-01].

[45] Stefani M R, Groth K, Moghaddam B. Glutamate receptors in the rat medial prefrontal cortex regulate set-shifting ability. Behav Neurosci, 2003, 117: 728-737.

[46] Park J, Moghaddam B. Impact of anxiety on prefrontal cortex encoding of cognitive flexibility. Neuroscience, 2017, 345: 193-202.

[47] 齐瓦·孔达. 社会认知—洞悉人心的科学. 周治金, 朱新秤, 等, 译. 北京: 人民邮电出版社, 2013.

[48] Tsuchida A, Fellows L K. Are you upset? Distinct roles for orbitofrontal and lateral prefrontal cortex in detecting and distinguishing facial expressions of emotion. Cereb Cortex, 2012, 22: 2904-2912.

[49] Young L, Bechara A, Tranel D, et al. Damage to ventromedial prefrontal cortex impairs judgment of harmful intent. Neuron, 2010, 65: 845-851.

[50] Northoff G, Heinzel A, de Greck M, et al. Self-referential processing in our brain-a meta-analysis of imaging studies on the self. Neuroimage, 2006, 31: 440-457.

[51] Hiser J, Koenigs M. The multifaceted role of the ventromedial prefrontal cortex in emotion, decision making, social cognition, and psychopathology. Biol Psychiatry, 2018, 83: 638-647.

[52] Chau B K H, Jarvis H, Law C K, et al. Dopamine and reward: a view from the prefrontal cortex. Behav Pharmacol, 2018, 29: 569-583.

[53] Izquierdo A, Suda R K, Murray E A. Bilateral orbital prefrontal cortex lesions in rhesus monkeys disrupt choices guided by both reward value and reward contingency. J Neurosci, 2004, 24: 7540-7548.

[54] Bechara A, Damasio A R, Damasio H, et al. Insensitivity to future consequences following damage to human prefrontal cortex. Cognition, 1994, 50: 7-15.

[55] Freedland K E. The Behavioral Medicine Research Council: Its origins, mission, and methods. Health Psychol, 2019, 38: 277-289.

[56] Hill P L, Turiano N A. Purpose in life as a predictor of mortality across adulthood. Psychol Sci, 2014, 25: 1482-1486.

[57] Schippers M C, Ziegler N. Life crafting as a way to find purpose and meaning in life. Front Psychol, 2019, 10: 2778.

第十一章

幸福感的理念与思考

我们认为幸福中必定包含快乐，而合乎智慧的活动就是所有合乎德性的现实活动中最令人愉悦的。

——亚里士多德，《尼各马可伦理学》

能够使自己回过头来认识到自己原来很幸福(尽管当时并没有认识到这一点）的最好方法，就是让自己全身心投入到一份有价值的工作或事业中。

——亚伯拉罕·马斯洛（Abraham Maslow），《寻找内在的自我》

通过前面多章的叙述，我们现在知道，我们生来就有一个感受愉悦和幸福的生物学基础。进化力在我们的 DNA 中铸造了一个阵列的基因，编码一组对应的蛋白质，它们与我们的情绪和情感相关，与我们的愉悦感和幸福感相关。我们的大脑有多个感受快乐、愉悦的特殊回路——我们有一个幸福感感知系统。正如我们生来就有感知疼痛、规避危险的能力一样，我们也生来就有激励我们在生活中前行和追求愉悦与幸福的能力。更重要的是，我们这种能力是可以发展提高的。成人的大脑仍在变化中，每当我们学习时，我们大脑中的回路就会发生改变，新的连接就会在我们的神经细胞网络中形成。我们的前人，我们周围的很多人在生活实践中总结或发现了一些重要的理念，关于如何使自己的生活更和谐、更幸福、更符合天性的生物学基础的理念。了解和学习这些理念，并在生活中实践这些理念，对增加我们人生的幸福感是很有帮助的，其结果与完全随性放任地生活是迥然不同的。本章我想与读者一起讨论一些我认为重要的理念，这些理念并非凭空产生，它们都与我们前面各章讨论的生物化学与神经生物学机制有关。

一、稳定的生化机制与变化的时空境遇

根据化石与线粒体 DNA 的证据，人类与黑猩猩的分离是 700 万～600 万年前。最早的直立人的化石出现在 180 万年前，150 万年前的人类祖先开始制造

石器工具，现代人类（智人）成型于 20 万～15 万年前，大约 7 万年前人类从非洲走向世界各地。这 20 万年来，地球的状态和环境并未出现巨大变化（最近一次冰川期发生在 200 万年前），没有因环境造成的选择压力使人类出现重要的基因改变。最保守的估计，今天的我们与 5 万年前的祖先有着几乎完全相同的 DNA，也有几乎完全相同的大脑结构。

这就意味着 5 万年前的人类就具备了与我们相同的感受愉悦及幸福的生物化学和神经生物学系统。更具体地说，我们 5 万年前的祖先已经完全具备表 3-1 中提到的所有与愉悦和情绪相关的基因及蛋白质，并有着基本相同的表达量；同时具有相同的大脑多巴胺奖赏系统、内啡肽系统、血清素系统及催产素系统等作为愉悦和幸福感的生物学基础。由此得出的结论是，他们内心可以感受到的愉悦与幸福和我们今天的人相比毫不逊色，唯一不同的是外在的时空境遇。一个处在原始衣食住行条件下的古人，如果捕获到一只肥大的麋鹿或野猪，其愉悦感的程度（如果按多巴胺、内啡肽与血清素分泌指标衡量）并不会低于今天我们的一个百万元彩票中奖者。这就回答了我在第一章提出的一个许多人共有的问题："我们今天的人一定会比古代人幸福吗？"，答案是：并不见得。

著名以色列作家尤瓦尔·诺亚·赫拉利（Yuval Noah Harari）在他的世界畅销名著《人类简史》中，举了一个更形象的例子。他在书中写道："让我们用古代中国农夫和现代香港企业家为例，假设我们这位古代农夫住在没有暖气的小土屋里，旁边就是猪圈；企业家住在拥有各种最新科技的豪宅，窗口就能俯瞰南海的浩瀚海景。直觉上我们会觉得企业家想必比农民更快乐。然而，快乐是在脑子里决定的，而大脑根本不管土屋或豪宅、猪或南海，只管血清素的浓度。所以，农夫盖完了他的土屋之后，大脑神经元分泌血清素，让浓度到达 X。而在现代，企业家还完最后一笔豪宅房贷之后，大脑神经元也分泌出差不多数量的血清素，并且也让浓度差不多到达 X。对大脑来说，它完全不知道豪宅要比土屋舒适太多，它只知道现在的血清素浓度是 X。所以，这位企业家快乐的程度，并不会比那位足以当他高高高高高祖父的农夫来得高。"[1]

现代生物化学与神经生物学研究结果认为，我们的心理和情感世界其实是由经过数百万年演化的神经生物化学机制所形成。所有的心理状态（包括主观幸福感）并不是单纯由外在因素（如工资、财富、社会地位）来决定，而是由内在的脑结构、神经元、突触和各种生化物质（如血清素、多巴胺和催产素）构成的复杂系统而决定。所以，不管是中了彩票、买了房子、升官发财，或是找到了真正的爱情，都不是本质上让我们感觉快乐的直接的科学原因。我们能够感觉快乐的最基本原因，就是身体内特定的神经回路被激活，血液中开始流过各种激素，大脑中相关的神经元突触释放神经递质，大脑中开始产生小小的电流。

对于不同国家生活境遇完全不同的人来说，也有上述的现代人与古代人相比同样的情况。我们每一个人的感受愉悦与幸福的生物化学机制和神经生物学系统及机制基本一致，对幸福的感受能力生来是平等的。每个人感受到的愉悦与幸福都以每个人的具体情况和境遇而决定。用生物化学与神经生物学指标来衡量，一个亿万富翁不见得比一个普通平民有更多的快乐；一位达官贵人可能比普通老百姓有更多的烦恼。别人感觉非常愉悦的事对你而言不一定会产生同样的快乐，每个人也不必羡慕别人的幸福，有的时候与别人比较的心态，反而会降低本来属于你自己的幸福感。

我想在这里再讲一个生活中的例子。

所有参加奥运会的运动员最终会有 4 种结果，即得到金牌、银牌、铜牌或什么奖牌也没得。美国康奈尔大学的社会心理学研究人员对 1992 年巴塞罗那奥运会上数十位运动员决赛后公布成绩瞬间和颁奖仪式上的表情影像做了分析，为了保证分析的客观性，他们征集 20 位康奈尔大学的平时对体育不感兴趣或对奥运会成绩不关心的本科生作为独立评判人，对上述两种情况下运动员的表情按快乐程度打分，而且影像中隐藏了与金牌、银牌或铜牌相关的信息。最后的统计结果显示，获奖者的快乐程度并不是由金、银、铜牌的顺序决定的，快乐程度最低的是获得银牌的运动员，无论是公布成绩后的即刻表情还是颁奖仪式上的情绪，获得铜牌的运动员都明显比获得银牌的运动员更快乐。成绩公布后铜牌获得者的平均幸福度评分为 7.1，而银牌获得者的平均幸福度评分仅为 4.8，在颁奖台上铜牌获得者的平均幸福度评分为 5.7，而银牌获得者的平均幸福度评分仅为 4.3[2]。

对于上述结果的原因研究者进行了分析。根据奥运会赛后采访时所做的表达，很多银牌获得者关注的是他们差一点就能获得奥运会冠军，想法往往集中在接近金牌上，银牌获得者离媒体和社会上很多人关注的金牌及随之而来的社会与金钱奖励只有一步之遥。而铜牌获得者似乎很享受成为奖牌获得者的乐趣，他们的想法更多的是至少我获得了一块奖牌。很多银牌获得者常常会纠结"为什么我不……，如果我能稍微延长步幅、调整呼吸和频率，或再咬牙坚持几秒等等，结果会怎样？"而这种纠结甚至会延续较长一段时间，也就是上述研究中提到的，1912 年斯德哥尔摩奥运会 1500 m 赛跑银牌得主决赛时一路领先，眼看拿到冠军，但后面一位运动员"不知从哪里冒出来"以十分之一秒的优势击败他。好多年以后，他在回忆录中写道："有时我会醒来问自己，我当时到底怎么了？就像一场噩梦"。

我们再来看看在奥运会上绝大多数什么奖牌也未得到的运动员，多次观看过奥运会闭幕式的人都有印象，我们常常会被闭幕式上自由入场的运动员的欢乐情绪所感染。他们入场时洋溢着欢乐，面对摄像镜头摆出各种高兴的姿势，有的边走边跳，甚至边走边舞，向观众欢呼、送出飞吻或拿着相机不断记录下这欢乐的时刻。实际上，在这快乐的人群中，90%以上是什么奖牌也未得到的运动员，在比赛场上他们都可以说是失败者，但丝毫也不妨碍他们在这一时刻为有幸参加这一盛会而感受到发自内心的幸福。

获得银牌的运动员只要换一个思路，也可以很快乐：我是世界上跑得最快或跳的最高的两个人之一。这个过程的基础与我们第十章讨论过的前额叶皮层的情绪调节及认知功能有关。

正如我们下一节要提到的，做你自己喜欢做的事，追随你内心的召唤，实现你心中一个哪怕别人看来并不伟大的目标，你也会感受到足够的快乐，当回望人生时，你可以体验到属于你自己的那份幸福。

说到这里我认为还有一个与幸福感相关的理念需要分享给读者。前面提到，最保守的估计，今天的我们与 5 万年前的祖先就有了几乎完全相同的 DNA，也有几乎完全相同的大脑结构，今天的我们在某种意义上属于过去的动物。然而，由于语言文字的传播和记载功能，人类的知识不断积累，出现文化知识的爆炸和科学技术的迅猛发展，与我们相对稳定的生物学躯体形成鲜明对比。显然，科学的发展给我们人类带来巨大实惠，突出表现在生产力大幅提高、技术能力飞跃、生活条件改善和平均寿命大幅提升。然而，科学发展在造成我们生活方式改变的同时，也带来值得重视的某些方面的负面影响，其中包括我们的情绪和幸福感。

越来越快的生活节奏，职场的竞争和压力，恐怖、惊悚与凶杀电影的频繁接触，色情视频和图片的视觉冲击，每天从手机中获得的犯罪或灾难场景，各种享乐方式的诱惑，新的欲望不断产生……，使我们很多人大脑中的边缘系统不断受到各种信号的刺激，使我们的边缘系统激发一次又一次的应激反应，其频率远远超过我们的祖先。我们的边缘系统是原本适应于我们祖先的以采集和捕猎为生的生活方式的，但频发的应激反应不断促使糖皮质激素等应激激素释放，而更高的激素水平反过来强化边缘系统的功能和结构变化，从而形成了一个对我们情绪不利的循环。应激激素广泛参与负性情绪的产生，这是我们中一些人不断出现焦虑、抑郁、孤独、警觉、紧张、愤怒、压力重重情绪的原因。上述情况很可能就是为什么今天高科技的生活方式，并不一定保证我们所有人有愉悦情绪和幸福感；也是为什么我们郁闷时，有时远离电脑、电视、手机，回到大自然，回到我们祖先生活的环境会感觉轻松愉悦的原因。

二、珍惜自己　善待他人

人生收获幸福首先要正确认识和对待自己，同时也要正确认识和对待你周围的人。希腊雅典太阳神庙的墙上，刻有古代哲人的一句名言："认识自己"。你能够认识自己，你就会珍惜自己，你能珍惜自己，你就不会自暴自弃，你就会认真对待自己的一生，这是人生幸福的基点。与此同时，对于成就幸福人生来说，作为社会和群体的一员，很重要的是我们与他人的关系。把幸福与友谊和爱情等同起来并不夸张。如果你能珍惜自己，同时善待他人，你就有了一个感知和追求幸福的基础，就有了一个正确的态度。有时候，态度是决定性的。

为什么我们要珍惜自己，善待他人呢？其实其中有深奥而具体的生物学依据。

似乎已司空见惯，即我们今生接触过成千上万的人，无论是自己的亲人，从前的同学或者是现在的同事和朋友，乃至电视里所见、集会上所逢的各种人，我们从来没有发现过外貌、语音、神态、气质完全相同的人。实际上，本质上每一个人都是唯一的。

每一个人的唯一性主要来自三个生物学因素[3]。

第一，我们每一个人从生命孕育的那天起所具备的遗传物质，即 DNA 是各不相同的。DNA 如同设计机器的蓝图，大自然给每一个人设计的原本的蓝图是不同的、唯一的，这是每一个人具有唯一性的主要原因。人类的 DNA 序列含有 31.6 亿对碱基，编码 2 万～3 万个基因，造成每个人的 DNA 序列不同，即便是同一对父母生下的儿女的 DNA 序列也各不相同，主要有以下几个因素。

每个人的胚胎形成时，来自父母的 DNA 进行同源重组（homologous recombination），即基因"洗牌"，随机组合形成独特的一套基因传给后代，即使同胞兄弟姐妹的基因哪些来自父亲哪些来自母亲也是各不相同。精子和卵子形成时，来自父亲的 DNA 和来自母亲的 DNA 紧挨在一起，相对应的部分彼此相邻。例如，父亲一段 DNA 上的基因（用斜体字母表示）$a—b—c—d—e—$ 先和母亲的 DNA 中对应的基因 $\mathbf{a—b—c—d—e—}$ 排在一起，然后父亲 DNA 中的一部分和母亲对应的 DNA 部分互换，如基因 $b—c—$ 这一段被调换了，就形成 $\mathbf{a}—b—c—\mathbf{d}—\mathbf{e}—$ 和 $a—\mathbf{b}—\mathbf{c}—d—e—$ 两种 DNA 组合。哪怕世界上最初只有两个人，他们每个基因的形式都不同，而且每个基因都能这样随机互换，那 20 000 种基因也能有 20 000 的平方这么多种排列方式，也就是 4 亿种 DNA。如果每个基因有三种形式（许多基因都能满足这个条件），那就能形成 8 万亿种 DNA（基因组合），远超过现在地球上的总人数。

与此同时，生殖细胞在形成时，要经过一个称为"减数分裂"的过程，这样，每个生殖细胞都是"单倍体"。这相当于每个生殖细胞都要"丢弃"一半的 DNA，只"保留"一半的 DNA，这个生殖细胞"丢弃"的那些 DNA，实际上是进入另一个生殖细胞了，而这个生殖细胞"保留"的 DNA，另一个生殖细胞又不拥有。人类细胞中的 DNA 分布在 23 对染色体上，每个人产生不同精子或卵子的种类的可能性有 2^{23} 种（8 388 608 种），因而产生具有相同 DNA 序列的精子和卵子概率是极低的。

尽管人与人之间 DNA 序列的差异只有 0.01%，但这一差别可以表现为上百万种单核苷酸多态性（single nucleotide polymorphism，SNP），单核苷酸多态性是指人类不同个体基因组 DNA 的等位序列上单个核苷酸存在差别的现象，人基因组上平均约每 1000 个核苷酸即可能出现 1 个单核苷酸多态性的变化，估计其总数可达 300 万个之多。人类群体中数百万种不同 SNP 的排列组合的数量是一个天文数字，因而产生完全相同的 DNA 序列的概率几乎为零。如果 SNP 发生在可转录的基因序列内，就可能影响蛋白质的一级结构或者改变蛋白质表达的时间、地点和拷贝数，就会对人的性状产生影响。

那么，双胞胎的情况会怎样呢？双胞胎有两种情况：异卵双生与同卵双生。异卵双生就是指在受精作用过程中，有两个卵细胞同时受精并且着床（子宫内膜），这样一来就有两个受精卵同时发育成胎儿，形成异卵双胞胎。他们之间的 DNA 差别就与普通兄弟姐妹之间一样，各自的 DNA 有很大的不同。同卵双生是指受精卵在卵裂时由于自身或者是外界某些随机性因素而一分为二，从而形成两个相同的胚胎且可以独立发育，同卵双生的双胞胎的胚胎 DNA 是完全相同的。

第二，即使是同卵双生的双胞胎，其彼此的 DNA 并非永远完全一致。而且其 DNA 表达的蛋白质也不是毫无区别。

每一个人在发育生长的过程中，一些因素造成组成我们个体的生物大分子，主要是 DNA 和蛋白质发生变化，这种变化随着时间的推移逐渐积累。这种变化主要来自体细胞突变和表观遗传学的变化等。

所谓体细胞突变，就是在人体发育过程中，细胞在有丝分裂过程中，由于环境辐射、病毒侵扰、化学环境变化，以及更重要的染色体复制的偶然出错，普遍会发生一定频率的 DNA 突变。不同染色体、不同染色体片区的 DNA、不同组织的 DNA，其突变的速度有很大差异。加拿大麦吉尔大学研究者通过对 33 对同卵双生的双胞胎的 DNA 序列的分析发现，细胞中每个碱基每次分裂发生体细胞突变的概率是 1.2×10^{-7}[4]。人体基因组有 31.6 亿对碱基，估计得出每个细胞每次分裂会造成上千个碱基突变。有些突变不会带来表型的明显变化，但如果突变发生在关键基因的关键序列上，则会造成明显性状变化，如有些突变导致正常细胞转变成癌细胞。

冰岛人类遗传学研究与分析公司（Decode Genetics）与冰岛大学的研究人员在发表在遗传学权威杂志《自然·遗传学》2021 年第一期上的一篇研究论文中写道，通过对 387 对同卵双胞胎 DNA 样品的分析，证实同卵双胞胎在胚胎发育早期就开始存在基因差异，双胞胎之间平均相差 5.2 个早期发育突变。在大约 15%的双胞胎中，其中一人携带的突变数量较高，而另一人没有这些突变。这就是为什么对于一些特殊的遗传相关疾病，如自闭症，有时同卵双胞胎中仅有一人会患病，另一人却表现正常[5]。

表观遗传学变化则是指基于非基因序列改变所致的基因表达水平变化，如 DNA 甲基化、组蛋白修饰、非编码 RNA 的基因调控和染色质构象变化等。大多数表观遗传学的变化是生物个体响应内外环境变化而发生的，其中环境因素的作用占有非常重要的地位。因此，每一个人，包括同卵双生的同胞，随其生活历程、所处环境、遭遇病菌、食物优劣、外界压力、患病经历等的不同，每个个体间的蛋白质组的表达谱在定性和定量上都会产生新的变化，造成个体在生存状态上存在独特性，造成个体间实质的不同。

　　第三个造成每个人唯一性的因素来自我们的大脑。人和动物一个本质的不同在于人的大脑有高级神经活动，这是与人的大脑中亿万个神经元之间的联结方式和神经元参与的数量相关联的。每一个人由于成长过程、人生经历、所处时代、所受教育、所感受过的喜怒哀乐的不同，其大脑中的神经元的联结方式和集合性行为，特别是与长期记忆相关的神经元的联结方式和集合性行为是各不相同的，每一个人都是唯一的。我们在第一章曾提到，1962年诺贝尔生理学或医学奖获得者克里克（Francis Harry Compton Crick）说过的一句话，你，你的快乐，你的悲伤，你的记忆，你的志向，你的个性，你自由的愿望等都归根结底地是你所拥有的巨大数目的神经细胞以及与它们相关的分子的集合性行为。大脑的重量只有1.35 kg，但它里面有约860亿个神经元细胞，另外还有一万亿个神经胶质细胞，每一个神经元通过它的树突和轴突与数十个甚至数百个其他神经元相联系，建立起万亿到几十万亿次的联结。

　　所有人类的行为都可以追踪到神经元的沟通上，你的每一种情绪，你的每一种记忆，你的每一种思想和技能的获得，你恋爱时的幸福感与失恋时的痛苦，甚至你的理想和信念，都可以追踪到神经元之间的联络与相互"交谈"，神经系统受到内外环境的刺激，表现出高度的可塑性。每一个神经元都具有形成新的突起和突触联结的能力，人类每经历一次事件、每一次学习、每一次拥有新的记忆，都会产生新的神经元间的联结。神经元及其突触构成的神经网络一直处在被修饰状态。中枢神经系统所具有的突触形态和功能的可塑性是人类从幼年到老年不断学习与记忆的神经基础，最终也是造成人与人思想、性格不同的神经基础。

　　一个人的气质、脾气、情感、意志力、智识水平在更深的层次上决定了人的特质，而这是与每个人在特定生活历程中形成的特定的大脑中的神经元的联结方式和集合性行为相关的。人与人不可能有完全相同的生活经历，因此即使是同卵双生的个体最终会有不同的回忆、情感、联想和思维，即由于大脑中的神经元的联结方式和集合性行为不同而成为两个本质上不同的人。

　　这也是我们可以克隆生物个体，但绝不能克隆有精神和思维的人的原因。人们要造一个已经存在过的人，包括拿破仑、希特勒或者是爱因斯坦，是永远不可能的。每一个人在历史的长河中都是唯一的，他大脑的神经元的联结方式和集合性行为方式，过去不会有，将来也永远不会有。

以上说明：每一个人都是宇宙空间中，历史长河中绝对唯一的、空前绝后的！

由此我们可以得到哪些推理与联想呢？

要珍惜自己的人生，即使你境遇贫寒、经历平凡，你仍然需要自爱与自信，值得善待自己。你和那些达官贵人、富豪、名人一样都是大自然的唯一性杰作，本质上是与他们平等的。你可能在某些方面没有他们的优点，但你也肯定有某种他们没有的优点。你可以做到别人做不到或难以做到的某件事。你可以有自己独有的获得幸福的途径。

与你的 DNA 蓝图和你的大脑特有的神经元联结方式相关联的某种内心的呼唤是很宝贵的，有时候要敢于追随你自己的直觉，不要违心地按照他人的愿望行事，要听从你自己内心的召唤，至少不要轻易放弃。不必追求别人认为的幸福，你内心目标的实现会让你更幸福。你完全不必追随别人的轨迹，模仿他人的人生。每个人由于上述提到的本质上的不同，个人适合走的道路是不一样的，如果你选择的职业或人生能让你的某些特质和优势得到发扬，你将来会有更高的生活质量和成就。要有信心走你自己的不同于别人的道路，抛开世俗的观点，其实每个人的人生道路从某种意义上说都是平等的，并无高低贵贱之分。"苔花如米小，也学牡丹开"，每一个平凡的人都可以绽放自己的生命。或许对你来说，你现在的人生道路就是真正适合你、给你带来幸福的道路。

由于每个人大脑的神经元联结方式上的特点，某种外在刺激在不同人心中引起的反响是不一样的。例如，一首与你童年某一经历相关联的你喜爱的歌曲，当很多年后你突然听到它时可以唤起你愉悦的回忆，此时大脑中某些神经突触分泌的多巴胺就会增多，而没有这一经历的人就不会有这种反应和感受。因此，每个人的愉悦或幸福感是不尽相同的，应当珍惜你内心的共鸣，而不必羡慕别人的幸福，不必追求别人感觉幸福愉悦的事。

我们同样应当珍惜他人的人生，善待他人的生命，我们所遇到的每一个人，无论其贫寒还是富贵，无论其荣耀还是卑微，他们都是大自然的唯一性杰作，他们都是独一无二的，一旦失去，永远不可能再有。

只要你稍加留意，你会发现你周围的每一个人，包括你并不喜欢的人，都能在他们身上，找到一个或几个你所不具备的优点或才能。假如你是一个团队的领导者，当你以上述观点来看待每一个人时，你会发现你的队伍并非你原来想象的那么平庸，对那些经常产生奇思异想，或者行为怪异的人，要有宽怀之态、包容之心，说不定他们中有的人会提出很有创意的点子，因为可能只有处在某种遗传背景下和大脑中神经元具有某种特定的联结方式的人，或许才能在一个关键点上产生某种有远见的思想。

综上所述，我们每一个人来到这个世界，是大自然历史长河中，宇宙无限空间中一个极其偶然、非常珍贵、永远不会再现的事件。每个诞生的人类个体都空前绝后，每个人的人生故事在人类的历史长河中都永不重复，每个人的灵魂都是绝对唯一的。从这点意义上说，每个人的生命都可视为宇宙间某种神圣之物。因此，我们应当珍惜自己、善待自己。当然，我们也同样应当珍惜他人、善待他人。

关于善待他人，我还想补充的是，这一点与每个人的人生幸福是重要相关的。

其实我们每个人都有善待他人的本性，这是进化赋予我们的，作为社会性的物种，人类成员间的相互善待、关爱和帮助，既有利于个体生存也有利于群体发展。所以，奖赏系统会对你善待他人的行为给予激励，催产素和血清素会让你在与别人和谐相处时感觉愉快及幸福。我们寻求与他人接触，是为了避免孤独带来的痛苦，这种对社交的渴望根植于大脑深处的特定回路。为什么我们需要友谊？因为社会性动物依赖于群体支持，人们彼此之间越亲近，他们给予彼此的就越多。

如果我们喜欢别人，就会请他们吃饭。几乎在所有不同文化中都有这种习俗，无论是在英国还是在中国或者是非洲的尼日利亚。其实这也来源于进化，与客人共进晚餐是社交活动的重要形式，类人猿也会分享食物，这表明了共享食物对于建立社会关系是多么重要，其中催产素和血清素及它们的受体都发挥了作用。

黑猩猩可以建立持续多年的关系，并交换各种各样的恩惠。如果一只黑猩猩喜欢给另一只梳理毛发，那么总有一天后者也会报答前者，与它分享食物或者联合起来对抗共同的对手，这些动物的生命中常有相互的给予和索取。黑猩猩群体捕猎，雌性共同照顾它们的幼崽，而地位较高的雄性则在联盟中互相支持，这与现代人类在政治和商业上的策略相似。

最近对于长寿的研究发现，除了基因的因素之外，个体与他人的关系和得到的社会支持也是重要的因素。有很多朋友关心、生活平淡宁静的人寿命比较长[6]。

　　另外，要做到善待他人，还要有感恩之心。有研究发现，常怀感恩之心，也是会给自己带来幸福感的。感恩可以被定义为一种对所获得的恩惠的感激之情。感恩是一种情感，它产生于认识到自己在生活中获得了某种积极的结果或利益，而这归因于一个外部的来源（他人、社会或其他），意识到对方为此付出了劳动和精力，因此感恩被认为是一种移情情感。一项调查显示，在一组关于人的品质的词语中，"感恩"被评为最受欢迎的前 4%，相反，"忘恩负义"被认为是最负面的品质之一（最低的 1.7%）[7]。

　　生活中你可能体验到过，当你对一位给过你重要帮助的人做了答谢或回报，你会有一种轻松和满足的感觉。事实上，感恩之心并非主要是道德教育的结果，而是来自人类的一种适应性进化机制，与具有社会性本能的个体和群体中其他成员的关系相关，同时有利于个体的身心健康。正如黑猩猩之间有相互回报一样，我们生来具有感恩的倾向，某种意义上说即在你的大脑中存在着感激回路，帮助你提升自己的身体和心理健康，减少压力，改善睡眠，还会让你觉得同其他人的联系更加紧密，激发幸福感。

　　美国密歇根州立大学研究人员最近的研究揭示，人的一生中，无论是在少年、青年、中年或老年，在所有年龄段，感恩之心都与较高的主观幸福感相关，而且到了老年感恩之心更强烈[8]。

　　感恩的益处首先来自多巴胺系统的激活。一项包括感恩在内的亲社会行为的功能性磁共振研究发现，感恩的情绪能引起中脑和基底前脑的激活，特别是激活包括腹侧被盖区在内的中脑边缘奖赏系统。因而感恩会促进多巴胺在中脑环路的释放，带来愉悦感的奖赏效应。除此之外，对他人的感激会增强社交多巴胺环路的活性，从而使得社交互动变得更有乐趣[9]。

　　最近几年有非常多的研究表明感恩有很多益处。也许其中最重要的一点就是，感恩能够改善情绪。当你思考并表达出更多的感激之情时，就可以很容易体会到积极的情绪。美国东华盛顿大学的一项关于感恩与主观幸福感之间的关系的心理学研究发现，感恩的思想能改善情绪，感恩的人往往更快乐，适应能力也更强，感恩可以明显增加主观幸福感。他们发现，一个感恩的人可能不会在任何时候体验到感恩的感觉，但是他/她更有可能在更多的情况下体验到感恩的幸福。因此，感恩的人有一个较低的感恩阈值，将感激之情付之于行动，明确表达出来会增强主观幸福感，因此，那些经常表达感恩的人也应该表现出更多的快乐[10]。

美国纽约霍夫斯特拉大学的研究人员对 154 名中学生进行了心理学调查研究，以确定感恩的经验和表达方式是否对学生的主观幸福感带来影响。研究发现，感恩情绪与青少年的主观幸福感明显正相关。通过经常书写感恩日记，可以带来希望、鼓舞、乐观与兴奋等积极情绪，在写完感谢信并且将它送出去以后，有些年轻人的幸福感提升甚至会持续两个月以上。感恩能促进年轻人的亲社会行为，因此，感恩很可能是一种促进青少年成功的重要因素。有意思的是，他们的研究还发现，女孩比男孩更倾向于表达感恩之情，而男孩虽然表达感恩的次数少一些，但一旦产生，表现的感恩之情则更强烈[11]。

另有研究发现，感恩的行动能改善睡眠。一项来自加拿大的研究调查了一组患有失眠障碍的大学生群体，并且要求他们在一个星期内保持每天记录感恩日记的行为。这一简单的行为干预使得他们的睡眠得到了改善，也减少了其他的身体问题，担忧情绪也减少了。即使对于患有慢性疼痛的人，感恩也能够改善他们的睡眠，并且能减少焦虑和抑郁的症状。接受感恩干预的学生睡眠前的焦虑减少，总睡眠时间增加，睡眠质量改善[12]。

善待他人还要有宽容之心，对他人（包括家人、朋友、同事，甚至不曾谋面的网上人物）的缺点及说过的错话、做过的错事要能宽容待之，原谅处之，对即使做过有损你本人利益之事的人，适当之时也可以宽恕他们。研究证明，如同感恩之心一样，宽容与原谅之心也会给你带来主观幸福感。

最近的研究证明，宽容之心与原谅行为和社会心理健康呈正相关，与抑郁或焦虑症状呈负相关。宽恕可以减少负面情绪、减少冒险行为、改善社会关系和增强精神健康。宽恕是一种心理财富，可以带来健康和幸福[13]。

英国圣安德鲁斯大学的研究人员让 30 位受试者阅读 40 种包括在背后严重伤害他人及偷窃等情境的案例，然后让每位受试者针对每种行为造成的伤害程度评分，并试想，如果自己是受害者，那么原谅对方的可能性会有多大。

两周后，同一批受试者被要求回忆之前看到的包括在背后严重伤害他人及偷窃等情境的内容。研究者发现，当受试者一开始就选择"原谅"后，事后再回想事情细节时会出现困难。而那些一开始就选择"不原谅"的人，那些受伤害的记忆仍相当深刻[14]。

研究结果显示，人做出"原谅"的决定后，大脑会启动遗忘机制，让人忘记那些曾对自己不利的痛苦记忆，即使一下子做到真正原谅仍有困难，但是，只要选择原谅，遗忘那些记忆也会变得更容易。而忘记不愉快的记忆，能缓解压力和提高生活质量，是保持健康的一剂"良药"。

而一个对与他人的矛盾耿耿于怀的人，他的心理往往处于紧张状态，由于内心的冲突得不到解脱，就会引起神经紧张、血压升高、消化液的分泌受抑制等，从而影响健康和生活质量。

中国有句谚语：朋友不怕多，冤家怕一个。有很多的朋友，没有一个结仇的冤家，是人生幸福的重要因素。让我们在警惕某些居心险恶的坏人的前提下善待周围的所有人吧，即使他并非你的亲人和朋友。

三、当我们面对不幸与挫折

本书前面谈了那么多的愉悦与幸福，然而，现实生活中很多人似乎更经常遇到的是不幸与挫折。人们常说"理想很美好，现实很骨感"。也有人总结人生境况说"不如意事常八九，可与人言无二三"。其意为人生遇到的事，十之八九是不如意的，而可与之倾诉的知心朋友却不多。遇到不幸与挫折，每个人都是会不高兴的，甚至是很沮丧的。然而，很多人的经验告诉我们，此种情况下，我们不应使自己长期处于负面情绪中，如果我们能主动调动大脑的潜能，积极应对（其依据是第十章中介绍的前额叶皮层调控情绪的能力），就可以从失望和沮丧的情绪中解脱出来，从而可以改善生活质量，甚至可在山穷水尽之境，开启柳暗花明的新的一天。

我们首先要明白两件事，其一是不幸与挫折每个人生活中都会遇到，说是铁的必然也不为过，生命其实是很不容易的。从总体上来说，地球上的生命从诞生之日开始，就危机四伏、险象环生，生命之花每天都要抗拒热力学第二定律，其实生命存活与发展的概率并不高，某种意义上甚至带有偶然性。生命对于每个个体而言，从诞生之始，就面对生活之路上的极大不确定性，要面对瞬息万变的外部世界的各种挑战，完全万无一失的平坦之路是没有的，这也是为什么很多物种要产生大量后代，而最终存活的寥寥无几。虽然我们人类是生物界最成功的物种，但每个人从诞生起，同样面对大自然和人类社会的复杂性与多变性及一定无序性的挑战，2019 新型冠状病毒只是最近的例子。每个人生活中毫无挫折、一帆风顺、万事如意仅是天真的一厢情愿，是根本不现实的，也可以说是完全不可能的。从某种意义上，我们可以说这是由热力学第二定律决定的，幸福常常与某种有序相关，而痛苦很可能与某种混乱和无序相关。不幸与挫折肯定会给人带来抑郁、焦虑甚至孤独无助感等负面情绪，几乎所有人都体验到过。有人估计，近 1/10 的人会在一年中经历持续一周至数周的抑郁。

按照对立统一辩证法，没有挫折与不幸，人也不会有愉悦与幸福的感觉。从进化的角度来看，一个生命体，特别是动物，在没有任何挫折和苦难的环境中生活，身体机能和心智反而会发生退化。对于人类而言，不幸和挫折从某种意义上，可以视为上苍对个人和一个群体的礼物。以下这句话听似矛盾，但却是深刻的真理：从来没有不幸的生活也是不幸福的。

与此同时，我们要明白的第二点是，面对不幸与挫折的必然性，在千万年的进化过程中，我们人类，特别是我们的大脑也通过基因突变和自然选择打造了一个应对不幸与挫折的机制及系统（不能应对逆境压力的物种可能早就被淘汰了），使我们具备某种潜能，可避免长期负面情绪对我们的伤害。我们的大脑具有令人欣慰的能力，它们会将自己从不幸的趋势及从担忧、焦虑和抑郁的下行旋涡中重新调整回正常状态。我们大脑中的这个系统关联到我们在前面提到的以前额叶皮层为主的与血清素、内啡肽、多巴胺及去甲肾上腺素相关的由神经元组成的脑区的结构及其功能。

我们在前面介绍过，动物和人类在进化过程中，危险的环境与激烈的竞争是经常出现的。动物在生存斗争中，经常会处于逆境中，如天敌的威胁、恶劣的气候、伴侣的丧失、身处孤独危险境地乃至饥饿与疾病等，逆境的压力可能使动物处于焦虑的情绪中。我们人类似乎比动物面对逆境和挫折时更为敏感。当一个人确定的行动目标连续出现失败，原定的愿望均不能实现，会较长时间处于失望和忧郁的状态，这种状态会导致失眠、头疼、失去对未来的期望与行动的动力，严重时会导致出现抑郁症。当发生抑郁时，大脑中的一些神经回路会发生某些实质性的改变。引起抑郁症的脑区主要是两个，即负责思考的前额叶皮层和负责情绪的边缘系统，抑郁的时候，这两个脑区间的相互作用和交流方式偏离了正常，负责思考的前额叶皮层不能正常调节负责感觉的边缘系统，使得与去甲肾上腺素和血清素相关的神经元出现异常，使这两种神经递质的分泌总量减少。另外有研究发现，在抑郁的时候，海马不仅表现出活性的异常，甚至还会出现体积的缩小。海马体积的缩小很可能是长期的应激压力所导致的，长期的应激压力能损害并且致死神经元。

从本质上来说，人的大脑充满了复杂和相互联系的神经回路。其中包括我们前面提到的奖赏回路、决策回路、睡眠回路和疼痛回路，还有包括担忧、记忆、情绪、计划、习惯等在内的各种各样的回路，它们彼此之间都有交流。我们每个人都拥有相同的神经回路，只是每种回路的调谐方式在每个人之间存在差异而已。抑郁症就是这些回路相互作用出现异常的结果。也许有时候你会觉得任何事都很困难而且毫无意义，其实我们每个人都会时不时地产生这种感觉。对于大多数人来说，这是一种短暂的感觉，稍纵即逝。但是由于在神经生物学上存在微小的差异，有一些人却会深陷其中。幸运的是，神经生物学家和心理学家发现，当出现抑郁情绪时，一些积极的行为，甚至是生活中微小的改变，可以引起特定的大脑回路中反应活性和化学过程的变化，或者说积极的生活行为的改变可以引起积极的神经回路改变，包括大脑的电活动及它的化学组成，甚至是它产生新神经元的能力。也就是说这些大脑回路是可塑的，可调整回到正常的状态。随着大脑活性和化学过程的改变，一些重要的神经递质如血清素、内啡肽、多巴胺分泌增加，抑郁的进程也会随之而改变[15]。

依据脑科学的成果，我们看看可以采用哪些行为干预来缓解或摆脱焦虑与抑郁的情绪，使我们从不幸与挫折造成的负面情绪中走出来。

抑郁通常是个人长期未能实现既定目标而产生的结果。当所有事情都悬而未决时，杏仁核脑区会变得格外兴奋，杏仁核活性越高，焦虑水平就越高，焦虑和担忧是由不确定性而非确定性所引起的，所以当你担忧与焦虑时，面临要做的事情，减少选项、快速做出决定并付之于行动将有助于缓解焦虑。你也可以选择一些简单、容易成功的目标去付之于行动，使之实现，对缓解焦虑是很有利的。例如，拿出手机从淘宝上订购几件你喜欢的物品；或者在阳台上种上几钵你喜欢的鲜花；或者学会不久前听到的一首你喜欢的歌曲，并与朋友去附近的卡拉 OK 歌厅唱出来。当你感觉郁闷时，那就做点什么吧！有所行动使我们比什么都不做会感觉更好些，忙碌的大脑可以转移抑郁情绪，当大脑没有其他事情来保持忙碌时，我们很容易感到焦虑。

当你一段时间出现负面情绪时，你可以考虑改变一下你的居住环境，如将你家里客厅的背景墙重新装修一下，换一幅你喜欢的色调更明亮的背景墙纸，你甚至可以考虑换一个环境，到阳光明媚的南方住上几天。美国匹兹堡大学的一项研究发现，在匹兹堡的一所医院内，医生监测了正从脊髓手术中恢复的患者病房内的日照总量。他们发现，那些搬到阳光充足房间的患者对疼痛的耐受更强，而且对止痛药的需求更少，之前需要使用最多止痛剂的住院患者从阳光照射中获益最大[16]。可见，外部环境的改变有时候能使大脑的神经回路产生某些变化，而恰当的环境变化可产生积极的影响。

前面我们提到过，人类作为在进化中形成的高度社会化的物种，我们大脑中存在这种机制，即我们与群体中的一些成员和谐相处时，特别是与家庭成员亲密相处时，我们大脑中的奖励机制会让我们感觉愉悦，血清素、催产素及多巴胺会分泌增加，让我们缓解压力，产生轻松的感觉。下面这个实验颇能说明问题。美国威斯康星大学麦迪逊分校心理学系脑功能与行为研究实验室的研究人员对16位自认为对婚姻很满意女性志愿者进行了一项实验，被试者躺在一台核磁共振成像仪的平板上，脚踝上固定了一副电极，电极不时给予令人难受的电刺激，核磁共振成像仪同时记录电刺激前后的脑部影像。第一次实验时，当志愿者躺在那里担心即将要出现的电击时，她大脑中的一系列脑区都表现出了预期的增强反应，其中大部分脑区都属于负责担忧和不适的神经环路。然后在第二次与第三次实验时，让志愿者分别握住一位陌生人和她们丈夫的手，实验中的女性仍然会接收到相同的提醒和电击，但是这两次她的大脑反应却和第一次不太一样，担忧和不适环路中的反应活性平静了很多，特别是握住其丈夫的手时，这种活性平静最为明显。而且在她们的自我报告中，握住她们丈夫的手时，担忧和不适的情绪是最低的[17]。

因此，当生活中的挫折让你出现担忧、孤独无助等不良情绪时，多与你的丈夫或妻子，与你的父母、儿女或者朋友相处，一起交谈、散步、爬山或一起娱乐，如打麻将、下棋，都可以帮助你缓解焦虑与抑郁情绪。

另外一种被很多人的实践证明了的能缓解焦虑与抑郁情绪的活动是体育锻炼。我们在第五章和第七章曾提到，体育活动能够刺激脑啡肽和血清素等与积极情绪相关的神经递质的释放，特别是较高强度的体育锻炼可以使包括前额叶皮层在内的多个脑区的内啡肽大量释放。

日本东邦大学生理学系开展了一项运动中脑电图学研究，被试者一边在动感单车上骑行，一边接受红外光探测仪对他的大脑血流进行监测。仅仅15 min的骑行就会引起情绪控制环路反应活性的增强和血清素神经递质水平的上升。他们发现腹侧前额叶皮层在运动后氧合血红蛋白水平显著升高，同时血液和脑干中血清素水平增加，而这两项指标的变化一般认为都与积极情绪的提升有关[18]。

另外，目前体育锻炼已经被广泛采用作为治疗抑郁症的手段。研究发现，合理的体育锻炼可以达到与抗抑郁药物相近的疗效，引发类似的神经分子变化，体育活动活化的脑区与一些抗抑郁药物活化的脑区有相当大的重叠。研究还发现，长期的体育锻炼能够增加海马及前额叶皮质/前扣带回皮层的体积，而已有实验发现，抑郁症患者的一个特点正是上述这三个脑区出现体积缩小[19]。因此，体育锻炼的确是对抗抑郁的积极手段。

毛泽东主席在他 1917 年写的一篇题为《体育之研究》的文章中写道，体育"非第增知识也，又足以调感情。感情之于人，其力极大……吾人遇某种不快之事，受其刺激，心神震荡，难于制止，苟加以严急之运动，立可汰去陈旧之观念，而复使脑筋清明，效盖可立而待也。"①毛主席一生多次身陷逆境，也多次感受到失去亲人的悲痛，然而，他最终能够成就伟业，除了他的坚强意志和宽广胸怀，也很可能与他从青年时代起就酷爱体育运动有关。

另外，在认知上了解乐观精神和积极情绪的重要性，会在出现负面情绪时帮助我们。当我们遇到挫折与不幸时，可以用一种方法自我救赎，我们可以（实际上是通过前额叶皮层）从记忆库中调动一些后天学习到的正确思想，也可以让自己的抑郁、焦虑缓解下来。我们可以对自己重复某些记忆中的某些名著上的格言，如"时间会医治一切""过去的事就让它过去吧，未来仍有希望""要像阿尔卑斯山上的宙斯，心灵宁静，仪表威严，把自己掌握在钢铁般的手中"，以及"人类的全部智慧涵盖在这两个词中：希望与等待"。你会感受到人类语言的神奇力量，脑海里的格言竟然可以成为缓解你焦虑情绪的良药。虽然，关于这一机制的大脑中的神经回路，至今还所知甚少，有可能是前额叶皮层通过某种回路使记忆中语言的概念调节了杏仁核的活性，或发生了某种神经元联结的可塑性改变。无论怎样，很多人的实践证明，通过学习培养自己的积极情绪和宽宏大量的胸怀会使我们在遇到挫折与不幸时，有较强大的思想上的应对能力。

---

① 毛泽东《体育之研究》原文于 1917 年 4 月 1 日发表在《新青年》（第 3 卷第 2 号）。当时署名"二十八画生"，即毛泽东三字繁体共二十八画。1958 年 3 月人民体育出版社曾以同一署名将此文印成单行本，内部发行。1979 年 8 月，《新体育》第 8 期再次发表该文章，同年 12 月人民体育出版社又出单行本，署名均改为毛泽东，同时作了校勘，加了新式标点和注释，并附有白话释文。

　　另外，很多人在生活经历中建立了一些兴趣爱好，如爱好音乐、舞蹈、集邮、绘画、书法或古代诗词等。你的这些兴趣爱好，实际上已经通过行为和大脑的可塑性形成了某种神经元之间的连接，也就是形成了某种回路。你的这些兴趣爱好之所以让你感觉愉悦，说明你大脑中形成的这些神经元的联结关联到了大脑中的多巴胺、内啡肽或者血清素系统。很多人都有过这种体会，即当遇到挫折产生负面情绪时，拿起你喜爱的乐器，练习你平时喜爱的乐曲；或者备就笔墨宣纸，挥毫书写一幅《兰亭序》或《岳阳楼记》；或者打开音乐播放机，伴随音乐舞上一段练习过的蒙古舞《鸿雁》或《草原的月亮》。这些都会很快地缓解你焦虑抑郁的情绪，因为这些你平时就有兴趣爱好的行为，很可能会激活上面提到的多巴胺等神经递质的释放。因此，有一些我们自己独衷的兴趣爱好，不仅能提高我们平时的生活质量，还可以作为方法储备，以应对我们遇到挫折或不幸出现抑郁焦虑等负面情绪。

　　我们上面介绍了一些在我们出现郁闷、焦虑和悲伤等情绪时可以帮助我们缓解这些负面情绪的积极行动。在此，我还想特别强调一点的是，很多人的实践证明，人的信念和精神力量可以让人表现出极大的抗逆能力。在人类历史上，或者在当今的社会中甚至就在你的周围，都能找到很多这样的事例，即有的人遇到一般人难以承受的不幸和打击，却表现出心理上的极大韧性，始终保持生活的信心和乐观的情怀，在逆境中努力发现和追求生活的意义，甚至在逆境中创造出令人钦佩的成就，成就了不平凡的人生。下面我将扼要介绍三位人物，他们面对一般人难以承受的逆境和不幸时顽强抗争，为实现生活的意义和生命的价值积极进取，成就了不平凡的人生。正如中国成语所言，艰难困苦，玉汝于成。

　　他们克服困难、成就人生，从本质上说是人类大脑成就的奇迹，本质上说离不开以前额叶皮层为主的认知、预见、决策及追求幸福的功能。

　　首先我要介绍苏联作家尼·奥斯特洛夫斯基。他出生于贫苦工人家庭，由于家境贫困，在乡村教会小学才念了三年书，便被迫辍学。他11岁便开始当童工，先后当过浇水工、卸煤工、锯木工、司炉工、电工。15岁参加苏联红军，后编入布琼尼骑兵军团，16岁时在战斗中身受重伤，炮弹炸伤了他的头部和腹部，整整昏迷了13天，在医护人员的抢救下，他顽强地战胜了死神，但因颅骨被打穿，他的右眼从此失明。17岁时参加修铁路，患上了严重的伤寒，并诱发大叶性肺炎，后被再次从死亡线上抢救过来。奥斯特洛夫斯基23岁时伤病复发，致双目失明、身体瘫痪。就在他双目失明、身体瘫痪的情况下，创作了《钢铁是怎样炼成的》《柯察金的幸福》《暴风雨所诞生的》等小说。特别是他的《钢铁是怎样炼成的》一书，曾被译为五十几种语言出版数百次，成为有世界影响的青年励志经典。奥斯特洛夫斯基战胜逆境的信念是什么呢？他说过："只有像我这样发疯地爱生活、爱斗争、爱那新的更美好的世界的建设的人，只有我们这些认识了生活的全部意义的人，才不会随便死去，哪怕只有一点机会就不能放弃生活。"他还说过，"人生最宝贵的是生命，生命属于人只有一次。一个人的生命应当这样度过：当他回忆往事的时候，他不致因虚度年华而悔恨，也不致因碌碌无为而羞愧。在临死的时候，他能够说，我的整个生命和全部精力，都已献给世界上最壮丽的事业——为人类的解放而斗争。"[20]

第二位我想介绍的是南非前总统曼德拉。纳尔逊·罗利赫拉赫拉·曼德拉（Nelson Rolihlahla Mandela）1918 年出生于非洲部落首领家庭，幼年丧父，大学期间，因抵制学校的不合理政策被勒令退学。此后，他边辛勤工作边坚持学习，努力开阔眼界。1944 年，曼德拉加入主张非暴力斗争的南非非洲人国民大会，开始了漫长反对种族隔离制度的政治生涯。1960 年，南非军警在沙佩维尔向正在进行示威游行的 5000 名抗议示威者射击，惨案共导致 69 人死亡、180 人受伤，曼德拉也因此被捕入狱，但是最后通过在法庭辩论上为自己的辩护而无罪释放。

1962 年 8 月，曼德拉被南非种族隔离政权逮捕再次入狱，自此，曼德拉开始了他长达 27 年的"监狱生涯"。在监狱中，他曾被关押在没有自然光、与世隔绝的单人牢房；曾在监狱所在孤岛的采石场做苦工，他受到连续多年的非人待遇，历尽苦难。但曼德拉依然坚持身体锻炼，如在牢房中跑步、做俯卧撑等。1990 年 2 月 10 日，南非总统德克勒克宣布无条件释放曼德拉，1990 年 2 月 11 日，在监狱中度过了 27 年的曼德拉终于重获自由。出狱当日，他前往了索韦托足球场，向 12 万人发表了著名的"出狱演说"。1994 年 5 月 9 日，曼德拉成为南非历史上首位黑人总统。

以下是他说过的常被人引用的话。

"我曾经历过许多黑暗的时刻，在那些时刻，我对于人性的信念受到严酷的考验，但是，我不愿而且也不能让自己向绝望屈服。向绝望屈服就意味着失败和死亡。"

"最大的荣耀不是永不跌倒，而是跌倒后总能站起来。"

"你若光明，这世界就不会黑暗。你若心怀希望，这世界就不会彻底绝望。你如不屈服，这世界又能把你怎样。"[21]

我要介绍的第三位人物不同于前面两位，是一位看似柔弱的女性，而且是一位从小高位截瘫的残疾人，她就是中国著名作家，被称为"轮椅上的远行者"的，2021 年举行的东京残奥会中国代表团团长、中国残疾人联合会主席张海迪。

命运对张海迪应是不公平的，甚至是残酷的。她 5 岁时因患脊髓血管瘤高位截瘫，永远失去行走的能力，在她童年、少年至青年的成长时期，8 次严重发病、4 次大手术，使她只能长时间躺在病床上，也使她完全失去了入学校读书的机会。她 15 岁的时候，跟着父母下放到艰苦的农村生活，她 36 岁时患上癌症，由于身体的特殊原因，她忍受了在基本没有麻醉的情况下手术的剧烈疼痛，疾病给她一生带来的痛苦是一般人难以想象的。

然而，她有着非凡的对抗逆境的毅力，有一个对生活充满激情的、对周围的人富有感染力的人格，有一个总是怀有诗意和远方的心灵。而这一切品格并非天生，是她在与疾病和命运长期斗争中锤炼而成的。

疾病的摧残曾让她流过无数眼泪，她也曾极度悲伤，19 岁时，甚至给父母留下遗书，决心离开这个世界，当她吞下大量安眠药离死亡仅一步之遥时，她突然意识到生命的珍贵，她想起了保尔·柯察金，产生强烈的活下去的渴望。一次真实的死亡的洗礼，让她变成了一位战士，变成一位从此挑战自己命运的战士[22]。

后来她在《生命的追问》一书中写道："假如我知道我一生中只有五年的健康，我会每日奔跑，一刻不停；假如我知道我的腿只有五年的时间感受疼痛，我会每天多跌几跤，来享受疼痛。"

在该书中，她还写道："活着就要创造，就要探索，即使肢体已经残疾，思想的火花也决不停止迸发。这就是生命，这也是许多诗人和艺术家在他们的作品里还没有表现出来的生命的美丽。"她在她的这本书的最后还写道："面对生活，我这样想，即使翅膀断了，心也要飞翔！"[23]

她真的飞翔了，她以毅力和信念的翅膀，飞到了她向往的高度，飞到了她心灵期盼的远方。

她虽然没有机会走进校园，却发奋学习，在父母和亲人的关怀下，在朋友的帮助下，顽强地学完了小学、中学的全部课程，自学了英语、日语、德语及世界语，并攻读了大学和硕士研究生的课程。1983 年张海迪开始从事文学创作，先后翻译了《海边诊所》《丽贝卡在新学校》《小米勒旅行记》《莫多克：一头大象的真实故事》等数十万字的英语小说，写作出版了《生命的追问》《轮椅上的梦》《天长地久》《不沉的船》等广受青年读者欢迎的书籍。她的第一部长达 30 万字的长篇小说《绝顶》，获得包括"首届中国出版集团图书奖""第八届全国优秀青年读物奖""第二届中国女性文学奖""五个一工程"图书奖在内的多项荣誉。

张海迪的《绝顶》是一部激动人心的作品，很难想象一位轮椅上的女作家能描绘出如此壮丽而神秘的雪山。她笔下的登山者具有直面生死的无畏气概，更有对爱情的无限向往，她也以深情的笔端描写了他们悲壮的奋斗和牺牲。书中人物各具特色，他们都在向自己理想的巅峰攀登，可是现实生活的喧嚣，物质和情感的诱惑，却又如同峡谷中的急流冲击着每一个人……

我带着几分好奇阅读了这部小说，我想了解张海迪写作该书时，萦回在她头脑中的思想和要向读者表达的主题。我以为，书中的这一段话也许是我寻找的答案："人类一次次向巅峰攀登意味着什么？这种原始的，夹杂着使命感的冲动，促使他们总是不断地告别亲人，义无反顾地奔向不可预知的地带。欲望是一种令人愉悦的需求，正是凭着这种欲望，人们才总想站得更高，看得更远。"[24]我似乎觉得，张海迪的思想，也许与本书的主题相关，她在表达人类对一种神圣的幸福的追求，一种寻找人生的意义，成就自我的幸福的追求，哪怕有着巨大的未知的风险。

张海迪正是在与逆境和痛苦的顽强斗争中，获得了人生的成功，不仅为社会做出了贡献，也体验到成就人生意义的幸福。正如她自己所说，"我像颗流星，要把光留给人间"。她苦难而闪光的人生传奇，与本书前面提到的两位人物一样，成为人类艰难困苦、玉汝于成的典范，将鼓励无数与命运抗争的年轻人。

以上三位人物的故事展示了人类在逆境中的韧性和经过艰苦努力把逆境转化为成功因素的例子。三位人物的共同之处，是在逆境中寻找生活的意义，并通过行为自我实现。他们的实践证明了生活意义的形成和自我实现的重要性。从这些实例中也可以看到在逆境中个人与其他社会成员相互联系的重要性。

对上述三位对抗逆境取得成就的人物，如果我们从生物学机制上探索一下，我们似乎可以得到以下结论。即生活的挫折和逆境的确会刺激人们的大脑边缘系统产生负面情绪，但人类强大的前额叶皮层仍然能指挥躯体去追求亚里士多德曾定义的成就自我、追寻人生意义的幸福（eudaimonia）。这是人类独有的获得高一层次奖赏的机制。也许我们可以将之视为对抗逆境的方法，学术界也认为这种方法是真实存在的[25]。在一个人面临重大生活挑战时，发现生活的意义，并用行动实现生活意义。这些行为是积极的、主动参与的、有目的的，这些行为代表了更高层次的人类能力，不仅能对抗逆境情绪，而且可以将痛苦或损失转化为洞察和加深对自我与命运理解的源泉，并转化为生活的动力。

在这里，我要补充说明的是，现代脑科学和神经生物学进展在解释人类的很多行为的机制上还有很大差距，仍面临巨大挑战。人类表现出来的顽强的毅力、巨大的决心和坚定的信念，这些精神层面的特质，可能属于更高一层的物质运动形态。正如很难用量子力学或原子分子论来解释很多生命现象一样，人类大脑亿万计神经元所表现出来的惊人的能力，也许需要更新的理论、更深入的科学突破才能加以认识。

四、追求健康即追求幸福

健康与幸福的关系人人都明白，似乎是老生常谈，健康是幸福生活的前提。作为一个与幸福感相关的理念，我在此仍然将其提出，是想强调主动追求好的身体与健康就是追求幸福。

国人都从电视屏幕里看到钟南山院士从习近平主席手中接过共和国勋章的情景。84 岁高龄的他健步上台，精神抖擞的情景给人留下深刻印象。无论从哪方面说，他的人生应该说是幸福的，而健康的身体是他幸福人生的保证。他健康的身体有其先天遗传的因素，但更重要的是与他长期体育锻炼有关。他说："运动对我保持身体健康起到了关键作用。"钟南山从小喜欢锻炼，在 1959 年甚至还作为非职业运动员参加了首届全国运动会，在 400 米栏项目中以 54.2 s 打破了当时的全国纪录，当年百米速度最快是 11.2 s，作为一个业余选手，这在 60 年代已经是非常了不起的成绩。在之后的几十年里他也从未间断过锻炼，他说："锻炼就像吃饭一样，是生活的一部分，我们要建立一种观念，就是要一辈子运动，这样才能享有比较好的生活质量。最大的成功就是健康地活着。"

"最大的成功就是健康地活着。"我以为，这句话一点也不偏激。

其实，对所有的人，健康是幸福人生的基石和保证。而无数人的实践证明，体育运动可以促进健康。

欧洲和美国的科学家进行了80多项大型调查，几乎都得出了相同的结论：经常参加体育运动的人感觉更好，更有自信，更少有沮丧情绪。令人惊讶的是，运动似乎对女性特别有帮助，在几项研究中，超过男子20%的女性表示她们在运动后感觉更好[6]。

跑步、游泳、打球、健身操等所有的运动都是有效的，每天半小时到1小时的体育运动就足够了。锻炼在很多方面都能改善我们的情绪，在前面的讨论中曾提到过，运动中的肌肉会刺激血清素等激素的分泌，还会产生内啡肽，从而引发轻微的欣快感。体育运动除了能起到增强肌肉、心脏和肺的功能，促进代谢，增进消化等有益健康的作用外，还能加强神经系统和大脑的功能。我们全身都有传感器，体育锻炼时我们的眼、耳、皮肤、肌肉、心跳、肺呼吸和其他内脏活动感受到的信息都会传入大脑，这些信息会对大脑中很多部位的神经元联结带来促进，产生情绪的提升和积极的感觉。更重要的是，通过动物实验证明，运动能促进大脑神经元的生长，甚至促进了神经元产生新形态。美国加州索尔克生物研究所的研究人员，通过对小鼠做的实验发现，在跑步机上运动的小鼠比一直关在笼子中的小鼠会产生更多的神经生长因子，而且前者新产生的海马体的神经元数目是后者的两倍，与此同时，该研究所的研究人员还通过实验观察到运动的老鼠在随后的记忆测试中的分数有了很大的提高，并发现老鼠在跑步后能提高学习能力[26]。

另外，有研究证明，经常伴随抑郁产生的难以集中精力与难以深入思考的症状，主要是由去甲肾上腺素系统的响应缓慢导致的，这也是为什么去甲肾上腺素是继血清素之后抗抑郁药的另一个重要的靶向神经递质。一个好消息是，锻炼同样能够增加去甲肾上腺素的量。一项在德国开展的研究中，被试者分别处于休息、休闲散步和全速奔跑的不同状态中，结果发现，各种形式的锻炼都能够促进去甲肾上腺素水平的升高，而高强度锻炼的效果是最好的。所以，如果你能够促使自己开始锻炼起来的话，那么你的大脑将会证明这是非常值得的[27]。

合理科学的体育锻炼能带来健康已经是人们的共识。而具有健康的身体，生活中才能享受更多的快乐和幸福，这也是为人们普遍接受的理念。毕竟任何疾病都会降低我们的生活质量。

在奥林匹克运动的发源地——奥林匹斯山的岩石上刻着这样的文字：你想变得健康吗？那就跑步吧；你想变得聪明吗？那就跑步吧；你想变得美丽吗？那就跑步吧！

其实我们也可以加一句：你想有更多的快乐和幸福吗？那就跑步吧！

五、回望亚里士多德：从快乐升华至幸福

在上一节中我们提到，从历史到现在，有很多人在人生历程中发现生活的意义，并用行动实现其生活意义。不仅能对抗不幸与挫折，而且通过实现人生的意义感受到欣慰和满足。这不由得使我们联想到在本书第一章中提到的亚里士多德所定义的幸福（eudaemonia）。

对于亚里士多德来说，人来到这个世界上走一遭，生活的目标就是活得好，活得茂盛，最终拥有美好的生活。这些目标可以被概念化为 eudaemonia，即幸福，一个有别于"hedonia"（快乐）的概念。亚里士多德认为"幸福是灵魂的某种合乎完美德性的现实活动""幸福是完善的和自足的，是人所有活动的目的。"亚里士多德在他提出幸福这一概念的《尼各马可伦理学》一书中，还提到人类的最高利益不是满足欲望或寻找快乐，而是"灵魂依照美德概念的活动"。他认为美德还包括发现并积极努力实现我们内心的最佳状态。因此，幸福是一种自我实现的形式，是根据个人的性格和才能而单独发挥出来的。因此，幸福也可理解为基于自我真实情况和自我责任的有意义的生活状态。因此，亚里士多德的幸福，本质上是要求了解你自己和成为你自己。亚里士多德的幸福观历时 2000 年而不衰，至今仍为大多数学者重视和传承，这并非某种远离普通人的精神上的阳春白雪，它是与人类有别于动物的独特的本性相关联的，是有生物学基础的，是与人类特有的大脑皮层的功能相关的，是每一个普通人都能感受到的。

人们可能会问，人追求快乐就好了，为什么亚里士多德要提出一个幸福的概念。作为伟大的思想家和哲学家，这不是他一时兴奋之举，这是经过深思熟虑而提出的，也是在他那个时代人类已有的生物学和心理学知识的基础上经过观察和研究提出的。亚里士多德利用的生物学事实是，人类是唯一的物种，不

仅有这些基础的能力，而且有理性的灵魂，人类的幸福必须与人类本身有关。他特别强调"人类的幸福应与让人类从其他物种中脱颖而出的因素有关"。虽然他的时代并不了解人类超越动物的前额叶皮层和相关神经元回路的结构与功能，现在我们知道这就是使我们从动物中脱颖而出的因素，这一因素让我们从动物也有的快乐升华到人类独有的幸福。因此，我们用理性来引导自己的能力。在充实的人生过程中充分运用以前额叶皮层的功能为基础的理性（思维、评估、认知、预见和决策）才是幸福的真谛[27]。

亚里士多德经常强调快乐对人类生活的重要性，亚里士多德认为幸福的生活必须包含快乐，但在他的概念中幸福并不等同于快乐。他也认为幸福不单纯是美德，而是美德行为。生活的意义在于做一些事情，而不仅仅是处于某种境遇或状态。幸福存在于那些实现灵魂理性部分的美德的终身活动中，幸福是最高的目标，所有的次要目标——健康、财富、友谊和其他诸如此类的资源——都是人们所追求的，因为它们能促进幸福。

尽管从古到今都有享乐主义者，但古往今来的许多哲学家、民族领袖、宗教大师，无论来自东方还是西方的智者哲人，都不把享乐本身作为幸福的主要标准，都强调人生的意义和成就自我，这种远隔时间和空间的不约而同是耐人寻味的，其中必有潜在的普遍的道理。感官的愉悦是动物与人类共有的需求，而幸福是人类特有的需求，是植根于人类独有的本性的需求，后者更符合人性的要求，这些需求的实现促成人类成长发展[28]。亚里士多德作为人类智慧的代表，他的幸福论是有远见的，是包含有大智慧的，而且从今天的神经生物学知识，特别是人类独有的前额叶皮层为主的大脑皮层的功能来说是有一定科学依据的。

讨论到这里。我们也许有必要梳理一下我们常说的快乐与幸福这两个概念的区别和相互关系。

幸福包含有快乐，但幸福并不等同于快乐。

人类和很多动物都能体验到快乐，但只有人类才能体验到幸福。

快乐的生理体验主要由皮层下的边缘系统和中脑表达，但幸福的体验除了边缘系统和中脑，还更加依赖人类的前额叶皮层及人类独有的整个高度发达的大脑皮层。要通过以前额叶皮层为核心的更高层次的神经元联系才能感受幸福，尽管人类生来具备这种潜能，但仍需要后天的经历、认知、学习和思维，以建立起新的神经元联系。

　　快乐感通常在一个快速的时间尺度上产生，幸福感常常有一个更长的时间维度。快乐感通常源自生理上的满足，而幸福感则带有更高层次的认知上的满足，即对眼下发生的行为和事件通过前额叶皮层，认知到对未来或全局的重要意义，从而产生幸福感。

　　当年毛泽东同志长征途中带领红军经过浴血奋战打下娄山关，红军的前进方向一下变得主动明确、柳暗花明，毛泽东同志当时的心情淋漓尽致地体现在他的诗句中："雄关漫道真如铁，而今迈步从头越。从头越，苍山如海，残阳如血。"诗句中毛主席的幸福心情表达得自然、真切、动人。这种幸福感受与他对娄山关这一重大胜利的意义的认知是相关联的。

　　人类快乐感的神经回路已被证明与哺乳类和灵长类动物的愉悦回路有较大的重叠，但人类的幸福感神经回路，尽管目前的研究结果还非常少，但可以确定的是这是人类所独有的，是与人类高超的认知、预见、评估、决策能力相关的，而这一能力的物质基础主要是人类进化中形成以前额叶皮层为主的大脑皮层与较古老的边缘系统的结合。

　　我们回望亚里士多德的讨论可以引申出一个结论，如果以满足生理感官上的欲望（如食欲与性欲）为幸福之路，那全世界所有人的幸福之路是雷同的。如果我们以追求自己的生活意义和实现自我为目标，世界上每个人的幸福之路将是千差万别、各不相同的。

六、每人都有自己独特的幸福之路

　　我们在前面专门讨论过了，世界上每一个人都是唯一的。正如世界上每个人的指纹各不相同，我们每个人的大脑神经元网络也有一定的差别。每一个人由于成长过程、人生经历、所处境遇、所受教育、所接触的社会关系、所感受过的喜怒哀乐的不同，我们大脑中的神经元的联结方式和集合性行为，特别是与自传性长期记忆相关的神经元的联结方式和集合性行为是各不相同的。因而，我们每个人心目中的生活意义与实现自我的目标也是各不相同的。而这，正是亚里士多德定义的幸福感的基础。

　　其实幸福之路并非阳春白雪，并非只属于少数智者与哲人，幸福可以属于每一个普通人。

　　前面提到，如果以满足生理感官上的欲望为幸福之路，那全世界所有人的幸福之路是雷同的，那将使人类存在的意义有所贬值，让我们枉有人类的前额叶皮层。前面提到很多研究证明，不仅是生理欲望的满足可以感受愉悦，人类的很多活动，如潜心投入自己喜爱的事业，对自然奥秘的探索，对艺术的追求，竞技体育比赛的胜利，内心目标的实现，实践前人未有的探险，创建一份事业，甚至帮助别人成功，进行慈善事业都能激活我们大脑的多巴胺愉悦回路与大脑中具有通用货币性质的愉悦感受器。如果我们以追求自己的生活意义和实现自我为目标，即使是一些看似平凡的目标和追求，也能感受到愉悦和幸福，而且这种幸福之路对世界上每个人将是千差万别、各不相同的。

　　有的人寻求的生活意义与幸福也许是实现踏遍世界五大洲的旅行；

　　也许是成为一名敬业尽职的医生；

　　也许是陪伴年迈的父母度过晚年；

　　也许是完成一本酝酿已久的小说的写作；

　　也许是从某一中药资源中分离出一种高效药物分子；

　　也许是举行一次独奏音乐会；

　　也许是找到失散多年的亲人；

　　也许是创立以自己的家乡菜为特色的餐馆；

　　也许是参加一次奥运会；

　　也许是去看一次可可托海与那拉提草原；

　　也许是培育出一个抗病作物品种；

　　也许是带自己从未离开故乡的老母亲去看一次北京；

　　也许是对家乡的父老乡亲做一份贡献，修一座敬老院；

　　也许是完成一个贫困山村的脱贫任务；

　　也许是培养自己自闭症的孩子学会一种能独立生活的技能；

　　也许是参与团队的努力实现登月飞船的成功发射；

　　也许是让更多人知道自己坚信的真理与信仰；

　　……

　　上述目标的寻求和实现都是通向每个人的幸福之路。

　　我们每一个人不必追随别人的幸福之路，不必羡慕别人的幸福之路，更不必按照别人的眼光和标准确定自己的幸福之路，而是听从自己内心的召唤，发现和实践属于自己的生活意义，做最好的自己。而且，这就足够好了。

我在本章第一节提到过，奥运会上4种结局的运动员，都有机会感受到自己的一份幸福。实际上我们所有的人，都有相同的感受幸福的潜能，只要我们自己寻找到生活的意义，而不与别人攀比，不追随别人，成就一个普通的内心认可的自己，都可以实现亚里士多德所言的幸福。

法国哲学家伏尔泰说过："许多人寻找幸福，就像醉汉寻找家一样，他们找不到它，但他们知道它一定存在。"其实每个人的幸福可能就在手边，就在当下。亚里士多德说过："幸福是行为的结果。"绝大多数人的实践证明，幸福之门的钥匙在每个人自己手中，如果我们没有任何行动，即便没有痛苦，但也不会有幸福。

说到行动与幸福，我这里绝不是在讲成功学，我想讨论的是最普通的人如何在最平凡的生活中感受到愉悦与幸福，其实，人生也可以"不成功"，就像数万年以来我们的大多数先辈一样，可以不曾做出什么了不起的大事，默默无闻地度过一生。但如果明白道理，尽了自己的努力做出最好的自己，也善待了他人与社会，我们也会感受到一份属于自己的幸福。倘能如此，我们也可以与那些众人羡慕、出类拔萃，甚至彪炳史册的成功者一样，对自己说，"也算不辜负此生一场"。

当然，在追求成就自我和人生意义的幸福之路上，肯定会有一些比你、我，一般普通人更优秀者、更杰出者，他们的成功为今天的人类文明做出了或者将做出更大的贡献。

让我以下面这段话结束本章。

每个人都是唯一的。我们每一个人来到这个世界，是大自然历史长河中，宇宙无限空间中一个极其偶然、非常珍贵、永远不会再重复的事件。我们每个人心目中的生活意义与实现自我的目标，因个人经历与时空境遇的不同，因我们大脑中亿万神经元联结方式的不同，可以是各不相同的。每个人都有一条不同于他人的自己专属的通向幸福的道路。从这个意义上说，我们中国今天有14亿人，因而可能有14亿条不同的通往幸福之路。

参 考 文 献

[1] 尤瓦尔·赫拉利. 人类简史. 林俊宏, 译. 北京: 中信出版社, 2017: 365.

[2] Medvec V H, Madey S F, Gilovich T. When less is more: counterfactual thinking and satisfaction among Olympic medalists. J Pers Soc Psychol, 1995, 69: 603-610.

[3] 梁宋平. 珍惜自己、善待他人的生物学依据. 中国科学报, 2012-07-16 (B3 版).

[4] Li R, Montpetit A, Rousseau M, et al. Somatic point mutations occurring early in development: a monozygotic twin study. J Med Genet, 2014, 51: 28-34.

[5] Jonsson H, Magnusdottir E. Differences between germline genomes of monozygotic twins. Nat Genet, 2021, 53: 27-34.

[6] Klein S. The Science of Happiness. New York: Da Capo Press, 2002: 160.

[7] Dumas J E, Johnson M, Lynch A M. Likableness, familiarity, and frequency of 844 person-descriptive words. Personality and Individual Differences, 2002, 32: 523-531.

[8] Chopik W J, Newton N J, Ryan L H, et al. Gratitude across the life span: age differences and links to subjective well-being. J Posit Psychol, 2019, 14: 292-302.

[9] Zahn R, Moll J, Paiva M, et al. The neural basis of human social values: evidence from functional MRI. Cereb Cortex, 2009, 19: 276-283.

[10] Watkins P C, Woodward K, Stone T, et al. Gratitude and happiness: development of a measure of gratitude, and relationships with subjective well-being. Social Behavior and Personality: An International Journal, 2003, 31: 814-827.

[11] Froh J J, Yurkewicz C, Kashdan T B. Gratitude and subjective well-being in early adolescence: examining gender differences. J Adolesc, 2009, 32: 633-650.

[12] Digdon N, Koble A. Effects of constructive worry, imagery distraction, and gratitude interventions on sleep quality: a pilot trial. Applied Psychology Health and Well-Being, 2011, 3: 193-206.

[13] Chen Y, Harris S K, Worthington E L J, et al. Religiously or spiritually-motivated forgiveness and subsequent health and well-being among young adults: an outcome-wide analysis. J Posit Psychol, 2019, 14: 649-658.

[14] Noreen S, Bierman R N, MacLeod M D. Forgiving you is hard, but forgetting seems easy: can forgiveness facilitate forgetting? Psychol Sci, 2014, 25: 1295-1302.

[15] 亚历克斯·科布. 重塑大脑回路. 周涛, 译. 北京: 机械工业出版社, 2018: 70-98.

[16] Walch J M, Rabin B S, Day R, et al. The effect of sunlight on postoperative analgesic medication use: a prospective study of patients undergoing spinal surgery. Psychosom Med, 2005, 67: 156-163.

[17] Coan J A, Schaefer H S, Davidson R J. Lending a hand: social regulation of the neural response to threat. Psychol Sci, 2006, 17: 1032-1039.

[18] Fumoto M, Oshima T, Kamiya K, et al. Ventral prefrontal cortex and serotonergic system activation during pedaling exercise induces negative mood improvement and increased alpha band in EEG. Behav Brain Res, 2010, 213: 1-9.

[19] Gujral S, Aizenstein H, Reynolds C F, et al. Exercise effects on depression: possible neural mechanisms. Gen Hosp Psychiatry, 2017, 49: 2-10.

[20] 尼·奥斯特洛夫斯基. 钢铁是怎样炼成的. 梅益, 译. 北京: 人民文学出版社, 2018.

[21] 安东尼·桑普森. 曼德拉传. 陈子博, 卫昱, 译. 武汉: 长江文艺出版社, 2013.

[22] 汤素兰. 张海迪: 轮椅上的远行者. 北京: 党建读物出版社, 2019.

[23] 张海迪. 生命的追问. 北京: 中国大百科全书出版社, 2020.

[24] 张海迪. 绝顶. 北京: 人民文学出版社, 2002.

[25] Ryff C D. Self realization and meaning making in the face of adversity: a eudaimonic approach to human resilience. J Psychol Afr, 2014, 24: 1-12.

[26] Kempermann G, Kuhn H G, Gage F H. More hippocampal neurons in adult mice living in an enriched environment. Nature, 1997, 386: 493-495.

[27] Edward N Z. Aristotle's Ethics. *In*: Zalta E N. The Stanford Encyclopedia of Philosophy. https://plato.stanford.edu/archives/sum2018/entries/aristotle-ethics/[2021-02-21].

[28] Ryan R M, Deci E L. On happiness and human potentials: a review of research on hedonic and eudaimonic well-being. Annual Review of Psychology, 2001, 52: 141-166.

第十二章

幸福感与社会

人是一种社会性的动物。不说别的，单说他不喜欢过孤独的生活，而喜欢生活在比他自己的家庭更大的群体之中，就使我们看到了这一点。……人的一些社会性本能，来源必然是很早，早到他的原始的时代，甚至追溯到和猿猴难于分辨的远祖的时代，但直到今天还在对他的一些最好的行为提供动力。

——达尔文，《人类的由来》

　　建立这样一个社会：使社会的每一个成员都能完全自由地发展和发挥他的全部才能与力量，并且不会损害这个社会的基本条件。

——恩格斯，《共产主义信条草案》

人类是一种高度社会化的物种，这是千万年进化过程形成的人类天性。本书前几章讨论过的催产素系统、血清素系统，以及前额叶皮层参与的社会认知功能和语言功能等多个系统都主要是为适应社会化的生存方式在进化中发展形成的。人类在进化上离动物越远，个人对社会的依赖越大。每个人的生存状态很大程度上是由社会决定，每个人追求的美好生活离不开社会，因此，社会的哪些因素更能促进人的幸福生活是本书绕不开的话题。

一、从联合国发布的《全球幸福指数报告》说起

高度社会化的人类，社会对每一个人的生活影响是巨大的，每个人的生存状态、衣食住行、生活质量、预期寿命、安全程度，知识水平、价值观念，乃至人生幸福都与所在的社会息息相关。生活在不同国家、不同社会的人们的生活满意度是不同的。人类很早就开始探索，什么样的社会是更合理的，给最大多数人带来幸福的。那么，社会的哪些因素与人的幸福生活程度有关？什么样的社会使人感受到更高的幸福呢？我们也许可以从联合国发布的《全球幸福指数报告》得到一些启发。联合国于 2012 年开始每年发布《全球幸福指数报告》。我们以 2019 年 3 月发布的《全球幸福指数报告 2019》（*World Happiness Report 2019*）[1]为例进行讨论。

该报告长达 160 页，调查对象是全球 156 个国家，调查主要针对以下 9 个

因素：①人均 GDP；②健康与预期寿命；③社会支持度，即在遇到麻烦的紧要关头获得社会帮助的程度；④自由度，即选择生活方式的自由感；⑤慈善和慷慨指数，被问卷者最近是否有过慈善捐助行为；⑥对政府和商业部门的腐败感知度；⑦主观幸福感；⑧积极情绪，即一定时间内的主观愉悦感；⑨负面情绪，即被问卷调查者一定时间内是否有悲伤、忧虑和愤怒情绪。被调查者为各个国家一定数目的成年人，以每一个项目的所有被调查者答卷给分的平均值作为该国在这一项目上的得分。

根据这份报告提供的数据，2019 年度评出的世界上幸福指数最高的国家前 10 位依次为芬兰、丹麦、挪威、冰岛、荷兰、瑞士、瑞典、新西兰、加拿大、奥地利。而幸福指数得分最低的国家是南苏丹，最后 10 名排序依次是海地、博茨瓦纳、叙利亚、马拉维、也门、卢旺达、坦桑尼亚、阿富汗、中非共和国、南苏丹。

报告中列出的国家幸福指数最高的国家大多是北欧国家，多是典型的高收入高福利国家。这些国家一般政治稳定、政府高效清廉、社会治安良好、犯罪率低，高福利伴随高税收，而政府将税收用于国民的教育、医疗、养老、住房等社会保障体系。

而幸福指数得分最低的国家大多是非洲国家，基本上都是经济很不发达国家，国民收入较低。而且其中很多国家长期社会动乱，政治不稳定，有的陷入多年战争。其中有的国家政府腐败严重，管理效率低下，社会保障体系很薄弱。

从报告结果看，发展经济和提高生产力是重要的，幸福指数得分最高的国家与幸福指数得分最低的国家的区别很明显地体现在经济和生产力水平上。毕竟在缺乏生活必需品和众多人失业的地方，很多人难以感受到幸福。因而只有更好的经济发展才能提高尽可能多的人的生活水平。另外从幸福指数得分最低的国家情况来看，政治动乱、战争和社会不稳定可能是造成经济和生产力水平低的重要原因。

但是报告中同时指出，从主观幸福感调查结果看，高 GDP 和高收入并非幸福程度的决定因素。一些人均 GDP 很高，但贫富差距较大的国家排名并不靠前，调查中发现贫富差距能较大程度影响被调查者的主观幸福感，而且发现在一些收入差距最小的国家，如瑞典和日本，人们有更长的预期寿命。从很多国家的情况来看，国民收入达到一定额度后，更大的提高并不带来主观幸福感的明显提升。

另外报告中还揭示影响人们的主观幸福感较重要的因素还包括社会缺乏公平正义、政治腐败、社会动乱和不能自主控制自己的生活，以及社会成员的互信度低等。

虽然《全球幸福指数报告》日益被很多国家所关注，特别是被政治家和社会管理人员所重视，而且的确该报告给社会学研究提供了有一定价值的数据，但这一报告作为幸福程度依据的指标并非完全科学合理，特别要提出的是幸福的概念本身不同人有不同的理解。报告的结果尚不能确定不同国家的人群的真实幸福程度，因为我们前面讨论中提到人的幸福感并不是简单的生活好，人类的幸福感还有更高层次的追求，因此以此为依据判断某个国家的人的幸福程度，其参考意义是很有限的。从报告的内容来看，该报告突出了 GDP、生活条件与生存状态，而没有体现出实现自我，成就人生意义的幸福感。

专家们还在思考如何产生更合理更全面的幸福指数报告。最近，哈佛大学的研究人员提出更广泛的主观和客观的指标的结合，更适合来衡量国民幸福指数和生活质量。客观的指标包括受教育程度、安全性、收入、预期寿命等，主观指标包括生活满意度和主观幸福感，而这种主观幸福感不仅包含快乐主义的内容，还应包含亚里士多德提出的成就自我的幸福感（eudaimonic well-being）的内容，即觉得生活是否有意义，是否做到实现自我或自我能力的发挥[2]。

说到这里，我认为很有必要提出我们的邻国，喜马拉雅山山区的小国——不丹的例子。不丹是一个经济落后的农业国，在近年几次联合国包括 150 多个国家在内的《全球幸福指数报告》中，都排在 100 位左右，偏于幸福指数较低的国家。但是，不丹国民的主观幸福感却属于全球最高之列，多达 97% 的被调查的不丹国民认为自己是幸福的或非常幸福的，这一情况是很值得探究的。

目前认为，其主要原因来自该国领导人的治国理念。20 世纪 70 年代以来，从吉格梅·辛格·旺楚克（Jigme Singeck Wangchuck）国王，到前任首相吉格梅·廷莱（Jigmi Y. Thinley），倡导并确立了一种不追求国内生产总值（GDP）为发展目标的国家理念，他们提出"国家幸福力"（Gross National Happiness，GNH）的理念和治国方向，其基本概念是"只有追求国民心灵的幸福，才是国家永续经营的根基"。他们的"国家幸福力"在国家治理层面的四大支柱是：公平可持续的社会经济发展，保存脆弱的山林生态，提倡文化与捍卫基本人类价值，良善治理。

他们努力以"心灵幸福""文化多元化""环境保护"等为指标，以实现

"国民幸福"。不丹国民的幸福，按吉格梅·廷莱所说，"幸福就该是欢喜地出生与养育，有意义与有收获地工作，在满足与保障中老去，在尊严和祥和中逝世"。[3]他们摒弃了现代西方国家"大量生产""大量消费""大量废弃"的国家发展观。吉格梅·廷莱也曾在世界各地包括联合国介绍不丹的 GNH 幸福理念，他还认为，人类发展的目标，不仅要终止饥饿、贫穷，更应该积极创造个人及群体的幸福，一种物质与心灵、个人与群体的全方位的均衡发展。

他们的这种"国家幸福力"理念，在不丹是深入人心的。去过不丹访问的人都感觉到，在僧人比士兵多的不丹王国，山川秀美，人民安贫而乐道，且人人似乎都有方向感，到处能看到人们发自内心的笑容。这也是为什么不丹国民的主观幸福感属于全球最高之列。

虽然上述不丹的例子并非一定是世界各国效仿的模范，但我认为他们的理念是非常值得思考的，不丹的幸福模式至少为人类的未来提供了另一个有意义的选项。

二、中国社会发展的奇迹

上面提到联合国，提到不丹，我以为更值得一提的是我们中国。

作为一个有超过 14 亿人口的全世界最大的发展中国家，在近年的联合国幸福指数调查中一直排在逐年提升的中等水平国家位置。但是，无论是身在其中的中国人，还是世界各国人士，都为 14 亿中国人在不长时间内创造了不仅是中国历史上而且是世界历史上社会发展进步，人民生活水平提高的前所未有的奇迹而赞叹。

有 5000 年文明的中国，近代史却记录着饱受帝国主义列强欺凌，国家屈辱、国土沦丧，人民苦难深重，甚至惨遭屠杀的历史。无数爱国者为谋求中国的复兴付出不懈的努力，直到毛泽东主席领导中国人民建立新中国，特别是历时 40 年的改革开放，使中国发生了翻天覆地的变化。

今天的中国，到处可见规划有序、高楼林立、绿荫环抱的城市，四通八达的高铁与高速公路，世界最高水平的水电站和雄伟的桥梁，世界增速最快的森林面积与日渐变绿的黄土高原，世界瞩目的以中国探月工程与中国火星探测工程为代表的科技成就，世界上最大规模、世界一流水平的移动互联网应用，超市里应有尽有的物品，年轻人匆忙的脚步，有目标感而自信的眼神，国家欣欣向荣的景象让人感到，中国正在奔向多少代中国人期待的复兴与富强。

国家的富强与最大多数人民的生活水平是直接相关的。这也是为什么今天中国政府提出的社会主义核心价值观，将"富强"放在国家层面的价值目标的首位：富强、民主、文明、和谐。国家强盛曾是多少中国人的梦想。改革开放，社会主义市场经济、科学发展、连续的五年计划，依法治国、以人民为中心这些中国领导人经国济民的理念与中国人民上下齐心的不懈奋斗，创造了世界瞩目的发展成就，也明显提升了人民的幸福感，身在其中的中国人是最有感受的。

根据国家统计局所做的中国综合社会调查（Chinese General Social Survey，CGSS）数据库的数据，中国人的主观幸福感从 2003～2015 年逐年明显上升，感觉"幸福"的人群比例，从 2003 年的 32.2%提升到 2010 年的 42.2%，进而提升到 2015 年的 59.8%[4]。

2006 年，中国政府在全国范围内取消了农业税，意味着在中国延续数千年的农业税正式成为了历史，这是亿万中国农民从前难以想象的福利。中国从2013 年以来连续多年成为进出口贸易总额世界第一的国家，近年对世界经济发展的贡献率达到 30%。2021 年 2 月 25 日，习近平总书记在全国脱贫攻坚总结表彰大会上庄严宣告，现行标准下中国 9899 万农村贫困人口全部脱贫，中国完成了消除绝对贫困的艰巨任务。占世界人口近五分之一的中国全面消除绝对贫困，不仅是中华民族发展史上具有里程碑意义的大事件，也是人类减贫史乃至人类发展史上的大事件。中国改革开放以来减贫人口占同期全球减贫人口的70%，这是对全人类减贫事业的巨大贡献。今天 14 亿中国人基本实现全民医保，中国人的平均寿命从 1949 年的 35 岁，提高到 2019 年的 77 岁，过去 15 年，即从 2005 年至 2020 年，中国人的平均寿命提高了 8.5 岁。特别值得一提的是，在当前新型冠状病毒肆虐全球的情况下，中国成为全世界发病率和致死率最低，也是抗疫最成功的国家。

实践是检验真理的唯一标准。实践证明中国的社会主义道路是符合中国国情的，是能够促进中国发展的，是可以为最大多数中国人谋福祉的。虽然中国改革开放任务仍然艰巨，在科学发展、反腐倡廉、发扬民主、依法治国等方面有待进一步完善深化，但中国沿着目前的道路，即便国际上有风云变幻，中国巨轮有信心将行稳致远，绝大多数中国人的幸福感将继续提升。实践证明，中国特色社会主义制度能够救中国，能够为中国人民带来幸福，是中国之幸，是中国各族人民之幸。实践也证明，邓小平同志的改革开放道路能够发展中国，能够使中国走向富强与复兴。

占世界人类总数近五分之一的中国的发展成就，是值得分析研究的，道路和经验肯定有符合中国国情的合理性与科学的内涵。从一定意义上说，社会主义是符合人类的社会性的天性的，人类本身是在社会性的条件下进化发展而来的。事实上，全世界越来越多的国家特别是发展中国家，也包括一些西方国家正在研究中国的社会主义经验，并在他们的国家治理中开始重视社会主义的因素，如举国体制的国家基础设施建设。

三、人的生物性与社会性

从联合国《全球幸福指数报告》与不丹"国家幸福力"到中国的社会发展奇迹的讨论，可能你会更加感觉到人的幸福生活与社会的相关性。什么样的社会更能让人类有高质量的生活，让更多的人感到幸福，一直是众多哲学家、社会学家和政治家倾心研究的问题，也是今天及未来的人类将会持久探索的问题，很有可能随着人类的发展将会永久探索下去，以促进人类社会的不断进步。目前有一点基本共识是，无论未来的理想社会有什么样的形式，这个社会应当是与人类的本性相符合的，是更高程度满足人民对幸福的追求的。因此，我们下面有必要讨论一下与人类的本性相关的人的生物性和社会性问题，因其与人的幸福感有关，这也是伟大的哲学家和思想家马克思与恩格斯在他们的多篇著作中讨论过的问题。

今天地球上所有的人类都属于进化上产生的同一个动物物种，按照人类基因组序列分析，目前全世界所有的人，物种分类上都属于同一人种（*Homo sapiens*），源头上都来自一个约 16 万年前生活在非洲撒哈拉沙漠以南的名叫"线粒体夏娃"的同一个母系祖先[5]。今天的人类无论出生在哪个国家，何种民族，无论性别、体貌、肤色，也无论职业、语言、文化、信仰，所有的人享有 99.9% 相同的 DNA 序列，拥有几乎相同的蛋白质种类及其基本相同的表达量，因而有共同的生物学物质基础，这也是人类共同本性的基础。

全世界所有的人有一个基本共同的人性的证据并不难寻找，这就是莎士比亚的戏剧《哈姆雷特》，贝多芬的《命运交响曲》和李白最脍炙人口的诗《静夜思》可在全世界不同民族不同文化的人中得到相同理解的原因。这也是为什么罗曼·罗兰的《约翰·克利斯朵夫》、伏尼契的《牛虻》与奥斯特洛夫斯基的《钢铁是怎样炼成的》等小说能感动不同国家的年轻人，激励他们热爱生活和为理想奋斗。这些小说真实地描写了主人翁的爱情，内心的矛盾，对信念的追求与为内心目标的奋斗，以及苦难与牺牲，这些都与共同的人性相关，所以能引起无数人内心的共情。这样的作品更能经受住时间的考验。可见人性的真善美可以在全世界不同文化背景、不同民族、不同信仰，甚至不同时代的人们中产生共鸣。

现在学术界认为，人类作为进化过程中形成的高度社会化动物，其本性包括了两个方面，即自然属性和社会属性。自然属性，也称为生物性，它是生物在生物进化中形成的特性，主要是由生物的基因表达、身体结构和千万年来与自然界交往的过程中形成的基本生理特性决定。社会属性是人作为社会的一员，在长期的与各种社会关系的互动中形成，并在社会活动时所表现出的特性。

马克思的人性观中明确表达了人性上述两个方面的存在。马克思在《1844年经济学哲学手稿》中指出：“人直接地是自然存在物……而且作为有生命的自然存在物，人与自然有千丝万缕的联系。”[6]，马克思和恩格斯在他们合著的《德意志意识形态》中指出，“一切人类生存的第一个前提也就是一切历史的第一个前提，这个前提就是：人们为了能够‘创造历史’，必须能够生活。”

马克思和恩格斯还把人的自然属性与人的需要关联起来，在《德意志意识形态》中还写道：“在任何情况下，个人总是‘从自己出发的’……他们的需要即他们的本性，以及他们求得满足的方式，把他们联系起来。”[7]马克思和恩格斯认为需要是人的本性，人只要活着就会产生需要。因而我们可以理解到，既然需要是自然合理的现象，那么合乎人性的做法就是满足人正当合理的需要。

马克思更强调人性的社会性属性。人的社会属性，是指人从其所依存的社会环境和社会关系中获得的特性，包括人的知识结构、社会角色、价值观念、道德规范等，是人作为社会存在物而具有的特性。人所具有的社会属性，离开了人所依存的实践活动、社会环境和社会关系是无法理解的。人的自然属性是与生俱来的，人的社会属性则是在社会中形成，并随着社会关系的变化而变化的。

人的生物性和社会性相互影响，二者是辩证统一的关系，二者共同决定了人的本性。人的生物性与社会性并非绝对分开的，它们之间存在相互联系和作用。如达尔文所说的，进化赋予人类很多社会性的本能。人的生物性主要是先天的，人类出生后与社会的互动造成大脑中特有的神经元之间的联系与集合性行为而产生特定的社会性。生物性主要带来人与人之间基本相同的一面，社会性则更多带来人与人之间不同的一面。正因为如此，人的社会经历的不同，更大程度带来人的独特性，因此，马克思认为人的社会性更加决定一个人的本质。马克思在《关于费尔巴哈的提纲》中写道："人的本质不是单个人所固有的抽象物。在现实性上，它是一切社会关系的总和。"[8]

从现代神经科学特别是脑科学研究结果推知，马克思在这里所说的"一切社会关系的总和"，并非某种完全非物质的抽象空虚的概念，从生物学的角度来看，它是经过一个人长期在社会生活中，与他人的交往中，特别是与他有选择性依恋的其他人（家庭成员等）的交往中，在与他的各种社会关系的互动中，在社会（包括其父母、友人和学校）对他传授的经验和知识的过程中，以及他亲身经历的无数事件中，通过其主要以前额叶皮层等脑区参与的学习、评估和自传性记忆过程，在其大脑的亿万神经元的突触之间建立起的某种相对固定的连接网络与模式，并由此而形成的神经元的集合性行为，也可理解为大脑中形成的集合性或综合性的社会认知。因此马克思上述名言提到的人的本质，同时与人的自然性和社会性有关。

人的本性与两个进化相关，一个是基因的进化（人的生物性），另一个是人类文化的进化（人的社会性）。基因决定了人类的本能，经历了数百万年的进化，人类的文化经历了上万年的进化，今天的人性是基因和文化这两者协同进化的结果。而前者是后者的基础。美国著名学者、社会生物学创始人爱德华·O. 威尔逊（Edward O. Wilson）在他的《论人的本性》一书中写道："无论我们的语言和文化多么灿烂，无论我们的思维多么丰富和微妙，无论我们的创造力多么强大，我们的心理过程依然是大脑的产物，而大脑正是在自然这块铁砧上用自然选择这把锤子锻造而成的。人脑的能力和特性带有它们起源的印记。文化可能会不断发展，可以去思考时间的开端和所探索宇宙的最远处，但永远也不会离开人的大脑获得真正的独立。"[9]

我们要理解人的本性，必须理解人性的基础，这个基础离不开进化，也离不开以人的大脑为核心的神经系统。人性可以认为是人类不同于其他动物的人类大脑所赋予人的特性，人类特有的以前额叶皮层为主的大脑皮层发挥了最关键的作用。

前面提到，马克思认为人的本性表现在人的需求上。这一点对理解人性是很重要的。人活着肯定要产生各种需求，需求产生欲望和行为的动机。人的需求既产生于人的自然属性，又产生于人的社会属性。关于人的需求，著名的美国心理学家亚伯拉罕·马斯洛（Abraham Maslow）提出了"需求层次理论"，他将人的需要概括为由低到高的 5 个层次，分别是生理需求、安全需求、情感与归属感的需求、尊重的需求和自我实现的需求。马斯洛认为，人的需求越是低级的需求就越基本，越与动物相似；越是高级的需求就越为人类所特有。同时这些需求都是按照先后顺序出现的，当一个人满足了较低的需求之后，才能出现较高级的需求。

第一层次：生理上的需求，是人类保持生命的基本需求，如对食物、水、呼吸、睡眠及性的需求等。生理需求是人们行动最首要的推动力。马斯洛认为，只有这些最基本的需求满足到维持生存所必需的程度后，其他的需求才能成为新的激励因素，那些已相对满足的需求也就不再成为激励因素了。

第二层次：安全上的需求。表现为一种生活安全的依赖性，免受各方面恐吓，对危险境遇做出反应。安全需求包括人身安全、健康安全、资源财产安全、家庭安全等，引申到对法律、秩序、社会保险、安全环境的需求。

第三层次：情感和归属感的需求。包括爱情、家庭亲人的感情、友谊、知心朋友的需求等，避免孤独、被抛弃、没有归属感。

第四层次：尊重的需求。包括被他人尊重的欲望、希望有稳定的社会地位、被人关注和重视、得到社会的承认等。马斯洛认为，尊重需求得到满足，能使人对自己充满信心，对社会有热情，体验到自己活着的价值。

第五层次：自我实现的需求。自我实现（self actualization）是最高层次的需求，是人对于自我发挥和自我完成的欲望，它是指实现个人创造、理想、抱负，发挥个人的能力到最大程度，达到自我实现境，使自己成为内心所期望的人[10]。

马斯洛提出了上述需求，基本概括了人的生活中产生的各种需求，但也并非十分全面，如没有包括人对音乐、美术、舞蹈等艺术的美感的需求等。

人类的这些需求产生相应的欲望和行为的动机，从而使内心的人性表现出来。从本书的角度，人类的各个层次的需求，一定意义上都可归于人类对愉悦与幸福的追求。所有这些欲望和需求，都有其一定的生物学基础，都与大脑的功能和特定的神经元回路有关。例如，第一层次，生理上的需求，与以中脑多巴胺能神经元为主轴的奖赏回路有关；第二层次，安全上的需求，与大脑边缘系统的杏仁核、下丘脑等参与的预警回路和去甲肾上腺素相关神经元参与的应激反应有关；第三层次，情感和归属感的需求，与血清素、催产素相关神经元参与的情绪和情感回路有关；第四层次，尊重的需求及第五层次自我实现的需求，都与人类所特有的大脑前额叶皮层的功能相关。这些需求不是凭空产生的，是通过数百万年进化产生的，其中有些需求是古老的其他群居哺乳类动物也具备的，而有些需求是人类独有的，是伴随人的大脑皮层特别是前额叶皮层的发展而产生的。

上面简要讨论了人的生物性和社会性形成的人的本性，让我们再回到问题的出发点上，也是回到本书的主题上。上一节我们谈到人的幸福感离不开社会，理想的社会应当是符合人类的客观的本性的，是能使所有人，至少是最大多数人有好的生活质量，感受到更多更高的幸福的。

理想的人类社会应能促进最大多数人的各个层次的需求，绝大多数各国政治家都认为，世界上各个国家各级政府的目标应当是最大多数人的最大幸福。在这一点上，世界上不同国家的政府可以说是殊途同归。

习近平主席指出，人民对美好生活的向往，就是我们的奋斗目标。[11]他还说："带领人民创造幸福生活，是我们党始终不渝的奋斗目标，我们要顺应人民群众对美好生活的向往，坚持以人民为中心的发展思想，以保障和改善民生为重点，发展各项社会事业，加大收入分配力度，打赢脱贫攻坚战，保证人民平等参与、平等发展权利，使发展成果更多更公平惠及全体人民，朝着实现全体人民共同富裕的目标稳步迈进。"[12]

为人民谋幸福是中国共产党的初心和使命。

俄罗斯联邦宪法确定，政府政策的目的在于创造保证人的体面生活与自由发展的条件。美国独立宣言确定，每一个人追求幸福的权利是三大人权之一。因此，尽管各国政治家价值观与理念有所不同，但各国政府制定政策的主要目标都是为了有利于本国人民对美好生活的向往与对幸福的追求。这一共同点其实可以成为各国政治家对话的共同基础。

人类对什么样的社会是更理想的社会的探索，如果从亚里士多德算起，也有两千余年了，产生过无数的思想和理念，从相关文献的归纳中，至少有两点思想是非常有价值的，因而是值得在此提出的，其一是这个社会应促进每一个人的自由发展，其二是这个社会应促进所有人共同幸福。而这两个思想的最早提出者是马克思与恩格斯。

四、每个人的自由发展与全社会的共同幸福

马克思和恩格斯对他们设想的未来社会的定义是："在那里，每个人的自由发展是一切人的自由发展的前提。"这是150多年前他们合著的《共产党宣言》中第二章的结束语。恩格斯后来在《共产主义信条草案》中补充道，"建立这样一个社会：使社会的每一个成员都能完全自由地发展和发挥他的全部才能和力量，并且不会损害这个社会的基本条件。"

马克思与恩格斯为什么如此强调"每个人的自由发展"是非常值得深入思考与研究的。

每个人的自由发展，实际上无论是对个人，还是对整个人类社会，都是有重要的积极意义的。这是与人的本性相关的。每一个人都有自己生命的需求，也都有实现自身目标，成就人生意义的幸福的需求。正如本书第十一章讨论的，每个人的 DNA 指纹是互不相同的，每一个人的社会关系的总和是互不相同的，每一个人大脑中亿万计神经元突触联结方式和集合性行为也是互不相同的，每个人都有独特的发自内心的灵感和追求。马克思曾说："人们并不要求玫瑰花与紫罗兰发出同样的芳香，为什么要求世界上最丰富的东西——思维着的精神，只能有一种存在方式呢？"[13]

实际上，没有人的自由发展，就不会有马克思主义的诞生，也不可能有达尔文的进化论和爱因斯坦的相对论的发现。没有人的自由发展就可能不会有曹雪芹的《红楼梦》，也不会有柴可夫斯基的《天鹅湖》，以及陈钢、何占豪的小提琴协奏曲《梁祝》。从今天的中国来看，没有人的自由发展，就不会有袁隆平发明的杂交水稻，就不会有任正非创立的 5G 技术世界领先的华为公司，也不会有马化腾等创立的提供"微信"服务的腾讯公司；不会有 2012 年诺贝尔文学奖获得者莫言创作的《红高粱》，也不会有刘慈欣的亚洲首获"雨果奖"

的长篇科幻小说《三体》，以及散文大家卞毓芳、余秋雨的多部受欢迎的散文集。没有人的自由发展，就不会有维吾尔族青年尼格买提·热合曼成为最受欢迎的电视节目主持人之一，就不会有外卖小哥雷海成为2018年央视第三季中国诗词大会总冠军，以及农村歌手王琪创作出《可可托海的牧羊人》这种广受欢迎的歌曲，甚至不会有农村姑娘李子柒刷新中文视频阅读量的吉尼斯世界纪录。国外的例证则更多，如苹果公司创始人史蒂夫·乔布斯，以及创立微软公司的比尔·盖茨。而正是这些个人的发展，促进了人类文化的丰富多彩，促进了科学的原始创新，也促进了整个人类社会的发展进步。

要实现每个人的自由发展，毛泽东同志1956年提出的"百花齐放，百家争鸣"的方针所营造的社会氛围是非常重要的。毛主席也曾非常赞赏并在他的著作中推介龚自珍的一首诗："九州生气恃风雷，万马齐喑究可哀。我劝天公重抖擞，不拘一格降人才。"

北京大学历史上最为人称颂的是蔡元培校长，正是他倡导的"兼容并包""学术自由"的治校理念，带来当时北京大学的学术繁荣。特别是他允许陈独秀、李大钊宣扬马克思主义，对马克思主义在中国的传播起了积极作用。提倡百花齐放、百家争鸣，才可能有真理的越辩越明，才可能有科学的原始创新。从历史来看，几乎所有重大发明、重要理论的提出和真理的发现，最初都来自个人和少数人的头脑，某种意义上说，全人类的发展是无数个人发展的总和。按照前面引用的马克思和恩格斯的观点，每个人的自由发展也是其他人自由发展与人类社会发展的前提。

然而，每个人的自由发展是不可能脱离社会的。人的社会性决定了每个人的发展与幸福是与社会息息相关的，同时也是与其他人的发展和幸福休戚与共的。个人的自由发展绝不是无视他人和社会的随心所欲的个人发展，更不是为了追求满足个人欲望和幸福而损害他人与社会利益的随意行动。所以恩格斯在提到每一个人自由地发展时，补充强调了"不会损害这个社会的基本条件"。

学术界认为，马克思的幸福观有一个"共在论"的视角，每个人是与他人和社会共同存在的。这体现在他的名言中——"人的本质不是单个人所固有的抽象物，在其现实性上，它是一切社会关系的总和"。他还说过："人的本质是人的真正的共同体。"[14]由此可以理解为，人的发展需要结成共同体，人对幸福的追求也需要结成共同体，共同实现彼此的幸福。

马克思还提出："在真实的集体的条件下，各个个人在自己的联合中并通过这种联合获得自由。"[15]我们可以这样理解，每个人的自由发展必须是在联合他人的共同体中实现。人们之所以缔结这样的共同体，是以自由和幸福为目标的，不仅以自身的个人幸福为目标，还以共同体的幸福为目标，而且这也是实现自由发展和幸福的条件。需要强调的是，共同实现幸福，并不是所有人实现同一的、无差别的幸福模式。我们在第十一章提到，每个人幸福的道路、每个人心中幸福的目标是千差万别的，正是这种千差万别，造就了多姿多彩的人类文明。

马克思在青年时代就把人类的幸福当作自己的理想，他曾经指出，"在选择职业时，我们应该遵循的主要指针是人类的幸福和我们自身的完美"。[16]这是他第一次提到全人类的幸福，也是第一次将其关联到个人的发展。

理想人类社会的探索，是过去与现在无数思想家、哲学家和政治家倾心思考并在实践中不断探索的目标，而且将是人类永远的目标，随着人类和人类社会的不断发展这种探索和实践会不断进行下去。无论未来的社会有什么样的结构和形式，我以为马克思和恩格斯所提出的上述两点，即既要实现每一个人的自由发展，又要实现全社会的共同幸福，将是理想的人类社会的重要特征与前提。近 200 年来人类社会的实践，证明了两位伟大思想家的远见卓识。中国巨轮的前行方向，如能实现两位伟人的这一思想，将会具备更大的硬实力和软实力，将能理直气壮地应对国际上任何政治势力的挑战，将能更加凝聚中华民族各族人民，向幸福的未来行稳致远。

实践也证明，要实现每一个人的自由发展和全社会的共同幸福，要建立同时实现这两个要求的社会，是非常不容易的。需要人类的极大智慧，同时需要全社会的意志和决心。这是非常值得今天和未来长期研究与探索的。探索需要理论思维，恩格斯在其著作《反杜林论》中写道："一个民族想要站在科学的最高峰，就一刻也不能没有理论思维。"[17]马克思在《〈黑格尔法哲学批判〉导言》中曾经指出："理论只要说服人，就能掌握群众；而理论只要彻底，就能说服人，所谓彻底，就是抓住事物的根本，但人的根本就是人本身。"[18]因此，笔者以为，要实现每一个人的自由发展和全社会的共同幸福，离不开对人本身的研究与思考，离不开对人类本性的研究与思考。

我想以下面这一段话结束本章对幸福感与社会的讨论。

达尔文在他的伟大著作《人类的由来》中写道："人是一种社会性的动物""人的一些社会性本能，来源必然是很早，早到他的原始的时代，甚至追溯到和猿猴难于分辨的远祖的时代，但直到今天还在对他的一些最好的行为提供动力。"[19]达尔文所说的对人的社会性本能提供动力的"最好的行为"，我认为应包括对其同类，即对社会的其他成员的共情、关爱、帮助和合作，以及为某一重要目标集体的共同努力。人类的成功，必定是以人类社会的方式取得的成功，每个人的自由发展和幸福，必须在社会和其他人的帮助下才能实现。与此同时，每个人的自由发展也为其他人的自由发展和幸福带来促进。这就是为什么马克思和恩格斯对他们的理想社会的特征定义为："在那里，每个人的自由发展是一切人的自由发展的前提。"

参 考 文 献

[1] Helliwell J, Layard R, Sachs J. World Happiness Report 2019. , https://www.sogeti.com/explore/blog/world-happiness- report-2019/[2020-11-07].

[2] VanderWeele T J, Trudel-Fitzgerald C, Allin P, et al. Current recommendations on the selection of measures for well-being. Prev Med, 2020, 133: 106004.

[3] 吉格梅·廷莱. 幸福是什么? 陈俊铭, 译. 北京: 北京联合出版公司, 2014: 175.

[4] 中国人民大学中国调查与数据中心. 中国综合社会调查(Chinese General Social Survey, CGSS). http://cnsda.ruc.edu.cn/[2021-02-23].

[5] Cann R L, Stoneking M, Wilson A C. Mitochondrial DNA and human evolution. Nature, 1987, 325: 31-36.

[6] 马克思. 1844 年经济学哲学手稿. 北京: 人民出版社, 1979: 120.

[7] 马克思, 恩格斯. 马克思恩格斯全集(第 3 卷). 北京: 人民出版社, 1960: 514.

[8] 马克思. 马克思恩格斯选集(第 1 卷). 北京: 人民出版社, 1995: 60.

[9] 爱德华·威尔逊. 论人的本性. 胡婧, 译. 北京: 新华出版社, 2015: 6.

[10] 亚伯拉汗·马斯洛. 动机与人格. 许金声, 等, 译. 北京: 中国人民大学出版社, 2012: 9-30.

[11] 习近平. 习近平谈治国理政（第一卷）. 北京: 外文出版社, 2014: 3.

[12] 习近平. 习近平谈治国理政（第二卷）. 北京: 外文出版社, 2017: 40.

[13] 马克思. 马克思恩格斯全集(第 1 卷). 北京: 人民出版社, 1995: 110-115.

[14] 马克思. 马克思恩格斯全集(第 3 卷). 北京: 人民出版社, 2002: 394.

[15] 马克思. 马克思恩格斯全集(第 3 卷). 北京: 人民出版社, 1960: 84.

[16] 马克思. 马克思恩格斯全集(第 40 卷). 北京: 人民出版社, 1982: 7.

[17] 恩格斯. 马克思恩格斯选集(第 3 卷). 北京: 人民出版社, 1995: 467.

[18] 马克思. 马克思恩格斯选集(第 1 卷). 北京: 人民出版社, 1995: 9.

[19] 达尔文. 人类的由来(上册). 潘光但, 胡寿文, 译. 北京: 商务印书馆, 2017: 163, 165.

结　　语

人，尽管有他的一切华贵的品质，有他高度的同情心，能怜悯到最为贫贱的人，有他的爱，惠泽所及，不仅是其他的人，而且是最卑微的有生之物，有他的上帝一般的智慧，能探索奥秘，而窥测到太阳系的运行和组织——有他这一切一切的崇高的本领，然而，在他的躯体上面仍然保留着他出身于寒微的永不磨灭的烙印。

——达尔文，《人类的由来》

我们常常仰望星空，面对浩瀚的宇宙，思绪万千。我们的眼睛在晴朗的夏夜天空所见到的无数闪烁的群星，其实那仅为我们所在的银河系约 3000 亿颗恒星的很少一部分，而直径约 15 万光年的银河系，在存在至少两万亿个星系的宇宙中也是沧海一粟。哈勃太空望远镜看到的最远的星系离地球有 130 亿光年之遥，远得令人震撼，其光芒以每秒 30 万千米的速度飞驰 130 亿年才到达地球，宇宙之大真不可思议，极大地挑战人类的想象力。

我们的地球仅是宇宙中的一粒尘埃。

正是在这一宇宙尘埃上，我们每个人，包括过去的无数人和未来的无数人，度过成就自己传奇的，然而却是十分短暂的一生。我们大多数人在有生之年埋头过我们的日子，经历人生各种境遇，感受生活带给我们的喜怒哀乐，追随我们内心的各种欲望，为获得实现自我的幸福而奔走忙碌。偶尔，我们内心可能会产生这样的问题。

有没有某种超自然的力量造就并支配人类，同时赋予人类某种使命？

我们为什么要出现在这个地球上？

人类的意义是什么？每个人的人生意义又是什么？

至今所有的科学证据表明，人类并不是任何超自然力量的产物，人类就是地球生物圈数以千万计的生物物种中的一种，人类与所有目前地球上生活的约 4000 多种哺乳动物的任何一种同样，是 DNA 随机突变和自然选择的产物，是进化中无数偶然的事件促成的，在特定的机遇与条件下产生的一种灵长类动物，没有任何超自然的力量设计和造就人类，并赋予人类特殊的地位和使命。

然而，尽管如此，人类还是特殊的，人类和我们每一个人自身有某种特殊的意义。

人类的意义在于，如本书第二章提到的，在浩瀚的宇宙中，生命和人类的诞生实在是太偶然，太值得珍惜了。

我们每一个人人生的意义在于，如本书第十一章讨论到的，每一个人的出现是永远不会再重复的事件，我们每个人的人生同样是太偶然，太值得珍惜了。

按照很多哲学家、思想家的观点，从某种意义上说，我们来到这个世界上的唯一目的，就是获得幸福。那么这样一个带有神秘感的问题有没有一个唯物主义的科学内涵呢？

让我们回到第一章提出的问题：人类为什么生来会感受并追求幸福？

总的说来，我们可以这样回答，人类对幸福的感受与追求，是亿万年生物进化过程赋予人类的一种功能。人类的幸福感也如同人类的疼痛感、危险感、饥饿感，以及听觉、视觉、语言等功能一样，是进化中产生的促进人类在生存竞争中胜出的能力。这种能力的组成元素已写入人类的 DNA 中，使得人类对幸福的感受和追求成为我们人类的一种本能，一种如达尔文所说的"复杂"而"奇妙"的本能。

人类的幸福感，出身寒微，源自很早的生命体为生存而产生的反馈激励机制，神奇的进化力经历亿万年将其锻造成今天人类的这种神圣的感觉，并且成为创造人类文明的推动力和源泉。

人们常常将幸福与快乐并提，其实并无大错。因为按亚里士多德之言，幸福必定包含快乐，幸福是只有人类才能体验到的更高层次的快乐。我们现在知道，我们的大脑中，也包括进化地位与我们接近的动物的大脑中，有几个带来愉悦与快乐感受的系统，它们的产生经历了数亿年的进化，它们都是有利于我们在生存斗争与自然选择中胜出的。本书中我们重点介绍了以中脑多巴胺能神经元为主线的奖赏系统，与情感相关的催产素系统，与情绪相关的血清素系统，以及与愉悦感相关的内啡肽系统等，这些经历漫长进化历程产生的系统是很多动物和我们人类感受到愉悦的基础，当然，也是我们人类将愉悦感升华到幸福感的基础。

但我们独有的人类新皮层大脑，特别是我们饱满的"天庭"——前额叶皮层为主，多个皮层参与的长期自传性记忆、预见、认知、评估和决策的功能使我们将愉悦感升华到幸福感。幸福，也是人类独有的一种认知，这一认知不仅产生在亚里士多德的大脑中，也可以产生于我们每一个人的大脑中。前额叶皮层也使我们能设计和追求未来的幸福，让我们感受到自我目标与人生意义的实现与成功的幸福。不仅如此，我们的前额叶皮层赋予我们动物不能感受的愉悦和幸福，如音乐、幽默、心流、艺术，以及创造和发现的幸福，为一种信仰奋斗的幸福。

对于愉悦和幸福感这种复杂大脑功能在神经元水平和分子水平的机制，人类还远没有探明。现有的知识还很难完整说清楚这个宇宙间最奇妙的故事。但是，这是未来最激发人类好奇心的研究方向，而且我们已经有了很多重要的线索和继续深入研究的基础。但是，它可能永远带有某种神秘性，也许我们只能不断接近它，而极难得到最终的答案。

无论如何，我们每一个人来到这个世界上，尽管只有短暂的时间，最值得做的、最不应当放弃的是追随自己的内心，追求属于自己的幸福。这并非仅是追求很多动物也在追求的一时的感官快乐，如果停留于此，那实在有点枉为人类，可惜了数百万年史诗般进化产生的我们的前额叶皮层和整个大脑——这一宇宙间最复杂、最神奇的造化。

正因为如此，亚伯拉罕·马斯洛提出我们人性的最高层次需求是自我实现的需求，是人对于自我发挥和自我完成的欲望，它是指实现个人创造、理想、抱负，发挥个人的能力到最大程度，实现自我，使自己成为自己所期望的人。

也正因为如此，亚里士多德提出成就人生意义的幸福，不仅仅是生活的愉悦，还是使生活成为值得过的生活，让生命更有价值。他认为达到自我实现，成就有意义的人生才是人生的终极目标。

也正因为如此，马克思和恩格斯的幸福观中有着全人类共同幸福的视角，用他们一生的实践追求他们心中的这种幸福，并告诉我们，在未来的理想社会里，每个人的自由发展和对幸福的追求是全社会所有人自由发展和社会进步的前提。

追求幸福，实现人生意义，并非来自任何外在意志的召唤，是自然地发自我们内心的。

追求幸福，实现人生意义，是宇宙间最奇妙最复杂的系统——我们人类的大脑的存在方式，是其自发的功能。

追求幸福，实现人生意义，每一个平凡的普通人都可为之，即追随自己的内心，实现自己心中的，哪怕别人并不认为了不起的目标，做最好的自己。

追求幸福，实现人生意义，无论对于我们个人，还是对于整个人类，实在是正能量的，值得赞美，值得讴歌的人间真善美。

2012 年 6 月 28 日，联合国大会通过决议，宣布每年 3 月 20 日为国际幸福日，确认幸福是全世界人类生活的普世目标和愿望。因而，有关幸福和幸福感的思考、探索和研究，将是未来哲学家、社会学家、心理学家、教育学家、生命科学家以及全人类共同关注的长久热点。

让我在此重复一次我在第一章说的一段话：人类如果没有幸福感，没有对幸福的追求，就不会有达·芬奇的绘画，贝多芬的交响乐，李白与杜甫的诗句，也不会有中国的古琴和外国钢琴的发明，不会有中国辉煌雄伟的故宫和法国高耸入云的埃菲尔铁塔；人类如果没有幸福感，没有对幸福的追求，就不会有哥伦布发现新大陆，不会有人类实现对月球与火星的探索，不会有奥林匹克运动会，也不会有各民族设立的无数欢乐的节日；人类如果没有幸福感，没有对幸福的追求，就不会有伽利略发明望远镜，爱迪生发明有声电影，中国人发明指南针；也不会有达尔文提出进化论，爱因斯坦提出相对论，乃至电脑、智能手机与互联网的诞生。

我们完全有理由相信，未来的人类依然会追求他们的幸福，每个人依据其独特的大脑神经元联结网络所产生的灵感，去追求发自内心的人生目标与幸福，而且这种追求将促进社会的发展和其他人的幸福。

因此，今天与未来，每个人在追求并感受他们人生幸福的同时，人类将创造更为辉煌灿烂的地球文明。

终稿于长沙岳麓山，2021 年 7 月

致　谢

　　在本书的写作和出版过程中，很多人都为之给予了宝贵的支持和帮助，在对他们逐一表达我的感谢之前，我想先对我的母校北京大学生命科学学院（原生物学系）我曾经的老师们致以由衷的感谢。我在北大度过了 13 年求学生涯（5 年本科生、2 年回炉进修生、3 年硕士生、3 年博士生），没有当年这些北大老师们给我传授的知识和无私的教诲，我不可能具备必需的生物学知识撰写这本书。我首先由衷感谢我的博士生导师张龙翔校长和我的硕士生导师李建武先生，两位先生已过世多年，今天我仍深切怀念他们，常常想起他们的音容笑貌和谆谆教诲。我也要衷心感谢在我不同的求学阶段，在课堂上和实验室及师生相处中给我传授各方面生物学知识的母校的老师们，特别是陈阅增先生、沈同先生、翟中和先生、潘文石先生、王镜岩先生、崔之兰先生、顾孝诚先生、胡美浩先生、高信增先生、茹炳根先生、陈濂生先生、李德昌先生、赵邦悌先生、朱圣庚先生、徐长法先生、张庭芳先生、吴鹤龄先生、吴才宏先生、郑昌学先生、姚仁杰先生、刘德富先生、周曾铨先生、周培爱先生、王志美先生、卢光莹先生、杨端先生、倪逸声先生等。这些老师们不仅传授给我以知识，也传授给我北大的精神，后者更是我撰写此书的动机和动力。

　　我要特别感谢我在北大的学长，《物种起源》翻译者与导读者，国际著名的进化论学者舒德干院士在百忙之中阅读本书，并提出了宝贵的修改意见，特别是为本书撰写了序言。

　　我要衷心感谢中科院神经科学研究所徐天乐教授和复旦大学脑科学转化研究院舒友生教授，两位脑科学家在百忙之中审阅了本书多个主要章节并提出了宝贵的修改意见。

　　我特别感谢科学出版社的罗静编辑，她是最早对本书内容表示肯定的人，并为本书的出版给予了巨大的帮助。我要特别感谢湖南师范大学校友霍林巨博士与李水明博士对本书出版经费上的宝贵资助。

我要感谢湖南师范大学的刘中华教授、唐城副教授、周熙副教授，以及陈敏芝老师在获得国际参考文献的全文上给予的帮助。陈敏芝老师也为本书初稿的编排、校对付出了很大的努力。

我也要感谢肖震博士对在本书插图的绘制上付出的不懈努力。

我还要感谢我家人的支持。特别感谢我夫人王崇义教授在写作本书期间给予我的帮助及她的很多有益的建议。感谢我女儿之昱从美国给我寄来十余本重要的英文参考书，以及我儿子之遥与我对本书内容的有益讨论。

最后，我要由衷感谢湖南师范大学自张楚廷校长等历任学校领导对我的工作及各方面的支持与帮助，也由衷感谢湖南师范大学生命科学学院的老师们多年的帮助与合作。

未名湖畔的北京大学与岳麓山下的湖南师范大学是我人生的两座精神家园，人生有此幸运，夫复何求。

梁宋平

2021 年 7 月

于长沙岳麓山